園田保健社会学の形成と展開

山手　茂・米林　喜男・須田木綿子　編

東信堂

まえがき

本書は、一九五〇年代後半から二〇一〇年まで半世紀以上の長い歳月、地域社会学・保健社会学、地域福祉学・保健福祉学を中心に、激動する日本社会と国民生活の諸問題を調査研究し、多くの研究成果をあげるとともに、後進の優れた若手研究・教育者を多数育てられた故園田恭一先生の追悼文集である。先生とゆかりが深かった方々の追想エッセイが十九編、先生の指導を受けられた方々による研究論文が八編寄稿されている。

園田先生が倒れられた直後に、秀子夫人から「完成に近い『社会的健康論』の原稿が残されているので出版できないでしょうか」という相談を受けて、早速刊行委員会が組織され、多くの方々の御協力によって原稿が完成されて二〇一〇年四月に東信堂から刊行され、「偲ぶ会」参加者をはじめ多くの読者にとどけられた。この『社会的健康論』は、まさに「著者入魂の遺著」であり、園田保健社会学の到達点を示している、といえよう。しかし、園田先生の研究・教育業績を顕彰し、追悼するには、その他にも何かしたいという有志が少なくなかった。秀子夫人からも、先生が残された遺産の一部を保健社会学・社会福祉学関係の研究・教育事業に寄付したいと相談され、その貴重な御寄付金の有意義な活用方法について関係者が検討を重ねた。

その結果、先生の功績を顕彰する三つの事業が計画され実施された。第一は、先生が最後に勤務された新潟医療福祉大学社会福祉学部に「園田恭一奨学金」を設けることである。第二は、先生が設立発起人のひとりであり二度にわたって会長に選ばれた日本保健医療社会学会の「学会奨励賞」に園田賞の名を付すとともに賞金の一部に充当することである。第三は『園田保健社会学の形成と展開』をテーマとする追悼文集を出版することである。この三つの事業は、多くの賛同者の協力を得て慎重に準備され、昨年度から遂次実施されてきており、この追悼文集の出版によって計画を完成することができた。

園田先生は、東京大学・お茶の水女子大学・東洋大学・新潟医療福祉大学に勤務され、学部学生を熱心に教育されるとともに、東京大学・東洋大学・新潟医療福祉大学各大学院の院生を懇切・丁寧に指導され、共同調査研究に参加し報告書に執筆したり、共著に論文を執筆する機会を提供して後進の若手研究者を育てられた。

園田先生の研究・教育活動の特徴は、WHOや先進諸国の保健・医療・福祉政策に関する情報を広く収集・検討するとともに、健康問題や生活問題に関するマス・コミ情報を丹念に整理・検討して、研究・教育に活用されたことである。このような園田先生の研究・教育活動のさまざまな側面が、寄稿された追想エッセイや論文によってうかがうことができる。さらに、巻末の業績年表を活用され、園田先生の研究・教育史の全体像を知る手がかりにして預ければ幸いである。

また、園田先生は、二〇歳代から八〇歳近くまで、半世紀余の長い期間、社会学・社会福祉学の多くの分野の研究・教育活動のなかで多様なネットワークをつくり、多数の先輩・同輩・後輩と親密に協力・指導された。そのライフコースやネットワークの全体像が、本書によって不十分ながら明らかになっていると思われる。

本書が、保健・医療・福祉分野の後進研究・教育者や大学院生などに読まれ、在りし日の園田恭一先生の業績とともに、日本における保健社会学さらに地域保健福祉学の里程標を示す記録として活用されるよう念願する。

本書を故園田恭一先生の御霊前に供えて執筆者一同が先生から受けてきた長年の学恩にお礼を申し上げる。

最後に、本書の出版意図に賛同し、企画段階から刊行に至るまで御尽力頂いた東信堂の下田勝司社長をはじめ担当者の皆様と、御多忙の中で御寄稿下さった皆様に、心からの謝意を表したい。

二〇一三年三月

追悼文集編集委員
山手　茂（新潟医療福祉大学名誉教授・元東洋大学教授）
米林　喜男（新潟医療福祉大学名誉教授・亀田医療大学看護学部教授）
須田木綿子（東洋大学社会学部教授）

園田保健社会学の形成と展開　＊　目次

エッセイ

園田保健社会学の形成と展開

園田先生の研究・教育業績の概観

米林喜男

はじめに

園田先生の恩師・福武直先生は、東京大学定年退職にあたって『福武直著作集』全一〇巻と別巻『社会学四十年』を東京大学出版会から刊行されている。福武先生の高弟である園田先生も、最後の職場・新潟医療福祉大学の大学院博士後期課程が完成した後に退職されたならば、「社会学六十年」をまとめられたであろう。しかし、残念ながら園田先生は博士論文指導途中に脳卒中で倒れられ、再起されないまま逝去された。

園田先生が自分自身で語られた研究・教育史は、倒れられる三か月前に東洋大学社会福祉学会で行われた講演「保健社会学と健康・保健、疾病・医療」(『東洋大学社会福祉研究』第二号に掲載、遺著『社会的健康論』第X章に所収)によってうかがうことができる。また、本書に収められている多くの方々の追想文によって、園田先生の研究・教育活動のさまざまな面を知ることができる。巻末の「園田先生の研究・教育業績年表」には、入手し得た情報のうちから重要と思われる事項を整理して掲載している。これらを読んで頂く前提として参考になるのではないかと思われることを書いてみたい。

社会学・共同社会学

園田先生は、昭和二十（一九四五）年代後半から三十年（一九五五）代初頭にかけて、東京大学社会学科と同大学院で社会学を専攻された。当時刊行されたばかりの福武直・日高六郎『社会学――社会と文化の基礎理論』（光文社、一九五二年）、福武・日高・高橋編『講座社会学』（全一〇巻、東京大学出版会、一九五七～五八年）、福武・日高・高橋編『社会学辞典』（有斐閣、一九五八年）から学んだことが、園田社会学の基礎になっていると説明されている（『社会的健康論』一三二～五ページ）。

「社会学とは、人間の社会的共同生活を研究する一社会科学」という福武先生の定義に導かれて、「共同とか共同生活を中心に社会学をやってみよう」と志を定め、コミュニティ研究をライフ・ワーク課題にしたと説明されている。保健社会学を担当するよう要請された際には、コミュニティ・オーガニゼーションやコミュニティ・ヘルスの研究・教育をコミュニティ研究・教育の一環としよう、と決意して承諾されたのである。

また、保健社会学では保健行動や行動変容についての研究・教育が重要な課題であるが、これらについては福武・日高『社会学』で学んだことが役立つと考えた、と説明されている。同書の第一章「人間と社会」は、第一節「行動」、第二節「パースナリティ」、第三節「社会的性格」の三節で構成されており、日高先生によって社会心理学やフランクフルト学派の理論が明快に紹介されている。

地域社会学・生活研究

園田先生は、一九五七年に東京大学社会学科を卒業、同大学院社会科学研究科社会学専攻に進学され、一九六二年に同博士課程単位取得満期退学の後、同社会学研究室助手として二年間勤務され、一九六四年から一九六八年まで四年間お茶の水女子大学専任講師・助教授として社会学・社会調査を担当された。この約一〇年間は、急激な産業構造の変化・経済成長にともなう地域社会の変化および住民生活の変化を調査研究し、新しい地域社会理論と生活理論の構築を試みた時期である、といえよう。

この時期の園田先生の研究活動については、北川隆吉・高橋明善・山本英治・平川幸雄四氏が追想エッセイを寄せて下さっている。巻末の研究業績リストも参照しながら、当時の園田先生の活発な研究活動を知って頂きたい。

園田先生は、大学院に進学された直後から福武グループの共同調査研究に参加して『合併町村の実態』（東京大学出版会、一九五八年）をはじめとして多くの調査報告書に分担執筆され、北川隆吉・松原治郎・綿貫譲治・蓮見音彦・高橋明善・山本英治諸氏とともに、住民意識・地域開発・農業協同組合など多様なテーマに関する共同調査研究に参加された。さらに、松原治郎・山本英治両氏とともに、新生活運動協会の依頼に応じて住民の新しい生活課題に関する共同調査研究活動も続けられ、多数の調査研究報告書に分担執筆されている。

それらの調査研究の成果を総合・理論化して、園田先生は、「農地改革と村落構造」（『社会学評論』一九六〇年）、「村落社会の構造」（福武直編『日本の社会』、有斐閣、一九六一年）、「農民の社会意識――最近の営農意識と政治意識をめぐって――」（『社会学評論』、一九六一年）、「地域社会と共同社会――コミュニティ概念の再検討を中心に――」（『社会学評論』、一九六四年）等々優れた論文を続々と書き、さらに『現代日本の社会学』（時潮社、一九六七年、松原・蓮見・山本と共著）、『地域社会論』（日本評論社、一九六七年、単著）、『生活原論』（ドメス出版、一九七一年、共編著）をまとめている。

保健社会学の構築と調査研究

前述したように、園田先生は日本社会学界のなかでエリート・コースと認められている東京大学社会学科↓同大学院社会学専攻↓同社会学研究室助手↓同じ文京区内のお茶の水女子大学助教授という道を進み、地域社会学や生活研究に関する共同調査研究報告やそれらに基づく優れた論文を続々と発表し、それらを総合化・体系化した著書・共著も刊行されるようになっていた。このような業績を評価された園田先生は、一九六八年、東京大学保健社会学教室に移られ、保健社会学の研究・教育という新しい使命を引受けられることになり、多くの問題に直面された。

第一の問題は、「保健社会学とは？」という問題である。東京大学保健社会学教室設立当時の医学部長は、初代の教室主任に宮坂忠夫教授を迎えた際に、「保健社会学とは何でしょうか？」という宮坂教授の質問に、「それはあまり気にしないでいいんだよ」と答えている（『保健社会学教室年報』一九七八―八二年、二ページ）。医学研究者によって構成されている医学部に、園田先生は初めて社会学者として迎えられたのであるから、研究・教育両面で多くの問題に直面されたのは当然であろう。このような状況に置かれた園田先生の支援者は宮坂教授であった。宮坂教授は、地域保健活動の共同調査研究に参加した青井和夫先生の協力を受けて保健社会学担当助教授候補者の選考を進め、最適任者として園田先生を迎えられた。宮坂教授は、園田先生の研究・教育活動条件に配慮されるとともに、御自身も社会学の一分野として保健社会学を研究され、日本社会学会大会には毎年、熱心に保健・医療分科会に出席され、新しく結成した保健・医療社会学研究会にも参加された。

園田先生は、「保健社会学とはなにか」(『からだの科学』第四二号、一九七一年)、「保健社会学の構想」(三浦文夫編『社会福祉論』社会学講座一五、東京大学出版会、一九七四年)など、保健社会学の調査研究対象・方法や主要な調査研究成果をまとめた論文を次々に発表された。さらに、保健・医療社会学研究会の結成・運営にもリーダーシップを発揮され、『保健・医療社会学の成果と課題・一九七七』(垣内出版、一九七七年)をはじめとする研究成果の刊行や、二回の国際会議開催・運営などに尽力された。また、日本社会学会においても保健・医療社会学の「市民権」を確立するために、大会におけるテーマ部会を企画したり学会誌『社会学評論』(26－3)の保健・医療社会学小特集に「社会医学、公衆衛生学と保健・医療社会学」を寄稿されている。

第二の問題は、保健・医療問題の調査研究を実施する際に直面する「立場」の問題である。園田先生が、保健社会学教室に入られた翌年(一九六九年)から厚生省スモン調査研究班に参加して調査活動を開始した直後に、スモンがキノホルムを医師が過剰に患者に服用させた「薬原病・医原病」であることが明らかになり、「厚生行政・医療機関・製薬会社の立場か患者・家族・市民の立場か」が問われるようになった。前者の立場に立つ行政や研究班幹部と後者の立場に立つ助手・院生など若手研究者との間で、園田先生はとても苦労された(『社会的健康論』一三五～六ページ)。スモン調査研究班の活動については、片平洌彦氏の回想エッセイに詳しく述べられている。調査研究の焦点は、患者・家族の実態から救済・支援の課題と方法に移行し、「保健福祉」「医療福祉」が検討されている。

昭和五十(一九七五)年代に入ると、少子・高齢化が進行し、それに対応するための保健・医療・福祉が重要な課題になり、それぞれの分野の対策だけではなく相互の連携や統合が推進されるようになった。保健・医療社会学研究会は昭和五五年『保健・医療と福祉の統合をめざして』(垣内出版)を編集し、園田先生は「保健・医療と福祉の社会学」を寄稿されている。保健社会学を専攻する院生のなかにも、保健福祉や医療福祉を研究する者が増加し、学位取得後は新設された福祉系大学や看護・リハビリテーション系大学に就職して活躍する教員が増加している。園田先生自身も社会保障研究所の共同研究や東大社会科学研究所の福祉国家共同研究などに参加され、自治体や社会福祉協議会から委託されて地域保健福祉に関する調査研究を指導された。平成に入ってからは、新しく結成された日本地域福祉学会や日本保健福祉学会の理事に推され指導的役割を果たされた。

地域福祉学・保健福祉学へ

園田先生は、一九九三年三月に東京大学を定年退職され、同年四月から東洋大学社会学部社会福祉学科に就職された。二〇〇三年三月に東洋大学を定年退職され、同年四月から新潟医療福祉大学に就職、大学院博士後期課程が完成するまで勤務される予定だった。ところが、残念なことに、指導されていた一期生の博士論文が完成される前に脳卒中で倒れられ、再起されることなく逝去された。

東京大学在職中から、園田先生は地域福祉・保健福祉など保健と密接に関連している社会福祉分野のさまざまなテーマについて調査研究されていた。これについては、三浦文夫先生の追想エッセイに詳しくのべられている。東大社会学科の共通の恩師・福武直先生と同じように、社会学を基礎として社会保障・社会福祉の研究分野に進んだ弟子は数多く、そのなかで三浦先生や園田先生は高弟といえよう。

園田先生は、東京大学の定年を前に、『保健・医療・福祉と地域社会』（有信堂高文社）をまとめられている。本書は、それまでの研究成果を総括し、日本社会の課題＝社会学の課題を明らかにしている。東洋大学と新潟医療福祉大学では、園田先生は地域社会学と保健社会学を基礎とした現実の地域福祉・保健福祉の調査研究を同僚教員や大学院生とともに推進された。

研究成果は、『健康の理論と保健社会学』（東京大学出版会、一九九三年）、『地域福祉とコミュニティ』（有信堂高文社、一九九九年）、『社会的健康論』（東信堂、二〇一〇年）など単著にまとめられただけではなく、院生・同僚など若手研究者中心の共編著『保健社会学』Ⅰ・Ⅱ（有信堂高文社、一九九一年）、『健康観の転換』（東京大学出版会、一九九三年）、『社会福祉とコミュニティ』（東信堂、二〇〇三年）、『保健・医療・福祉の研究・教育・実践』（東信堂、二〇〇七年）、『ソーシャルインクルージョンと社会福祉』（ミネルヴァ書房、二〇〇八年）にもまとめられた。

おわりに

前述したように、園田先生は多くの研究・教育業績を残されているので、詳細に紹介・説明することはできず、「概観」するに止まった。先生の研究・教育活動・人柄や、教えられたこと・学んだことなどについては、寄稿して頂いた追想エッセイや論文から読みとり、先生のライフコースと研究・教育業績の全体像についての認識を深めて頂きたい。

（新潟医療福祉大学名誉教授・亀田医療大学看護学部教授）

第一部　研究・教育活動の回想

園田恭一さんの青春時代

――長き良き友であった貴兄に、心からのおくやみと最初で最後のお便りを捧げます。

北川隆吉

園田恭一さんと、はじめてお会いしたのは、駒場の教養課程二年をおえて、本郷に進学してこられた、当時は法文学部第二号館の二階にあった社会学研究室であったと思います。園田さんのクラスは、彼がよくふざけて自称していた「五人っ子」（五人の親友グループ）がいた、人数の多い、それだけに元気のある年次でした。最初の社会学科の集まりの時、たしか彼は所定の時間におくれて、一人でゆうゆうと研究室に入ってきたと私は記憶しています。彼は、余りこまかいことにこだわらない、それでいて学生らしいきちんとした行儀のよい学生だと感じさせるものを、もちあわせていました。この点は、その後も変わらずに彼の行動様式となって、一種の品性のよさとなり、周囲の人々の信頼をうるものとなっていったと思います。

社会学科の学生として、園田さんのクラスは、先にふれましたように、いろいろの面で元気のある学生が多く、あまり時間のたたないうちに、例年の学生とちがって、大学院にすすみ、研究者になりたいという希望を口にする学生が続出するようになっていました。当時は、福武直、日高六郎助教授は、文学部の若手教官を代表するような存在で、それにつづく助手、特別研究生、院生なども多く、園田さんたちのクラスが卒業する頃には、福武先生をはじめ社会学研究室関係者は、このままいったら全員の他大学への就職はむつかしいと、先を案じる雰囲気にもなっておりました。

その頃、私は大学院生として一年半しか経っていないのに助手に就任して、学部学生たちと密接に関わる役割を担うことになりました。驚いたのは、私を呼んで学部学生の人たちが勉強しようということになり、「五人っ子」が中心になって研究会をつくり、本郷通りの赤門「ハスムカイ」に今もあると思いますが、「トモエ屋」というソバ屋の二階の部屋をかりて、一か月に一回はそこに全員が集まって、社会学の基礎的勉強をすることにしました。「トモエ屋」の研究会では、各人が関心のある社会学の書物をえらび、本を指定し皆が読んできて、一人のレポートの報告をもとに二時間から三時間ちかくディスカスをしました。トモエ屋のお店の人たちにも気をつかっていただいて、研究会はながくつづき、社会学の隣接分野の当時評価がたかい本もあつかったりしました。その会に参加していたメンバーがあとでこの研究会をなつかしみ、われわれの、社会学理論の習得は、「トモエ屋」にあったと書いたりしています。

ともかく自己流に読み、議論をして、あとはダベりにいくといった、楽しく、密度のたかい（?）研究会がつづいたことはたしかです。本当に研究という内容をもっていたかどうかはわかりませんが、園田さんはこの研究会の有力なメンバーでした。当時この研究会とならんで、ほぼ同じメンバーが自主的にとりくんでいた新潟県十日町の昔からの着物業の調査にとりくみました。そのためには、当時の東京教育大の経済学・社会学関係の方から指導をうけ、自分たちの力で、理論研究と調査研究の両者をすすめることができました。

今にしてみれば、研究の財源も豊かにあるわけでもなく、専門の大先生から教えをうけるでもなく、勝手気ままともいえますが、その頃に参加したメンバーが調査研究をまとめた報告も、それなりに評価をうけました。

こうした状況が、それなりにしばらくつづきましたが、全員がおなじ社会学者を対象にして研究をふかめるでもなく、調査にあたっても、ある分野にかたまるのではなく、農村を中心として調査するグループ、産業・労働について調査するグループなどが、それぞれにわかれて報告をしあうといった点でも、他分野の新しい動向がわかって参加者にはとても有益なものでした。

そうしたなかで園田さんは主に農村を中心として仕事をしておりましたが、農村の人々の生活や生産上の問題をしらべて、そこから学んでいくという方法、姿勢を学びとったと思います。のちに東大からお茶の水女子大学そして東大の医学部で、園田さんが医療、福祉そして貧困の問題へと、次々にとりくまれたのをやや意外感をもってうけとられた方があるかもしれませんが、その基礎には新潟だけでなく、静岡やその他の調査地で、まず事実にぶつかっていく学問的態度を身につけておられたことを、見忘れてはならないと思います。

遠い昔のことのようになりますが、私の知るところでは、園田さんは、まず事実の解明から入っていく。しかも実践的に問題をとらえ、いかなる方法と手段で現実をかえていくべきかを明らかにする。これらの点では、指導教授であった福武教授に劣らず現実の解明と実践、それを「うらづける」理論をもとめていくところに園田さんの基本的な考え方があると見るべきだ、と私は彼との交流のなかで思ってきました。こうした点が園田さんの根底にあるのは、朝日新聞の社会部記者であり、先駆的に開発による「環境問題、公害問題」の発生などにとりくまれた父君の背を若い時からしっかりと見つめていた「家庭環境」であることを見落とせないと考えています。

園田さんは成城大学の附属高校から東大に入られたのですが、その高校生時代に新聞部に属し、社会批判的なことを新聞に書いて問題になり、高校の指導の先生からお叱りをうけたときいていました。本人もそれは大したことではないと笑っていたこと、新聞部を指導されたのは私の旧制高校の先輩であったのでたまたまお目にかかる機会があった時、園田さんと「新聞部の問題」についてちらりとうかがったところ、その先輩はたいしたことではなかったと問題にされなかったと答えられたことをおぼえています。東京の私学の旧制高校の「附属新制高校」ではこうしたことはよくあることだったと関係者から教えられたこともありますが、私はそうだっただろうと思っています。

これらのことを含めて、もっとじっくり園田さんと語りあっておけばよかったと思うことがこの頃多くなっています。人間の成長の間にはいろいろのことがだれにも知られず分からなくなっていると思います。こまごましたことをさぐるのではなくて、その人の核にあるものは何かを知っておくことが大切だと思います。

上記のほかに、園田さんについて語っておきたいことがたくさんありますが、最後に、園田さんご夫妻についてほんの一部ですが、思い出を書いておきます。

私が一時在職した法政大学には社会学部資料室があり、院生以上の研究のための専門的図書を扱っていました。その管理を私が担当し、そこに一人の女性が入職されました。その女性は、同じ法政大学の教員で例の「五人っ子」のなかの一人だった中野教授の夫人の妹さんにあたる人でした。その女性をどれだけ知っておられたかわからなかったですが、福武先生からある時突然、園田さんによい結婚の相手をみつけるよう話がありました。そして同じ頃、中野教授からは奥さんの妹さんと園田さんのことを考えてくれとの話がありました。そこで私としては、はたと園田さんの結婚の話はすでに進行しているのだとわかりました。そしてそのつもりになって状況をみていましたが、間もなく、大学の勤務を終えて新宿駅で電車に乗ろうとしてひょっと見ると、園田さんと中野教授の義理の妹さんとがわかれのあいさつをとりかわしているのが眼に入りました。その時のお二人は、単なる知り合い二人といった「ふんいき」を十分にこえていると私にはみえました。二人の愛情の交換に入っていくなどという「ブスイ」なことをさけて、おくれて小田急にのった園田さんの隣に坐りました。園田さんと私とはおなじ小田急沿線のすぐ近くに住んでいるためによいチャンスをあたえられたことになりました。私に気づいた彼は照れて「まっ赤」な顔になり、いつものことですが、額から首まで汗をふいているだけでした。私は言葉少なく二人の意志を確かめ、それからは一直線にすすんでお二人は結婚ということとなり、私たち夫婦が「仲人」ということに相なりました。あまり日もたたず古い学士会館（神田）の一室で「披露宴」をひらきました。この「披露宴」は大変にたのしく、にぎやかで、参加者はみんなお二人の結婚を本当にいわっていました。福武先生ご夫妻も出席されて、終わったあとで「いい会だったね」、と先生ご夫妻も感想をのこしてお帰りになられました。かくて私たち夫婦は目出たく仲人の役を果たしたことになりました。そのあとはずっと行き来がつづいてきましたが、一一月四日の朝はやく園田夫人から電話で、園田さんが、脳出血でたおれたという悲しいお知らせがありました。その間園田さんたちの同級の「五人っ子」グループ・メンバーは、それぞれ研究成果を発表して、希望した大学にほとんどの人は就職していました。福武先生の心配も消えさり、園田さんは大学内の仕事で多忙をきわめた福武先生のあとをしっかりまもってきたといえます。全国的にも話題にのぼるほどの成果を東大で指導を受けた研究者はあげたことになります。しかし何人かの人が「鬼籍」に入り、仲間から離れていき悲しいことに園田さんもその中に入ったのです

非常に研究・教育熱心であった園田さんが学生たちと夜を徹して大学の一室を使って勉強をともにしている若い日

の姿を遠くからではあるがみていたことを思い出します。その後、多くの教え子たちが師園田さんの研究・教育活動につづき、残された御家族との交流がいまもつづいているときいています。

園田さんは多くの人たちの力で新しい病院にうつされましたが、ついに入院後の手当もかいなく、二年後の二月一四日、一言も発することなく旅立っていかれました。本当に悲しいことでした。園田さんの教えをうけた人々のうちすでに多くの人が共同調査研究報告や論文・著書などを出版されています。そして多くの園田さんの死をいたむ人たちによって、この「追悼文集」が出版されることになりました。

園田さんは、遠くに旅立たれました。しかし園田さんが遺されたものを大切に守り、一人一人がより成長し、先生自らが自分の手でうみだせなかったものを、新しい状況に対応しつつ創造し、ひろげていかなくてはならないでしょう。長くかわらぬ友として、私たちにとって良き友であった一人として追悼文集への一文として、わが家族とともに、園田さんの安らかな眠りを祈りつつ、これをもってこの舌足らずの文章を終わります。（合掌）

（名古屋大学名誉教授）

村落研究から地域・コミュニティ・生活研究へ
――若き日の園田農村社会学の展開

高橋明善

一．出発点としての村落構造の研究と福武グループ

一九五〇年代末、二〇歳代前半の私は、島崎稔氏や北川隆吉氏の調査や研究会に参加することが多かった。一九六〇年代に入る頃から、福武直先生指導下にある農村社会学専攻の若手を中心とするいわゆる福武グループという集団による多くの農村や地域の調査が行われるようになり、園田さん山本英治さんらと共に、年齢的には一年下、学部卒業年では園田さんより一年早い私もそれに参加した。私より三年上の松原治郎氏、一年上の蓮見音彦氏が中心メンバーであった。本稿は、主として園田さんの二〇歳代から三〇歳代前半、彼が農村に関心を持ち、私が最も親しく交流した時代の経験をふまえて、園田さんの若き日を振り返って見たい。

本稿の執筆を引き受けるにあたって、改めて、園田さんと共に行った共同研究の報告書を取り出してみた。共同の調査を中心に共同執筆した本は一四冊、その他、第三者の編集で、それぞれ独立に執筆した論文、文章が一〇冊ある。約一〇年の間に大変に密度の濃い交わりと共同研究をおこなったものだと改めて感慨にふけった。

もちろん二人ともこのグループの中だけに留まっていたのではないが、二〇歳代から、三〇歳代中頃にかけて、これらの共同研究が、それぞれの研究史の上で、大きな意味を持っていたことは確かなので、それらを中心に園田社会学の展開過程を考えてみたい。与えられた紙数が少ないので、ほんのさわりにふれるだけにとどまるが、あまり知られていない論考をもふまえて、園田さんの研究と方法の展開を略述する。

病気で進学が遅れた園田さんは、昭和三二年に大学院に進学し福武直先生の指導を受けた。福武門下の先輩には、当時農村研究で売り出し中の松原治郎氏と蓮見音彦氏がおり、進学後は、彼は当然のように農村社会学に接近し実証研究にも入ってゆくことになった。修士論文のテーマはマッキーバーのコミュニティ論だったと聞いているが、コミュニティ研究と農村の実証研究のギャップに悩んでいたと思う。しかし、そのギャップこそが園田さんに方法的反省を繰り返し行うことを要求し、彼の研究を推し進めたのだと思う。また、この反省を通して彼のコミュニティ論を基礎にした保健、福祉の社会学が築かれていったと考えるものである。

園田さんの師である福武先生は、小農社会では小家族、家を単位とする家族中心主義が不可避であるが、その日本的特質を、家族内部の親子・兄弟・男女関係や、家族や家が村の中で作り出す社会関係において、身分的上下関係があることに求め、それを封建的家族主義としてとらえ重視した（先生の戦時中研究を通し得られた中国との比較論が念頭にある）。もう一つ、先生は、家が連合してつくりあげる共同組織であり、家の間に上下の身分関係をもつムラ＝部落を重視した。家とともにムラ（部落）を日本農村の社会化の単位として、農村社会研究の出発点においたのである。ムラは、共同性を持つが同時に閉鎖性を特質とする。日本の農民は、この家と、ムラ、身分的上下関係の重層的拘束の下に生き、主体的個人として行動することができない。福武先生は、封建的家族主義と部落の拘束からの解放を通して、主体的で自由な個人の成長をはかり、民主化、近代化を求める道を開くことを啓蒙的に主張した。産業化を通して、近代化をはかる産業化的近代化論はなお未成長で、民主化を通して近代化をはかろうとする民主化的近代化論が昭和二十年代から三十年代前半の時代の主潮でもあった。これは日高六郎先生の言葉だが、日高先生や福武先生はその流れの中にいた。

大学院に進学した園田さんの研究の一つの到達点としてのまとめを福武編『日本の社会』（昭和三六年）の中の「村落社会の構造」に見ることができるように思う。すでに福武先生の啓蒙的な書『日本の農村社会』、松原、蓮見両氏の『講座社会学』の論文等で、社会学的な農村社会論、村落論は一定のまとまりを持って整理されていた。園田さんの仕事は、基本的にはこれらの仕事を継承しているがそれなりのユニークさをもっている。他の論者との異同を比較・検討する余地はないが、次のような点が強調されていることを要約的に指摘しておきたい。

①基礎的な「農民の共同の範囲」を部落としてとらえるが、その共同は、共同性一般ではなく、山や水、道普請などの生産面での共同によって形成される共同体的規制を伴う共同体の共同である。農民の行動や意識はこの共同体的社会関係から生ずる価値体系によって制約され、自由な個人でとなりえないのである。②農地改革による地主制崩壊後もなお、農村に階層秩序に基づく支配構造を中核に置く村落構造が存在している。部落が強制して農民を共同にかりたてる横の力と、本家分家、親分子分関係という家族主義的温情主義的なオブラードが、階層性を覆い隠して、共同体秩序や、階層支配を生み出す。③こうした農民の閉鎖性と、そこに形成される階層支配を伴う村落秩序の持つ前近代性を克服する主体的、合理的な農民を作り出し、農村社会を近代化民主化してゆこうとするのが、園田さんの実践的問題意識であった。

園田さんは、こうした、問題意識を追求するに当たって、戦後の農村の変化を踏まえて、将来を展望しようとした。第一に、部落は自然村性を持つが、同時に行政的枠組み、その締め付けが大きいと考え、民主化のためには、行政の変革が重要であると考える。大規模市町村合併が行われたばかりの頃だった。園田さんの最初の調査参加は、町村合併の調査だった。園田さんは行政圏拡大とともに部落を越えて社会生活圏が拡大していることを強調する。この拡大圏域での諸施設の設置や管理、生活問題の処理が重要化してきているのである。第二に部落生活が分化する方向も展望していた。機能集団（あらゆる集団に構造と機能があるからこの概念はおかしいと概念形成者の福武先生自身が晩年に述べていた、正確には、特殊機能集団あるいは機能別集団とでもいうべきか）が生産、生活面で多面的に出現し、共同体的な部落の制約を超えた活動が展開してきている。第三にこうした状況を踏まえて生まれてくる経済・政治・社会・文化をめぐる農民、青年、婦人　サークル、組合などの主体的な集団的活動や変革のための動きを重視していた。

園田さんの、初期の研究は、こうした見取り図形成のための、あるいはこうした見取り図の下での調査研究であった。ちなみに、福武先生が論文集ではなく、書き下ろしの概説書『日本農村社会論』を書いたのは一九六四年である。その主要部分である村落社会の構造、農村の政治構造の説明の流れの記述には園田さんの概説が貢献しているように思う。ただ園田さんは分担執筆ということもあり、その議論には　福武先生が詳述する家―家族論を欠いている。園田さんは後に生活構造論として、家族の生活の問題に迫ることになる。

二　農地改革後の農村の構造変動と変動を担う主体としての農民

昭和三〇年代の初め、北川隆吉氏を指導者として東大研究室の一部の人々で、新潟県十日町市、静岡県湖西町、愛知県安城市などの調査が行われた。私は、一九五六年大学卒業後、すぐ、十日町の調査の仲間に入れてもらい、これらの調査に参加した。河村望氏、蓮見音彦氏等が主要メンバーだったが、園田さんは、十日町調査には一九五九年博士課程に進学の年に参加している。五七年北川グループは福武先生をキャップに担ぎ出し、当時の大町村合併の影響を主題に湖西町で「町村合併の実態」調査を行った。園田さんが修士課程に進学した年である。おそらく初めての農村調査である。そこで、法制史学の碩学神谷力氏の指導で一合併町村とその中の部落調査を実施し、共同執筆している。このことは、園田さんには幸運であったと思う。ここで実証を学び、当時なお有力であった地主制存続論や、共同体強調論にふりまわされることなく、実証することの重要性を学んだと思われる。成果は一九六〇年の学会初登場となる『社会学評論』の論文「農地改革と村落構造」となって現れる。一部に旧い親方地主の支配力の強い村はあるが、主要な方向として改革自作農が新しい支配層として登場してきたのであり、地主小作関係から村落の類型区分をすることは意味がなくなったことを論じている。

先に、初期の園田さんが関心を寄せた問題に主体的・民主的農民が生まれることへの期待があったと述べた。一九五九年「村研通信」No.33に「二つの視点からの感想」というかなり長い文章を載せている（日本村落研究学会ホームページ「研究通信」データベース参照）。そこで、園田さんは、二つの調査地の内、安城市は都市化が進み、農業も先進地である、十日町は山間部を多く抱える零細経営の後進地であるとする。しかし、革新的な政治活動家がいる十日町で、部落の民主化が進んでいること、それのいない安城は遅れていることを指摘している。以後、農民の主体化を政治意識の変容を通して探るというのが園田さんの重要テーマとなる。福武グループは当時多くの農民意識調査を行ったが、そのほとんどで園田さんは、政治意識を担当している。一九六一年には『社会学評論』の特集「農民の社会意識」に登場し農民の「営農意識と政治意識をめぐって」の副題で論じている。平和、民主主義など政治意識では無関心だが、営農改善に熱心な農民、農民の実利化など農民の主体的意識の変化を論じている。園田さんは構造より、構造を作る人間主体の変化、運動、それらがもたらす結果としての社会変化に関心があったのである。一九六八年の余田博通・松原治郎編『農村社会学』（川島書店）でも「農民意識と農民組織」の章を担当しているが、先輩松原氏が園田さんの関心を踏まえて執筆を依頼したものであろう。

三　農村社会構造、地域社会の研究からコミュニティへ

福武グループの関心も、変化を生み出す農民の動き探ろうとしていた。当時の調査として上記農民意識調査もそうだが、農業共同化の共同研究が特筆される（福武直編『農業共同化と村落構造』一九六一年）。日本農業と農村の将来を、「個別小経営の限界を破る」共同化の動きに期待して展望しようとした共同研究である。その際、とくに、部落における「機能集団的構成原理」の欠如、部落の「包括的性格」、「農民の社会的性格としての非民主性」、「個人主義的合理性」を歪める「利己主義的性格」等を批判しつつ、共同化に期待したのであった。ここでは、なお、「村落構造」（＝部落構造）との関わりで共同化が研究された。園田さんと執筆過程で、階層問題を強調することを話し合った記憶がある。

しかし、農村の変化は激しかった。村落を越えた広がりの中で農村を把握することが不可欠になろうとしていた。資本主義化、自給経済の崩壊、商品経済化、都市化、大規模町村合併、国家・地方の行政の役割の増大など、大きな環境変化の中で農村を理解する必要性が高まっていると研究集団は考えた。そこで取り組んだのが、「農村社会構造

と農協組織」の調査であった（綿貫・松原編、一九六四年参照）。部落は依然として重視されたが、村落構造に代わる農村社会構造の概念を提示し、農村を内側から動かす部落を越えた農協組織の活動や機能別諸集団組織の形成に注目するとともに、そこでの行政の役割などに研究の焦点が移行する。「村の解体」が論じられる時代が到来しようとしていた。

さらに調査領域は広がる、グループは上記の研究を連続する中で、静岡県富士市を訪れた。そこで、すさまじい勢いで進む経済主義的な地域開発や駿河湾を埋め尽くすヘドロなど公害の発生に驚愕した。さらに現代的公害問題の原点といわれる四日市の調査を行い四日市ぜんそくと煤煙を目の当たりに見た。（『地域開発と住民意識』自主出版、一九六三年参照）。これらがきっかけで、福武先生を担ぎ出し、一九六二年から始まる新産業都市計画による開発地域の調査にのりだす。（『地域開発の構想と現実』全三巻、東京大学出版会、一九六五年）としてまとまる共同研究である。この研究では福武先生や松原さんは、住民生活を無視して進行する経済主義的開発を批判し、代わる開発方向として「社会開発」の必要性を提唱したのであった。農村社会構造に代わって「地域社会構造」が議論されるようになったのもこの時期である。国家と資本の強大な力に翻弄される地域社会と住民生活の問題に取り組む中で、園田さんの問題意識も、部落・農村から地域へ、社会構造から生活へと変化し、その中で生起する公害や住民生活上の社会問題へと焦点を移していったと思う。山本英治氏が新生活運動協会に職を持ち、生活調査が繰り返されたことの影響も大きい。当初は私も園田さんも「社会開発」概念はなまぬるいとその使用に消極的だったと記憶する。

私との関連でいうならば、上記「地域開発の構想と現実」調査のほか、園田さんと共にした共同研究の内、次の三つが記憶に残っている。

①「地域社会の理論と構造」（高橋、古城利明と共同執筆、「講座 現代社会学」、第二巻『集団論』、青木書店、一九六五年所収）。②『近畿圏における産業の配置計画に関する調査』（工業立地センター刊、一九六六年）で、園田さんは、滋賀県における工業化の展開を論じた。③当時大臣も経験した全国市長会会長である松本市長の落選の遠因ともなったと言われた『地方自治の展開と住民生活』調査（新生活運動協会刊、一九六八年、「市民の生活」の章を担当、生活環境、共同消費、市民要求などを調査報告）。①は、三島沼津清水町のコンビナート反対運動の共同調査をふまえ、地域のためにというコミュニティ論に対しては批判的な立場から、生活と階層利害の対立を重視し、公害反対住民運動を中心に生活の場から見た支配と運動を論じたものである。それは組織的住民運動、公害反対運動が、日本歴史上初めて住民側の勝利となることによって歴史に刻まれた画期的事件のモノグラフを含む地域研究論文であった。

園田さんはこうした生活・地域調査を経験しながら、修士論文以来のコミュニティについて考え続けてきた。福武先生が「地域社会」と訳したのに対し、園田さんは、地域性と共に共同性を重視して論じた。それが『社会学評論』の「地域社会と共同社会」（一九六四年）という論文である。しかし、園田さんは、共同性の中に包まれる階層対立、資本・国家の支配を重視し続けた。著書『地域社会論』『コミュニティ論』でもそのことは一目瞭然である。遺著『社会的健康論』では、学生時代以来関心を持ったのは共同性・共同生活であったとしているが、最後になったその書の中でも階層にはこだわっていた。地域開発、公害、スモン病調査などの調査を通し、共同性の名のもとで住民生活への犠牲を強いられていたという現実経験が、階層性への警戒を持ち続けさせたのであろう。

園田さんは、地域調査、生活調査を通じて、修士論文以来のコミュニティ研究と対話し、コミュニティ論を基礎に置く現実研究の方向を踏みしめてゆくことになった。当初農村部落や共同体論は、アメリカ育ちのコミュニティ論とはなじまないと思われた。「ムラ（部落）の解体」が進み、さらに地域開発や都市化の中で、ムラをこえた地域社会が形成される中で、地域社会もまた共同社会としてのまとまりを解体させつつあるという傾向が議論される時代であった。この段階で、アメリカ育ちのコミュニティ論の現実適用が可能になったと考えられたのであろう。

園田さんは、一九六〇年代半ばから、地域計画、社会開発、地域生活など、地域に関する、また、コミュニティと生活に関する多くの著書論文を発表する。それは農村を離れてむしろ都市あるいは都市化地域を主要舞台として論じられるものであった。地域解体が進む中で、コミュニティオーガニゼーションによるコミュニティ＝地域共同社会再形成の必要性が説かれる。その研究は、現実性を持つと共に政策論的方向を強める。

一九七〇年、村落社会研究会「研究通信」六九号に（日本村落研学会ホームページ「研究通信データベース参照）、園田さんの「村落研究の方法について」という研究会報告と報告をめぐを巡る討論がのっている。その中で、「生きている」人間の生活から出発して、人々の結びつきを理解し、生活概念を中心として地域生活、地域社会を捉え直しできないかと、彼が到達した生活構造論（編著『生活原論』参照）を踏まえて問題提起している。とりわけ管理科学的な生活の見方、生産関係からの客観規定主義的な生活の見方を批判し、「主体的意思の反映」としての生活を「イキイキ」ととらえたいとしている。社会の変化を生み出す力を研究し、かつて関心を持った政治意識や営農意識レベルという観念レベルから現実の生活のレベルに降りて提案している。村落社会研究会（後に「日本村落研究学会と改名）との関係はここでおそらく切れた。一九七六年、福武グループ、島崎稔氏のグループが中心に発議した地域社会研究会（学会）の発起人にも園田氏は名前を連ねず、医学部での職責とともに保健福祉の分野の研究に専念することになる。

地域形成、生活の重視が時代の流れであった当時は、住民運動、市民運動、地方自治運動の時代だった。新しい地域社会の形成が求められていた。園田さんは、行政と市民・住民の立場のバランスをとりながら、両者の協力で地域保健福祉や、保健医療、社会計画の充実を図ることを目指すようになった。この転換の背景には、医学部という実用性を持つ学部の性格や学部と厚生省の密接な関係があったことは当然であろう。同時に園田さんの友人たち（倉沢進氏、奥田道大氏ら）が委員として作成した国民生活審議会の報告「コミュニティー生活の場における人間性の回復」という提言、こうした提言の方向での国・地方におけるコミュニティ政策の前進という動きもあった。園田さんは、これらの動きに警戒しながらも前向きに取り組もうと苦闘していった。

農村部落をコミュニティ論に位置づけることには、園田さんは最後まで慎重であったと思う。むしろその解体の後に現れるコミュニティ形成に期待を寄せていたのである。園田さんは、ムラのもつ自主性・自発性に注目する「ムラ見直し論」の基礎となった七〇年農業センサスの集落調査研究会に参加して論文を書いているが、迷いがあったように思う。農林業センサスによれば、現在でも日本の世帯と人口の六〇％以上は農村集落に住んでいる。日本社会の共同性やコミュニティを考える場合においてはムラの伝統を現代に生かすことをもう少し考えるべきではなかったか。東北大震災、共に調査した三島・沼津・清水町の住民運動、沖縄の運動などはそれを象徴的に示している。全国一二万集落はほとんど小集会所を持ち、日常コミュニケーションの場となってもいるのである。

私は、戦前に出された十数冊の農村社会学の概説書をもっている。それらの殆どは、農村の医療保健に一章をさいている。園田さんも若い頃、長野の若月俊一氏の佐久病院や、秋田の農村病院を訪れ、研究方向を模索した。私は、戦前の農村保健医療のための研究史が戦後の研究に十分に継承され、生かされているとは思えない。それが生かされれば沖縄、過疎地帯、離島などの無医村問題などを考える場合にも役立つと思う。

もう一つ、園田コミュニティ論が基本的にマッキーバーを骨格においていることについてふれておく。マッキーバーは小コミュニティに始まる大小の重層的コミュニティをコミュニケーション論の観点からも論じているが、園田さんは地域性と共同性という「概念」を中心に検討を深めた。しかし、コミュニケーション論視点からの検討は不十分のように思う。サンダーソンのコミュニケーション論に基づく農村コミュニティ研究（D.Sabderson, The Farrner and His Community, 1922）も早くに発表されているが、これにも全くふれていない。

サンダーソンについては彼のコミュニティの諸タイプの検討も重要であろう（D.Sanderson, The Rural Community, 1932）。彼によれば、村落共同体もより上位概念としてのコミュニティの一タイプにすぎない。現在の段階で部落をコミュニティの一つのタイプとして、積極的に見直しすることも大切であろう。ムラや都市、地域には様々なコミュニティが存在している。部落を含め諸類型を射程に入れ、コミュニティ論をコミュニケーション論、共同性論、公共性論、自治論、範域論をふまえてもっと深めたいものである。

四．追悼賦

園田さん追悼のために詠み夫人に献首した歌の中から数首

（若き日の園田さん）

チンさんは　ハンカチ二枚　扇子持ち　氷のはしご　フウフウ調査（「チンさん」とは福武グループの中での愛称で

ある）

北沢に　呼び出しバーで　トリンケン　病気になりて　母上怖し（発病されたのは腎盂炎）

飲み会後　仕事があると　大学へ　毎夜遅しと　見習う難し

温かく　静かに聞きて　うんうんと　ポツン一言　衆が親しむ

（交わりは続く）

なき数に　入る人なし　我が心　世にある限り　共に生き行く

丸山氏　福武さんに　さよならという　我口にせず　共に生き行く（丸山氏とは丸山真男氏）

（東京農工大学名誉教授）

彼が去ったとは信じられない

山本英治

いまだに、園田さんが永遠に去ったとは信じられない。向こうから彼がやってくる。「やー、チンさん久しぶり」「ウン」。そんなに暑くもないのに、彼は汗をふいている。「ビールでも飲むか」「ウン」。ともかく肥っているせいもあって、彼は汗かきである。

電話をする。「チンさん、頼まれていた研究室の事務補助。東女の卒業生でよい子が見つかったから、会ってみたら」「アー、有難う」「それではチンさんの都合のよい日時に面接することにしよう」。電話の傍らで話を聞いていた学生が質問する。「先生には中国人の友達がいるのですか」「どうして」「だってチンさんというから」。

彼は何故に「チンさん」と呼ばれるのか。正しく知っている人は少ない。彼は背が高く肥っている。それで最初は誰ともなく、「キングサイズ」といっていたが、どうも「キング」という名称は、彼には似合わない。そのうちに「キング」ではなくて「チング」といった方が、彼に相応しいということになり、皆も納得した。ということで「園チン」という呼び名になり、さらに「チンさん」と呼ばれるようになった。もちろん福武先生は「園田君」といい、先輩の松原治郎さんも「園田君」といったが、われわれは「チンさん」としかいわなくなった。

私は、彼とは公私ともに深いつきあいがあった。それは、私が一九六五年頃、園田さんの実家があった小田急線沿線の成城の隣りの祖師ヶ谷大蔵に住んでいたことから、再三再四にわたって彼の家を訪れたこととは無縁ではない。立並ぶ高級住宅の一角に、広い敷地のある園田邸があった。朝日新聞社の論説委員であった父上は当時すでに、逝去されていたが、母上は健在で私の妻ともども四人でお茶やケーキを口にして歓談した。

園田邸を訪れてわかったのは、古典的な理論の「意識は存在によって決定される」ということである。彼の人間性の基礎は、この生活環境によって形成された、といってよい。温厚で嘘をつかない、人をおとし入れない、謙虚で誠実、真面目で明るい彼の人柄は、こうした雰囲気のなかでつくり上げられたのだろう。また頭脳は明晰であるが、運動神経はダメ、そして最大の短所は気が弱くて小さい。

この気の弱さは、恩師の福武直先生に会う時に明確にわかる。彼は、「先日、福武先生と二人で向いあって食事をしたら、その後三日間くらい腹の調子が悪かった」といっていた。ともかく福武先生をまじえて弟子たちが食事をする場合、彼は福武先生が着席する前には席に着かない。先生が着席したら必ず、その並びのもっとも端の席に坐るのが常であった。確かに福武先生の目は、時には当方が戦慄するくらい鋭いことがある。キットあの世でも、福武先生と一緒の時には少し離れているのではないだろうか。

福武先生の弟子には、松原治郎氏を筆頭に蓮見音彦氏、高橋明善氏、古城利明氏、似田貝香門氏、大内雅利氏その他多才の人が多数いた。私はその末席に連らなる者であった。私は福武先生の優れた指導と温情、さらに松原さんや蓮見さん、園田さんたちの温たかい支援によって、奉公人分家として大学に勤務することができた。それゆえ今をもって心からの感謝の念を禁じない。

ともかく一九六〇年以降、毎年福武先生にひきつれられて、門下生一同日本の各地の農村調査に出かけた。北は青森県から西は岡山県の各地を歩きまわった。私は福武先生の後について、調査資料の収集やヒアリングの要領を学ぶことにした。しばらく後、今度は松原さんや蓮見さんと共に調査対象者に会い、お二人から農村調査の方法を学んだ。だが園田さんは、当初こそ福武先生の後についていたが、やがて一人で村人の共同関係や生活・意識に重点を置く調査を行っていた。そうしたことから、彼は村落構造分析研究から少し距離を置いているように思われた。それがやがて、農村とか都市などの地域にとらわれない、コミュニティ研究の方に向いていった。その成果が、彼のあの優れた著書『現代コミュニティ論』（東京大学出版会、一九七八年）に結実することになった。

たとえば、私が始めて分担執筆した福武直編『農業共同化と村落構造』（有斐閣、一九六一年）において、彼が執筆したのは「農業共同化の社会構造」「水田全面共同経営の実態」「堀越梨園共同の実態」「果樹共同防除の実態」にみられるように、あくまでも共同関係の検討であった。

その後は、福武先生の主導する農村調査において、彼は「むら」の構造分析ではなくて、「住民生活」「住民運動」の把握に傾斜していく。その大きな転機となったのは、福武先生のイニシアティブでとりくんだ「地域開発と地域社会の変動」の調査研究であった（福武直編『地域開発の構想と現実Ⅰ・Ⅱ・Ⅲ』東京大学出版会、一九六五年）。

この調査研究は、園田さんだけでなく、福武グループ全体にも一つの転機をもたらした。すなわち、「むら」を小宇宙的にとらえるのではなく、国の政治・行政、地方自治体の政治・行政と、都市と農村を含めた広域の経済構造の把握を前提にして、そのなかで「むら」や農民生活さらに地域社会構造や住民生活を分析しようとするものであった。こうした動向は、少しずつ社会学のなかに広まり、やがてそれは地域社会学を形成していく。園田さんは当然ながら、この流れのなかで人間の共同関係やコミュニティを中心にアプローチし、多くの業績を挙げた。

彼は東大大学院修了後、東大助手、お茶の水女子大学助教授を経て、東大医学部助教授となり、保健社会学研究室に所属した。これが彼の研究方向を、農村社会学の分野から人間の共同関係に重点を置く保健社会学に転換する決定的な契機となった。彼はこの保健社会学の領域で着々と研究・教育成果を挙げた。私はたびたび彼の研究室を訪れ、歓談し一パイ飲みに出かけた。

私は公私ともに彼の世話になったが、とくに彼の論文・著書は、私にとって貴重なものであった。彼の執筆した論文・著書のなかで、私が必要とした事柄について述べてある場合には、必ずそれに目を通した。というのは、ご存知の方も多いと思うが、彼のこれらの論文・著書においては、必ずといってよいほど、関係のあるそれまでの論文・著書の紹介と検討がなされていた。このことからいって、彼はたいへんな読書家であったことが伺い知れる。

東大定年後、東洋大学に移り、さらに二〇〇三年に新潟医療福祉大学に勤めた。毎週通っていたのか、それとも毎日新潟の方に泊りこんでいたのか、正確には知らないけれども、いささか健康の方が気になっていた。それは、彼は肥満しており、運動もしないからであった。そのことは時々、彼に忠告した。

二〇〇八年一一月、突然に彼が脳幹出血で倒れた、という連絡を受けた。思わず「エッー」と驚き、どうしようかと奥様に連絡をとったところ「意識不明です。今のところ見舞に来て頂いても、本人は何もわかりませんので、しばらく様子をみてから、ということでお願いしたい」という話であった。確かに現状では見舞に行っても、奥様はじめご家族の方に迷惑をかけるだけになりかねない、と考えて、しばらく見舞を遠慮することにした。だが意識が回復することなく、二〇一〇年二月に、この世を去った。

二〇〇五年に『地域再生をめざして』（学陽書房）の執筆打合せのために数回会った。それから長らくお目にかかっていない。園田さんが永遠にこの世を去ったとは信じられない。

（東京女子大学名誉教授）

園田恭一先生と保健社会学

川田智恵子

はじめに

東京大学医学部衛生看護学科が保健学科に名称改変されたのは一九六五年四月であった。衛生看護学科は一九五三年四月に、国立大学としては最初の衛生看護学の教育・研究の場として東京大学医学部に開設された。衛生看護学科は、個人または公衆を対象とする看護・保健に関する学問・技術を推進する中核となる人材を教育することを目指し、「臨床看護の近代化」と「保健活動の本格化」という二重の社会目標を掲げて出発した[1]。私自身は衛生看護学科の出身で、「保健活動の本格化」に関心が強かった。「保健活動の本格化」に係わる教科目としては、公衆衛生・公衆衛生看護学の位置づけが大きかった。公衆衛生・公衆衛生看護学の科目としては、人類生態学、統計的観察論、疫学、サニテーション、医学的技術論、社会技術工学が、各論では、公衆衛生方法論、生活集団における公衆衛生活動が教授された[2]。

一九六五年に衛生看護学科は保健学科と改名された。保健学科の目標は、「健康の保持・増進を目標として医学・

社会学・心理学などの諸科学を総合し、『健康の科学』として体系化した専門的な知識・技術を教育する」とされた。[3] 保健学科には、人類生態学、疫学、保健管理学、保健社会学、母子保健学、成人保健学、精神衛生学、保健栄養学、看護学の九講座が置かれた。看護学講座は一つになり、「臨床看護の近代化」のための教育は確かに薄れた。

九講座の一つである保健社会学教室の教育・研究には、狭義の保健社会学と健康教育が含まれていた。園田恭一先生は、「保健社会学」を「社会学の一分野であると同時に保健学の一部を構成している」ととらえ、「保健学とは、これまでの医学が取り組んできた傷病の治療や回復ということのみならず、より積極的な健康の保持・増進を課題とし、従前の医学が主として立脚してきた生物学、物理学、化学等の自然科学的側面だけでなく、社会学的側面を包括した新しい総合的な学問である」と体系化された。[4] 先生が着任されてしばらくは、学園紛争が続き、教室の研究会もスムーズには開けなかった。その後落ち着きが戻った一九七〇年頃から、保健社会学をめぐる議論が教室内の研究会で活発になったと記憶している。

一．園田恭一先生と保健社会学

教室内での研究会で、Sociology in medicine と Sociology of（on）medicine のお話が印象に残っている。先生は著書で、ケンダール，P・L（Kindell, P. L.）とリーダー，G・G（Reader, G. G.）の「Sociology in medicine とは社会学的概念や知識や技術を適用して、医療の専門家や関連領域の従事者が関心を持っている医学的または社会学的諸問題を明らかにしていく、つまり、基本的には医療上の問題解決のために社会学的知識を補完的に用いる。一方、Sociology of medicine は、社会学的問題を明らかにするなかで、医療従事者、医療制度、医療組織の研究をし、他の分野との関係などについて問題提起する、と説明している。[5] 米国では、社会学者が保健・医療領域で活躍することが多くなってきたが、医療・公衆衛生専門家と社会学者との間では対等な協力関係とは程遠い事態も生まれ、社会学者らにとっては釈然としない気持であったようだ。しかし、サッチマン（Suchman, E. A.）、レヴィーン（Levine, S.）、フリーマン（Freeman, H. E.）達から、Sociology in medicine と Sociology of medicine との間の差異は次第に明瞭ではなくなっているという発言もあり、この領域の研究は「問題志向型」「流動志向型」の動きが強まっていったと園田先生は述べている。[6]

わが国の当時の公衆衛生学と社会学の協力関係の状況をみると、終戦後間もない一九五〇年代に、米国で衛生教育を学んだ医師出身の宮坂忠夫先生が一九五六年より、社会学出身の青井和夫先生や柏熊岬二先生、教育学出身の小倉学先生などとチームを組んで、埼玉県羽生市千代田地区において農村の健康化を目標にしたアクションリサーチを実施したのが、先進的・代表的な例である。その研究に基づき、『地区診断の理論と実際』[7] や『コミュニティ・アプローチの理論と技法』[8] が刊行されている。後に、宮坂忠夫先生が東京大学医学部保健学科保健社会学の主任教授になられ、社会学者の園田恭一助教授が招かれて着任されたのは、千代田地区の共同研究が契機になっているのである。

保健社会学教室は、宮坂忠夫教授、園田恭一助教授お二人のリーダーシップにより、大勢の院生を迎え、修了者を輩出した。保健社会学教室の出身者は、自分の専門を「保健社会学」としている者も多いと考える。

園田先生は、一九八三年に宮坂忠夫先生の後任として保健社会学教室の主任教授になられたが、助教授時代から、狭義の保健社会学を志望してくる大学院生の指導を受け持たれ、院生が希望するテーマを尊重し、各学生が抱いた問題意識に基づいて研究を進める過程で適切なアドバイスを行って、自由に研究を進めるよう図ったように見受けられた。

園田先生が東京大学を定年退職されるにあたり、一九九三年に保健社会学教室の調査研究および実践活動を集大成しようと、教室に出された博士論文を中心に、『生活・労働・環境問題』[9]と『健康教育・保健行動』[10]の二巻を出版した。一巻目には、一．公害・薬害・環境問題、二．労働者、農業従事者を対象とした疲労・ストレス、労働災害、農村社会問題、三．高齢者を対象とした長期ケア、ＱＯＬ、健康と環境、四．障害者を対象とした障害構造論、家族、福祉、ソーシャルサポート、五．健康づくり、地域生活の質と住みよさ、環境、資源、リサイクル、をとりあげ、二巻目には、一．健康教育・患者教育、二．地域保健、市町村保健センター、住民参加のそれぞれと健康教育の関係、三．保健行動・ライフスタイル（高齢者、企業従業員、慢性疾患患者、「痛み」、エイズについて）、四．医師―患者関係および保健・医療・福祉の専門職の研究がとりあげられている。これらの研究は、既存の社会学的方法・概念・理論を保健や医療の場に適用するというよりも、現実の課題の解明と解決に有効であると考えられる社会的・心理的・文化的要因を分析し、それらを通して新たな方法・概念・理論を築いていこうとする性格が強いものになっている。先生は、教室としての研究や教育を、健康や保健により直結する事象の解明や理論化に集中させるとか、方法論的にも、社会学的ディシプリンをより鮮明にして特化させるというやりかたも必要であったかもしれない、と反省ともとれる言い方をされている。そして、結果的に総花的になった要因として、教室が医学部の中にあったこと、大学院生の出身が保健学出身者のほかに、社会学、看護学、福祉学の出身者など多彩であったこと、また、保健社会学教室は健康教育の研究や教育者養成にも中心的な役割を果たすことが発足時から期待されていたことなどをあげている[11]。

二、園田恭一先生が力を入れられた健康の概念・理論づくり

園田恭一先生は、多方面の研究に参加され、業績は多彩であるが、教室内の研究会で取り上げられたテーマやご著書を見ると、健康観・健康概念、生活の質と疾病・健康、ヘルスプロモーションの考え方などに、ことのほか思いを寄せられたと思うのは私だけであろうか。このことは、二〇〇八年八月三日の第四回東洋大学社会福祉学会大会の講演で、「私が『健康』だとか『保健学』ということをやりたい思いで、本当に何も知らないところから飛び込んで――」と述べていることから、健康の概念・理論づくりに一生懸命取り組まれたことが分かる。

歴史的にみると、江戸時代には、「丈夫」や「健やか」という言葉を用い、後に、身体の解剖学的構造や生理学的メカニズムなどの医学的根拠に基づき客観的に判断されるものを「健康」と表現したようである。一九九九年の医学事典ではまだ「人々が与えられた遺伝的条件のもとで、その機能を最大限に発揮できるような状態」を「健康」とする考え方であったが、最近では、身体的のみならず、精神的にも、社会的にも、文化的（価値観）などの次元にまで拡大して扱われるようになったことを認めている[12]。

「健康の定義」といえば、ＷＨＯの定義（一九四六）が一般に用いられているが、少なくとも日本においては長い間、医師を中心とする専門職が用いる検査・診察上で異常があるかないか、本人に症状があるかないかにより、すべてない場合を「健康」、ある場合を「健康でない」と診断し、それに一般の人々も従って、病気や症状があれば健康でないとしてきた。それが今も変わらぬ現状をみて、園田先生は、「健康」というものを、「病気や症状や異常の有無とか、その程度でみるのではなく、生命や生存を維持し、存続させ、生活や人生を高めていくという個人や集団などの主体

的統御（control）能力の程度という観点からみる見方を定着させるべき」と唱えた。[13] そして、具体的には、ホリスティックな健康を例に挙げている。ホリスティックな健康とは、精神、身体、他者、環境からなる自己の全関係性を見て、一人ひとりに与えられた条件において、自ら達成可能なより良好なレベルの「生活の質」を得ている状態である、と定義している。[14] この生の質（クオリティ　オブ　ライフ）とは、個々人の価値観における「生の価値」で、自己の生が価値あるものと思われるときのことである。生きていて楽しい、満足しているという感覚である。[15] 園田先生は、レヴィン（Sol Levine）が、生活の質への関心が出現した理由として挙げた内容を引用して次のように述べている。[16]

これを要約して示すと、

①慢性疾患の多発を見てみると、治癒は困難だが、病状や症状の改善や軽減は生じる。社会的機能を改善させることもできる。そこで、生活の質を高めたり、維持することが大切になる。

②生命を延ばす医術革新が進歩すると、その利用についての検討が、生（生活）の質から必要になる。

③社会的相互作用を失った患者にどの程度費用をかければよいのかの検討が、生（生活）の質から必要になる。

④弱者や消費者の社会運動の高まりから、専門職のヘルスケアをより人間的にすることへの関心の高まりが生じる。

園田先生は、日本の「健康」や「保健」に対して、専門家や一般の人々の日常の場面での使い方や受けとめ方という点では、「病気ではない」、「悪くはない」などのマイナス面の否定や軽減の意味で用いることが多く、「よい」とか、「元気」とか、「積極的」とかプラス面で用いられていない、とくどいくらい述べている。[17] 確かに一般に行われている「健康診査」は病気の早期発見のための診査であり、「健康診断」も病気の予防・早期発見のために医師が行い、病気のあるなしを中心とするマイナス面の発見を目的としており、ホリスティックな健康を見ようとしていない。

最後に、園田先生の「健康の各次元と状態に関する概念図」を紹介すると次のようになる。「健康」ということが、身体から精神、さらに社会（人間関係）、文化（価値観）などの次元まで拡張されるようになると、（状態の良さ悪さ）、（正常に機能しているか否か）、（活力やエネルギーの度合い）、（コントロール能力度）など、状態を知る評価基準や尺度を定める必要があり、欲求、ニーズあるいは価値、目標など、個々人に即して考慮を要する問題も多岐にわたるとしている。あげられた四次元とそれぞれの判断基準項目は次のようになる。

身体次元：症状・異常の有無・程度、働き・機能、体力、気力、パワー、エネルギー、自立度

精神次元：認知、記憶、判断能力、自律度

社会次元（人間関係）（生活環境）：適応、バランス、絆、結びつき、ネットワーク、コントロール力

文化次元（価値、実存）：自己実現、ＱＯＬ、満足度、充実度、達成感である。[18]

健康教育・ヘルスプロモーションを専門としている私にとって、園田先生が明らかにされた健康概念をさらに検討し、具体化、定着化に向けて探求を続けていかなければと思っている。

（和歌山県立医科大学大学院特任教授）

引用文献

1　福田邦三、一九五五「衛生看護学科の専門課程」（東大における昭和三〇年一〇月一〇日専門課程開講の挨拶）

2　勝沼晴雄、一九五六「大学教育における公衆衛生学の一実験カリキュラム」『民族衛生』二三、別刷、五二－五四頁

3　東京大学医学部保健学科案内、一九六五

4　園田恭一、一九九三『健康の理論と保健社会学』東京大学出版会、一一九頁
5　同、一四九頁
6　同、一五一頁
7　柏熊岬二・宮坂忠夫・勝沼晴雄・青井和夫・小倉学、一九五九『地区診断の理論と実際』績文堂
8　青井和夫・小倉学・柏熊岬二・宮坂忠夫、一九六三『コミュニティ・アプローチの理論と技法』績文堂
9　園田恭一・山崎喜比古・杉田聡編・一九九三『保健社会学Ⅰ　生活・労働・環境問題』有信堂高文社
10　園田恭一・川田智恵子・吉田亨編・一九九三『保健社会学Ⅱ　健康教育・保健行動』有信堂高文社
11　園田恭一・山崎喜比古・杉田聡編・一九九三『保健社会学Ⅰ　生活・労働・環境問題』有信堂高文社、まえがき
12　園田恭一、二〇一〇『社会的健康論』東信堂、三一一八頁
13　園田恭一、一九九三『健康の理論と保健社会学』東京大学出版会、八頁
14　園田恭一・川田智恵子編、一九九五『健康観の転換―新しい健康理論の展開』東京大学出版会、三五頁
15　同、三六頁
16　園田恭一、二〇一〇『社会的健康論』東信堂、三九頁
17　同、一九頁
18　同、一二―一三頁

園田さんとの交わりと地域福祉

三浦文夫

振り返ると園田さんとのお付き合いは随分長いものがあり、ご一緒させていただいた仕事も少なくない。大学の同窓であるとはいえ、学年では五年ほどの差があった園田さんと親しくなったのは一九六〇年代の中頃以降のことである。それまでは学会とくに村落社会学会等でお会いし挨拶を交わす程度のお付き合いであったが、一九六五年四月に小生が特殊法人・社会保障研究所に勤務するようになった頃からお付き合いが深まった。社会保障研究所の英文名は Social Development Research Institute とされていたが、その名称が示すようにこの研究所では狭義の社会保障に止まらず、より広く社会開発の一環としての社会保障を捉えることにしていた。研究部は三部構成で、研究第三部は社会学の視点から研究を行う部門とされ、当初、Community Development（地域開発）が研究テーマの一つとされた。その際に一九六〇年代に福武先生が中心で行ってきた新産業都市に係る地域変動と地域開発の研究（その成果は福武直編『地域開発の構想と現実Ⅰ、Ⅱ、Ⅲ』〈東京大学出版会、一九六五〉）を有力な先行研究として、その研究に関わった青井和夫や松原治郎さん等を含む研究グループの教示を得ることにし、そのメンバーに園田さんもいた。ちなみに園田さんは新産業都市の地域開発調査に関与されていただけでなく、福武先生と一緒にインドの Community Development（地域開発）の研究調査にも関わっていたような記憶がある。

その後、福武先生のもとで行われた秋田県金浦町の実地調査に参加し、いわゆる福武門下の研究チームの人びとと一週間近く寝食をともにしたことがあった。また一九八〇年頃に福武先生を団長とする日中社会学交流団に参加し、そこでも園田さんとご一緒した。このような些事をことさら記したのは、小生と園田さんはともに鼾かきで、他のメンバーの安眠を妨げるということで「隔離」されるように、二人が部屋を共にすることを余儀なくされることもあり、「同病相哀れむ」という心情もあって、相互の親密の度を深めることになったからである。そのようなプライベートな関係はともかくとして、一九七〇年代以降さまざまな形でお付き合いをさせて頂いてきた。

例えば一九七五～六年頃に園田さん達が行っていた「スモン」問題の調査研究に参加した。また一九七三年から約一五年近く、園田さんの紹介もあって東京大学医学部保健学科の非常勤講師として「社会保障」についての講義を担当させて頂いた。その他に東京都老人総合研究所の設立準備委員、引き続き同研究所の顧問研究員として関わったこともあった。また二〇〇六年前後と記憶しているが、長野大学の井出嘉憲学長の依頼で、同大学の学術顧問として二年ほどご一緒させていただいた。全国社会福祉協議会（以下全社協と略す）関係でも随分ご一緒させて頂いた。例えば一九七三年に全社協主催のシンポジューム「保健福祉分野におけるプランニング―地域計画を中心に―」にシンポジストとしてともに参加している。そしてそのときの発言を骨子にして纏めたそれぞれ論文は一九七二年に創刊された季刊『地域活動研究』（全社協出版部）に発表している。拙稿「地域福祉活動とプランニング―プランニングの二つの系譜」とともに、園田恭一「地域社会計画の基本問題」がそれである。（ちなみにこれらの論文は、一九七三年五月に全社協から橋本正己・三浦文夫編『地域活動研究』として一冊にまとめられ、さらに二〇〇一年に日本図書センターの戦後社会福祉基本文献集二七として復刻版が刊行されている）。また一九七九に地域福祉活動指導員養成講座の講師陣に加わり、そのための教材として共著で『コミュニティ論』（全社協・社会福祉研修センター刊「社会福祉学習双書」）を出している。その他、全社協主催のいくつかの講座、シンポジューム、ワークショップにも同席している。さらに一九八〇年代の中頃から全社協の『月刊福祉』の編集委員として約一〇年余りのお付き合いを頂き、一九九〇年の「老人福祉法等八法改正」に至るいわゆる第一次社会福祉改革の推進の機運を高めるために協力しあった。

この外、川崎市の仕事では園田さんとコンビになることも少なくなかった。例えば第一期及び第二期の川崎市地域福祉計画策定委員会や社会福祉審議会でも一〇年以上にわたって委員長、副委員長のコンビで関わってきた。とくに園田さんは川崎市に住んでいたということだけでなく、温厚な人柄と社会福祉とくに保健福祉に優れた識見をもつ人ということで学識経験者の一員として欠くことができなかったためである。

このように園田さんとご一緒する機会が多かった関係で、食事や酒席をともにすることも少なくなく、フォーマルな面だけでなくインフォーマルなお付き合いも少なくなかった。そのようなこともあって、園田さんの人柄を親しく知ることができた。風貌に似て円満で包容力があり、篤実・温厚の人柄は、学識の広さと相俟って、誰にでも信頼される存在であった。園田さんは研究者としてだけでなく、教育者としても多くの人びとから慕われ、彼の薫陶を得た教え子から多くの若手の研究者が育っている。それも彼の学識や研究スタイルだけでなく、その人柄によるところも少なくないように思われる。ひとり一人の個人名を上げるのは控えるが、東京大学医学部保健学科や東洋大学大学院社会福祉学専攻で謦咳に接した教え子以外にも、園田さんと一緒に調査研究に参加した人々のなかからも今日の学会や教育界で注目される学者・研究者が育っている。その一例として、園田恭一編『社会福祉とコミュニティ——共生・共同・ネットワーク―』（二〇〇三年、東信堂）をみることができる。この書物は東洋大学を退職される際に大学院で彼の指導のもとで学び、現在教育や研究に携わっている教え子等が執筆したもので、一四人の若手研究者が寄稿している。その書物の「あとがき」に、執筆者代表者が、園田さんの大学院での研究指導ぶりについて簡潔に纏め、私見と断ったうえであるが、その特徴は「寛容と厳密さ」であったとしている。そこでいう寛容とは「学生自身が多様な現実との接触を経験し、自由に想像力を培い、関心領域を広げることに寛容である」とする一方で、「厳密さ」については現実の問題にしっかりと根を下ろすこと、そして言葉や概念を無造作に用いるのではなく、その根拠や定義を明示することとしている。この指導ぶりは、園田さんの人柄とその研究スタイルからみて「さもありなん」と同感した次第である。

紙幅もなくなったので園田さんの社会福祉とくに地域福祉について若干触れておきたい。園田さんが本格的に社会福祉とくに地域福祉と関わってきたのは東洋大学社会福祉学科で教鞭をとるようになってから以降のことと見られがちであるが、上述したように、すでに一九七〇年代以降全社協の地域福祉推進に関わる作業その他にみられるようにそれよりはさらに年季が入っているように想う。そして地域福祉へのコミットは研究面に止まらずひろい意味での実践面でも注目する必要がある。実践面といっても上記の全社協の仕事や地域福祉計画の策定などということに止まらず、その他に薬害や公害の被害者や精神障害を含む障害者問題等への研究的関与という形での実践である。例えば、園田さんの地域福祉の理解とその研究にとって重要なテーマは「共同福祉」の推進ということがあるが、その事例として精神障害者を含む障害者の共同作業所づくりが取り扱われている。この運動について比較的に早い時期から関心を寄せられているが、実際の活動や運動にコミットするのではなく、客観的にその実態と課題を明らかにする姿勢に徹している。これに似たことは在日韓国人が主体的に取り組んできた川崎市桜本地区の「川崎ふれあい館」の活動の紹介などにもみることができる。それは一九七〇年代中頃に取り組まれた「スモン」被害者調査や八〇年代の「水俣病」被害者の生活と健康についての実態調査などにみられるような研究者としての実践である。それは実際に緊急に解決が求められている問題を鋭敏に察知し、その実態を「科学的」（実証的）に明らかにするという研究的実践ともいうべきもので、この面での実績は少なくない。

地域福祉研究では、とくに一九六〇年代後半期の地域福祉の新たな展開のなかで、コミュニティ研究の視点から地域福祉の研究の視点と枠組みを提示してくれている。また地域保健・医療について、とくに地域における福祉と保健医療との関連に新しい視座を提供していることも忘れることはできない。このような足跡をみると、これらの研究を通底しているのはコミュニティ研究の蓄積である。周知のように、園田さんは、地域社会学、特にコミュニティの研究者として若くして一家をなしている。それに加えて園田さんの地域福祉の研究のなかには、上記の「地域開発」やコミュニティオーガニゼーションにかんする知見が潜められているように思われる。実は一九七〇年前後のことであったと覚えているが、園田さんから『コミュニティ・オーガニゼーション』と題するA４判で約三〇〇頁を越えるガリ版刷りの私版の資料を頂戴した。内外のコミュニティ・オーガニゼーションについての研究ノートであった。いうまでもなくわが国における地域福祉・地域保健にとって住民組織化問題は欠くことのできない分野であり、それはコミュニティ・オーガニゼーションの理論と方法に依拠するものであった。これらの研究は園田さんの地域計画、ひいては地域福祉計画や地域保健福祉計画につながっているだけでなく、上記した地域福祉の一つの分野となっている共同福祉の推進につながっているように思われる。その意味では、園田さんの地域福祉は、純粋なコミュニティに関する社会学研究の延長線にあるだけでなく、コミュニティ・デベロップメントやコミュニティ・オーガニゼーションなどの知見も含まれているように思っている。今後、園田さんの地域福祉研究を再検討する際の論点の一つとなるものと考えている。

（日本社会事業大学名誉教授）

東洋大学社会福祉学研究室時代の園田先生

山手　茂

園田先生は、一九九三年三月に六〇歳で東京大学医学部を定年退職された後、名誉教授の称号を与えられ、同年四月から二〇〇三年三月まで一〇年間、東洋大学社会学部・大学院社会福祉学専攻教授として勤務し、七〇歳で定年退職され、ひき続いて同年四月から新潟医療福祉大学社会福祉学部教授に就任され、二〇一〇年二月に七七歳で逝去された。

私たちが、初めて知り合い、共同研究したのは、一九五七年、園田先生が大学院に進学され、私が広島女子短期大学から東大社会学研究室に国内留学をした時に、共通の恩師・福武直先生が企画された静岡県湖西町調査に参加させて頂いた時であった。その時から逝去されるまでが五三年間、東洋大学と新潟医療福祉大学で同僚として協力しあったのが一七年間である。思えば長い歳月、友人として親しく、研究・教育に協力しあって頂いた。この長い歳月をふりかえると、次々に記憶が蘇ってくるが、ここでは、東京大学から東洋大学に移られた当時のことを書いてみたい。

園田先生が東京大学を退職されて東洋大学社会学部社会福祉学科・大学院社会福祉学専攻の教授に就任された当時、社会福祉学の研究・教育は全面的改革を迫られていた。社会福祉サービスを担う専門職として「社会福祉士」資格が法制化され、保健・医療サービスを担う医師・看護師など医療専門職と同じく、大学・大学院における専門的研究を基盤とする社会福祉専門職として教育・養成するよう要請されていた。ところが、社会福祉学科・大学院の実態は、社会福祉専門職を養成するに必要な研究・教育条件を備えていなかった。学界では、社会福祉学の「市民権」は未確立だった。

社会福祉学の研究・教育を日本で最も早くから開始した数少ない大学のひとつである東洋大学でも、社会福祉学の研究・教育条件の整備は難航していた。私は、一九八八年の春に茨城大学から東洋大学に移ったが、それは、「社会福祉士法が制定され、それに対応して社会福祉学の研究・教育条件を整備するために、現行の社会福祉学専攻（応用社会学科の四専攻のうちの一専攻）を独立の社会福祉学科に改組する準備を進めているから、協力してほしい」という依頼にこたえて微力を尽くそうと考えたからである。

東洋大学社会福祉学専攻に移って最初に受けたショックは、七名の専任教員のうち、五六歳の私が二番目に若い教員だと知ったことである。茨城大学の社会学担当教員のなかでは最年長だったし、東大の定年は六〇歳、地方の国立大学の定年は六五歳である。「東洋大学の社会福祉学専攻にはなぜこんなに高齢教員が多いのか」と考えると、その原因は学部と大学院との関係にあるとわかった。

当時、社会福祉学専攻の七名の教員は、約一〇〇名の学部学生を教えながら、大学院社会福祉学専攻博士前・後期課程の院生を指導していた。「これは、ひ弱な一階の上に、二階・三階を積み上げているような組織だ」と私は思った。このため、教員人事は、「大学院担当可能」という条件で高齢者に偏り、しかも博士課程なので「博士の学位」所持者として医学博士が一人は必要とされていた。このような状況で、私は就任早々「なるべく早く博士論文を書いてほしい」と大学院担当教授から要望されたが、それに対して、「社会福祉士養成教育の確立、国家試験合格者の増加、社会福祉学科への改組などに全力でとりくみたい」とこたえ、社会福祉学研究・教育体制の整備を推進されてきた山下袈裟男教授から依頼された業務の遂行に微力を尽くした。

社会福祉学科設置計画策定が進み、教員人事計画を立てる段階になって、園田先生を東京大学定年退職後に迎える可能性があるとわかったので、私は大学院博士課程の指導に最適と考え、山下教授と協力し、教員選考会議で激論を読けた後に採用決定することができた。園田先生は、文京区本郷にある東大で学部・大学院・助手時代↓同じ文京区内にあるお茶の水女子大学で専任講師・助教授時代↓再び東大医学部時代と全て文京区内の大学で過ごされたので、すぐ近くの東洋大学に移るのを喜んで承諾された。社会福祉学科発足と同じ時期に、東洋大学白山キャンパス再開発が進んで一六階の研究・教育棟が完成し、文系五学部の教員の三分の二が個人研究室に入ることになった。社会福祉学科は、教員が二名増員されて九名になり、六名が新しい研究室を使用し、残り三名は教養課程がある朝霞キャンパスの個室と白山キャンパスの学部共同研究室の机を使用するという計画をどう立案するかが、初代社会福祉学科主任になった私の課題になった。「クジ引きにしたら」という声もあったが、学科設立準備・教員招聘等の役割を担当していた私は、大学院担当等の職務や生活条件等々を考慮して研究室の配分を決定した。

大学院担当を期待して招聘した園田博士をはじめ、一番ヶ瀬康子博士（日本女子大学から）、古川孝順博士（日本社会事業大学から）、窪田暁子教授（東京都立大学から）、大友信勝教授（日本福祉大学から）、大学のすぐ近くに住み二部学生の指導に熱心な天野マキ教授が、六研究室を使用し、若い佐藤豊道・森田明美両助教授と私が共同研究室の机と朝霞の研究室を使うことにした。文系三博士が大学院を担当するので、従来のように医学博士に依存しなくてもよくなった。教員の年齢構成も、私が三番目の年長者になり、他の学科と同様にバランスがとれてきた。

園田先生が東洋大学に寄与されたこととして、第一にあげられるのは、大学院教育の拡充であろう。それまで大学院教育をリードしていた窪田教授は、「園田先生が論文審査に加わって下さったので、自信を持って判定することができるようになった」と感謝していた。当時は、社会福祉学でも大学院教育が重視されるようになり、修士課程にも博士課程にも入学者が増加し、論文博士の審査申請も増加していた。園田先生の名声を知った韓国からの留学生も増加した。東洋大学では、夜間の「福祉社会システム」修士課程を新設したので、看護師やソーシャルワーカーなど医療・福祉の実践的研究を行う院生が多かった。そのため園田先生の指導を受ける院生が多く、論文審査の時期には、多数の論文をキャリー・バックで運び、大学の近くのホテルに宿泊されていた先生の姿が忘れられない。園田先生は、このような状況では行きとどいた指導ができないからと、一番ヶ瀬教授に主査になって頂き、私がまとめた論文集『福祉社会形成とネットワーキング』（亜紀書房、一九九六年）を博士論文として申請・承認するよう配慮され、協力して院生の指導を行ない大学院教育の経験を積ませて下さった。

第二にあげられるのは、社会福祉学ばかりではなく東洋大学社会学部全体の研究・教育の充実に寄与されたことである。園田先生が東洋大学に勤務されていた当時、大学院時代にクラス・メートだった竹内郁郎・高橋（岡田）直之・広瀬英彦の三先生が学部長などの要職にあり、園田先生も社会学研究所長などに推され、リーダーシップを発揮された。大学院社会学研究科でも社会学専攻と社会福祉学専攻の教員・院生の交流が活発になった。平成六年から三年間、日本社会学会理事に選出されて活躍された。

社会福祉学科設立祝賀パーティで、社会学科に長年勤務されていた名誉教授から、「社会福祉学を学問として成立させるように」とアドバイスされたが、そのような偏見を次第に払拭することができたと思われる。園田先生は初めて日本社会福祉学会大会に参加された時には「お粗末な学会だ」と批判されていたが、すぐに学会の討論に積極的に参加されるようになった。特に、日本地域福祉学会と日本保健福祉学会には結成当初から参加され、理事など指導的役職につかれている。園田先生のコミュニティ研究および保建社会学を基礎とした地域福祉学と保健福祉学は、指導を受けた多くの後継者たちが社会福祉研究のあらゆる分野に適用し発展させており、最も中心的課題である地域保健福祉の推進に役立っている、といえよう。

東大保健社会学教室で指導を受けた多くの修士・博士の方々と同じように、東洋大学と新潟医療福祉大学の社会福祉学研究室で指導を受けた多くの修士・博士の方々は、それぞれの職場で園田先生から受けた指導を思い出しながら、研究・教育・実践活動をされていることと思う。その一端は、本書に寄稿されている論文に示されている。

社会は激変し、保健・医療・福祉も変化し続けているから、弟子は師の業績を超える業績を上げる必要がある。そのためにも、園田先生の着実な調査研究方法、研究・教育への真摯な姿勢と情熱、まわりの人びとへの親切な配慮など、教えられたことを次の世代に伝えてほしい。先輩から受け取ったものを、さらに発展させて、次の世代に渡して行くことによって、歴史が作られて行くのである。

最後につけ加えておきたいのは、園田先生の「仕事と生活」についてである。私が、園田先生の仕事と生活について知ることができるようになったのは、一九七〇年代、先生が東大保健社会学研究室に入られ、先生のおすすめで私が東京都神経科学総合研究所社会学研究室に入ってから、東大保健社会学科の非常勤講師を依頼されたり、保健医療社会学研究会活動を開始し、頻繁に連絡しあう必要が生じたからである。園田先生は、夜十二時前に帰宅されることはほとんど無く、たいてい朝八時前後に電話で連絡しあった。先生は、「夜八時ごろまで会議や学生・院生の指導のために自分の時間がとれないので、その後に自分の研究のために読んだり考えたり書いたりしている」と説明された。先生は過労で睡眠不足が続いていたが、それは東京大学医学部という厳しい研究環境のなかで新しい学問として保健社会学を確立し評価されるよう働いていたためであろう。東洋大学にお迎えした時、「これからはノーマルな生活をして下さい」とお願いしたが、東大に近いため東大院生の論文指導や共同研究など多くの保健社会学関係の仕事を継続され、それに東洋大学社会学部、ひき続き新潟医療福祉大学の新しい仕事が加わったために、「仕事と生活」のバランスがとれず過労状態が続き、寿命を縮められたことを残念にまた申しわけなく思っている。

なお、園田先生と私がともに参加した共同調査研究はたくさんあるが、特に密接に協力しあったのは、園田先生が中心になって実施された平成11～12年度（科学研究費）を中心とする「健康・福祉の課題解決にかかわるコミュニティの役割に関する日米比較研究」である。当時、セントルイスを何度も訪れて、都心部スラムで保健福祉ＮＰＯ活動のマネジメントをしていた須田木綿子さんと共同調査をしたことは、貴重な経験として忘れることができない。調査旅行中はノーマルな規則正しい生活をされており、「園田先生は外国旅行から帰られると、生き生きされている」といわれる理由がわかった。もっとゆとりがある生活をされ、高齢期を楽しんで頂きたかったと残念に思っている。

（元東洋大学教授）

園田先生と新潟医療福祉大学

米林喜男

「私こと　この三月で、一〇年間勤務してまいりました東洋大学を定年で去り、四月より新潟医療福祉大学に移って最後の仕事をさせていただくことになりました。」

この葉書の文面は、園田先生が二〇〇三年（平成十五年）四月に、盟友、山手茂先生のお誘いにより新潟医療福祉大学へ赴任された時の挨拶の一部である。園田先生が文字通り最後の仕事として、新潟医療福祉大学に寄与された業績を三つだけ紹介する。

第一は、二〇〇五年（平成十七年）四月に、創設された大学院の修士課程の進備に加わり、創設後は自ら保健医療福祉政策・計画・運営分野長として、修士課程の院生の論文指導にあたられ、さらに、二〇〇七年（平成十九年）四月の博士後期課程の創設にあたっても参画され、山手茂先生とともに〇合教授として開設初年度から二人の院生の博士論文の指導を開始され、調査研究が軌道にのったところで病に倒れられた。また、大学院のＦＤ委員としても渋谷優子先生とともに活躍された。

第二の業績は、二〇〇六年（平成十八年）四月に、看護学科が新設されたが、この看護学科の実質的な創設計画立案者としての役割を果されたことである。

当時の学長高橋榮明先生は、当初、看護学科の新設計画の立案を当時の桜井副学長に依頼された。桜井副学長は前任校の新潟大学において、三年制の医療短期大学部を四年制の医学部保健学科に改組するにあたって中心的役割を果たされた方である。桜井先生はその経験から教員の適格者が少ないために看護学科創設が難しいことを身をもって経験された経緯もあり、高橋前学長の依頼をご丁重におことわりになったのである。

そこで、高橋学長は、園田先生に白羽の矢を立てられ、園田先生はこの申し出を受け入れられて、日本保健医療社会学会に早くから入会し、長年にわたって看護部会を指導し藤田保健衛生大学に勤務しておられた渋谷優子先生を学科長候補として招聘するよう尽力されたのである。その後、園田先生と渋谷先生のお二人が、二人三脚で看護学科の創設準備にあたられた。

残された看護学科創設時の数々の資料には、園田先生がカリキュラムの各教科を担当する数多くの専任教員の候補者を推薦されていたことが記録されている。

看護学科の新設後、その運営に幾つかの問題が生じた折にも、園田先生は「私にも責任がありますから」とあの温顔を雲らせながら話しておられたのを副学長だった私はいつまでも覚えている。

園田先生が倒れられ、聖マリアンナ医科大学附属病院の集中治療室から三軒茶屋病院に移られた折、高橋前学長が「どうしても園田先生にお礼を言いたいから」と、私に面会の手筈を整えるよう依頼された。そこで平成二一年九月二三日に、奥様とお嬢様に迎えて頂き、高橋前学長、山手茂前社会福祉学部長、それに私の三人が、三軒茶屋病院へお見舞いした。園田先生は意識もなく反応されませんでしたが、きっと高橋前学長の園田先生に対する感謝の気持は届いたに違いない。

第三の業績として紹介しておきたいのは、新潟医療福祉大学社会福祉学部完成記念と新潟医療福祉大学大学院医療福祉学研究科社会福祉学専攻完成記念の意味とを合せて企画し、二〇〇七年（平成十九年）に東信堂より刊行された『保健・医療・福祉の研究・教育・実践』についてである。

本書は、二〇〇七年（平成十九年）三月現在に、新潟医療福祉大学社会福祉学部に所属して、教育・研究に従事している全専任教員によって執筆された論文集である、全体は四部構成になっており、二十一の論文が収録されている。編者は、山手茂、園田恭一、米林喜男の三人になっているが、園田先生は編集の中心となられてこの二十一の論文について、解題をも兼ねて、各論文の紹介ならびに全体の構成の特徴について執筆され、新潟医療福祉大学社会福祉学部と大学院社会福祉学専攻の研究・教育活動の内容が、読者にわかりやすいよう本書をまとめられた。園田先生はこれまでも数多くの専門書を編著者としてまとめてこられたが、本書は園田先生最後の編著書となってしまった。

最後に、私と園田先生とが新潟医療福祉大学社会福祉学部においてご一緒に仕事をする契機について若干言及をしておきたい。

新潟医療福祉大学に園田先生と私をつないでいただいたのは、山手茂先生であった。園田先生から私に、「山手茂先生と話し合った結果、社会福祉学部に二人の教員を補充する必要が生じたので、シニアとジュニアの教員をそれぞれ一名ずつ補充することにした。ついては、シニア教員の候補者になってほしい」という依頼があった。その後、当時社会福祉学部長であった山手茂先生から正式に要請を受けたので、前任校の順天堂大学を定年一年前に辞し、新潟医療福祉大学へ赴任する決心をした。

当初、山手社会福祉学部長の後任として、園田社会福祉学部長が予定されており、私はその補佐役を命じられていた。ところが園田先生の奥様が急に重い病にかかられ、園田先生は奥様のケアに専念されることを決心され、管理職を辞退された。

その結果、急遽ピンチヒッターとして私が、山手茂先生の後塵を拝して赴任と同時に社会福祉学部長をお引き受けすることになったのである。

学部長という重責を五年にわたってなんとか続けられ、その後に副学長というさらに重い責任を果たすことができたのは、高橋前学長、山手前学部長の支援と園田先生のモラルサポートがあったからである。なお、山手、園田、米林の三名は、日本保健医療社会学会の結成に参画し、理事、会長を歴任していたので、奇しくも新潟医療福祉大学で三人が再び一緒になったのは、保健医療社会学によって深められた人間関係という縁によることではなかったかと思う。

（新潟医療福祉大学名誉教授・亀田医療大学看護学部教授）

温顔の人、園田恭一先生

平川幸雄

一・温顔の人

園田さんは温厚な人であった。穏やかな微笑をたたえている温顔の人であった。「莞爾」という言葉が好きだ、とニコニコしながら言ったことがある。園田さんには莞爾という言葉がよく似合う。

園田さんは多忙な人であった。いつも歩きまわっていた。ハンカチを片手に、顔の汗を拭き拭き、歩きまわっていた。お宅に電話をかけると、よくお母さんが電話口に出た。「出かけましたよ。あの人はいつ勉強するんですかね」という答えが返ってきた。

園田さんは酒が入ると、コックリコックリと船をこぐ。話しているあいだでも、浅く眠る。話しかけると、目を覚まして、話の接ぎ穂をつなぐ。

園田さんは成城の人であった。都会の人であった。育ちがよかった。福武直先生のグループが秋田県阿仁合村で農村調査を行ったとき（一九五〇年代）、都会人の園田さんは、秋田の農民が日常的によく使う「玉菜」（たまな）という言葉を知らなかった。玉菜とはキャベツのことである。農村調査に携わる東大の若い社会学者が玉菜を知らないので、秋田の農民は驚いたらしい。「赤っ恥をかいた」と、ご自身が苦笑しながら白状したことがある。

福武先生はよく若い研究者を叱ったらしい。時には怒鳴ったらしい。ご機嫌斜めなときは、玄関払いを食わせたとも聞いている。園田さんだけは別格で、先生に怒鳴られたことがないと仄聞したことがある。福武先生は、温厚で実直な園田さんを信頼していた。

園田さんの父祖は、もともとは熊本の人のようである。熊本の名菓、「園田屋」さんの軟らかい飴（翁飴）の菓子折をいただいたことがある。「親戚の家のお菓子です」という言葉を懐かしく思い出す。私の郷里、秋田県能代市にも「翁飴」の古い店がある。園田屋さんの翁飴が本家筋らしいが、私はあのお菓子をいただいて郷愁に駆られたことがある。

外国でバッタリお会いしたこともある。二〇年以上も前の話である。マドリード大学で国際社会学会が行われた（正確には世界社会学会議、一九九〇年）。学会が終わって、専用バスでマドリードからトレドへ向かう途中、ドン・キホーテの看板の立っているレストランで休憩をとった。ドン・キホーテの看板のうしろから、何と園田さんの巨体が現れた。ビックリした。園田さんとは国際学会の会場で会っていなかったので、あれは本当に奇遇だった。園田さんもトレドへ向かう途中だった。お互いに握手を交わして、それぞれのバスに乗り込んだ。

二　仕事のこと

園田さんとの付き合いが始まったのは、半世紀前のことである。当時、園田さんは東大社会学教室の助手であった。

あの頃の助手は、いわば教室の庶務係、雑用係であった。

社会学教室の雑多な用事を処理するだけではない。日本社会学会の用事もこなさなければならなかった。当時、社会学会の会員は千人に満たない中規模の学会だったが、会員名簿をつくるのは面倒な仕事であった。また会費を徴収しようとしても、なかなか集まらなかった。関東社会学会や日本社会学会のプログラムもつくらねばならなかった。社会学会の理事会や編集委員会の準備もし、招集もした。時には司会までも担当した。社会学会の収支報告書をつくる用事も降りかかってきた。園田さんは、文句一つ言わずに、これらの用事をよくこなした。

中でも、厄介なのは『社会学評論』の原稿依頼と原稿集めだった。

駆け出しの編集者だった私は、園田さんが手書きで書いた名簿やプログラムを印刷所に回し、初校を校正して園田さんに渡していた。

日本社会学会の機関誌『社会学評論』も、園田さんの集めた原稿を私がもらい受け、割付をして印刷所に回し、初校を原稿照合して、返信用封筒を入れて著者校をお願いしていた。著者とのやりとりと刊行までが私の担当であった。園田さんとの『社会学評論』の仕事の分業は楽しかった。著者を知り、研究動向を知る恰好の機会になった。園田さんの計らいで、私は社会学会編集委員会にも出席させていただいた。当時の大先生（樺俊雄先生、笠原正成先生、安田三郎先生が眼前に浮かぶ）と同席する幸運に恵まれた。

某日、掲載するはずの論文が出来上がってこなかった。『評論』の論文欄に穴ができる、困った事態が起こった。福武先生にも話し園田さんとも相談した。その穴を埋めるべく、園田さんご本人が、二週間ぐらいで急遽、論文を仕上げて持ってきてくれた。助かった。救われたと思った。それが、筆圧の強いボールペンで書いた「コミュニティ論」である。地域性と共同性を軸にした明快な論旨で、園田さんの代表作と言えるものであった。

園田さんは、この「コミュニティ論」を土台に『地域社会論』（日本評論社、一九六九年）や『現代コミュニティ論』（東京大学出版会、一九七八年）へと展開し、これを大きく発展させていったことは、人のよく知るところである。

園田さんは、のち保健医療の社会学へと進み、有斐閣から米林喜男さんと共編で出した『保健医療の社会学』（一九八三年）が広く読まれた。園田さんの保健社会学の基礎にあるのはやはり「コミュニティ論」にあったのだ、とつくづく思う。

園田さんには有斐閣の編集企画について、陰に陽にお世話になっている。

代表的なものをあげれば、『社会学の基礎知識』（一九六九年）の原案づくりの際に、園田さんの意見を聞いている。あのとき、園田さんは、福武直・日高六郎両先生の共著『社会学』（光文社、一九五二年）が参考になる、と教えてくれた。質の高い内容を平易明快な文章で述べている、と薦めてくれた。社会学の「基礎」とは何か、の実例を示してくれたのである。

私は一歩進めて、「社会学的な問いとはどういう問いであるか」について、園田さんの考えをじっくりと窺っている。概念の異同を明らかにする。その概念を使って現実の社会を説明する。――この二点に企画の焦点を合わせたのであるが、それは、園田さんとの話し合いの中からヒントを引き出したものである。刊行直後、一部で受験参考書だとの悪評も聞かれたが、いまではそんなことを言う人はいない。ふつうの学生は、何を問えば社会学の問題になるかが分からない。そこを狙ったのであるが、社会学の講義で苦労している人たちから賛同が得られたのは、ありがたいことであった。

『社会調査法』（一九六七年）の企画でも、園田さんには一方ならぬお世話になっている。既存統計調査の利用法などを丹念に執筆している。あの本が出来上がったとき、編者の福武先生は「園田君はよく頑張ったね。よくできている」と感想を洩らしていた。

最も思い出に残るのは、『教養講座社会学 新版』（一九六七年）をつくった時である。巻末に、各章の文献案内をつけた。文献に説明を付けたのがミソである。

園田さんに説明つきの文献案内をつくってほしいと頼んだところ、即座に快諾してくれた。それだけではない。当時、東大社会学の大学院にいた若手研究者（主に宮島喬、田中義久、庄司興吉各氏）を動員して、各章の担当を割り振ってくれた。全体をまとめてみると、見事な読物風の文献案内に仕上がった。若手研究者と私との人的なつながり（社会学の用語で言えば社会関係資本）は、この時からつくられた。

ロングセラーの『教養講座社会学』もベストセラーの『現代社会学入門』（一九六二年）も、日本社会学会の編集である。

初版の原稿料は各執筆者に支払うが、重版以降の印税は日本社会学会に振り込む約束になっていた。この二つの本の印税は、年々、相当な額に上った。財政難に苦しむ日本社会学会の資金源として、この二つの本の印税は、多少なりとも役に立ったはずである。『教養講座社会学』を甦らせ持続させたのは、園田さんのお力添えがあったからである。

これまで述べてきたことは、主に四〇年以上も昔の話である。思い出は尽きない。

（元有斐閣編集部長、元立教大学社会学部・佛教大学人文学部講師）

園田先生との再会と別れ

下田勝司

一．先生との出会いと…

表題に再会と申しましたのは私が有信堂高文社の社長をしていた時期に、ある企画出版で園田先生に初めてお会いしてから約二〇年後に再会したことからです。先生は少し白髪になっていましたがその当時とあまり変りない印象でした。

私は一九八五年に先の会社から独立して東信堂という社会科学を中心とする出版社を東大農学部前に立ち上げました。先の会社では、高校生の時代に鋭く格好良かった言説に印象づけられた北川隆吉先生にお願いして「戦後社会学の総括」を書いていただこうとしたのが出発でした。その後事典を作ろうということにまとまって、北川先生を監修に、編集を佐藤守弘先生、三溝信先生、副田義也先生、園田恭一先生、中野収先生の五人の先生方（北川先生が東大助手の時に、そろって大学院生だった方々）を結集して、大項目の『現代社会学事典』を一年掛けて作りあげていただきました。八四年一月でした。その当時、有斐閣の『社会学辞典』だけしかなく、しかも品切れでした。完成した時は画期的な事典と評価され大変うれしかったことを覚えています。

その完成まで何度かの編集会議を重ね、それぞれの先生方と知り合うことが出来ました。会議が終わると新宿に飲みに出かけたこともありました。園田先生は会議中も飲んでいる途中でも時々眠っていらしたことを思い出します。先生は東大医学部を定年退職され、東洋大社会学部に就かれていました。多分先生は、東大と東洋大の途中の位置に当社があること、そして先の会社に社会学を担当していた人が退職されていたこともあって、きっと小社を想い出してくれたのでしょう。そしてまとまったのが『社会福祉とコミュニティ』（東信堂、二〇〇三年）でした。

私が独立して以後、先生は東大を退職するときまでに保健社会学を体系化し、単著を三冊『保健・医療・福祉と地域社会』（有信堂高文社、一九九一年）、『健康の理論と保健社会学』（東京大学出版会、一九九三年）、『地域福祉とコミュニティ』（有信堂高文社、一九九九年）、そして東大研究室で育ったお弟子さんたちと編集した二冊、『保健社会学Ⅰ』『保健社会学Ⅱ』（共に有信堂高文社、一九九三年）を刊行され、それとともに多くのお弟子さん方が巣立って現在各方面でご活躍されています。

その後小社では、先生が一〇年務められた東洋大学から新潟医療福祉大学に移られたときに、当初「社会福祉の理論と実際」というタイトルで新しい大学での体系的なテキストを作りたいというお申し出に協力することになり、最終的には『保健・医療・福祉の研究・教育・実践』（二〇〇七年刊、東信堂）として刊行されました。新潟医療福祉大学の先生方を総動員した体系書でした。そして翌年の一一月に脳出血で倒れられたことを知りました。全く信じられませんでした。突然ひょっこり現れるのではないかと。しかし永遠の別れとなってしまいました。

先生は、「世界の社会学、日本の社会学」シリーズで、ご執筆予定だった『マッキーバー』の資料をアメリカに出張した時にあつめてきたと、小社にひょっこり立ち寄りうれしそうな笑顔をみせそうおっしゃっていたことを想い出します。いまでは、これは、ご原稿がどれだけ進んでいたか知るよしもありません。

しかし、生前、先生は健康論について単著をまとめたいと言っておられましたが、それが『社会的健康論』（二〇一〇年刊、東信堂）としてお弟子さんたちの手でまとめられました。従来の健康概念や健康観を劇的に変換する時代であることを示された渾身の遺書であります。

先生と出版社との関係では、先生を担当した者が退職などでいなくなると、引き継ぎが難しいように思います。私が現役でいる限り著者の先生方との関係は大事にしたいと改めて思いました。前記の遺著まで先生とお付き合いすることができたことは光栄であり、心の慰めといたしております。

二．もし今先生に再会できたら聞きたかったこと、してほしかったことなど

○戦後から高度経済成長時代はコミュニティ研究が盛んでありましたが、今、少子高齢化社会に至り、経済のマイナス成長時代にあって、コミュニティ研究とは、以前と今では何がどう違うのか通史のようなものをまとめてほしかった。

○日本バブル崩壊後一〇年経ち、二〇〇〇年代へさらに一〇年が経って、日本の経済成長はマイナスです。欧米では二〇〇〇年から二〇〇八年での例えばドイツ（一・七三）、カナダ（一・八二）、イギリス（一・八九）、フランス（一・九二）、イタリア（一・九二）、スペイン（二・四六）、アメリカ（一・四一）、オーストラリア（二・〇

五)、中国(二・七三)、ロシア(四・九七)とGDPが拡大している。しかし日本は〇・九六である。これはなぜか。経済学の領域かと思われるが、社会学的にはどう判断されるか。社会の力が喪失しているとしか思えない。

○少子高齢化を迎えた日本は危機と叫ばれている。しかし、なぜ少子化で悪いのか。高齢者が四〇〇〇万人といわれるが、あと二〇年も経てば現在の高齢者の方々はすべていなくなります。医療費や社会保障費も少なくなります。そうした未来社会に対応出来るプランは誰が作るのか。日本はドイツより人口が四〇〇〇万人ぐらい多いのに、ドイツのGDP比は日本より高い。何か変ではないか。

○これは人から聞いた話ですが、日本の国土三七七九万ヘクタールの四・五%一七〇万ヘクタールに一億二七〇〇万人が住んでいます。先進諸外国と比べるとだんぜん狭い。なぜ住宅地の中に畑や水田が残っているのか。なぜ土地を宅地へと解放しないのか。国土は山林を含め農地と宅地から成り立っているのですが、二〇〇万人しかいない農家が広い農地を所有し、農地の耕作放棄地や農地の転用地などを宅地に変えることで、マッチ箱のような家から解放されるはずです。ところがGHQによる戦後の農地改革が不徹底であり、山林は解放されなかった。山林を持った地主が、人口増から山林を開発して宅地にすることが多かったため、土地成金が発生した。一方、気候変動により最近では雨が大量に降るようになったため土砂災害が発生しやすく、国民の不安は募っているわけです。農地の安全な宅地化がなぜ出来なかったのか、農地解放を規制する土地規制はなぜ変えられなかったのか。一九六八年の新都市計画法を仕切る建設省(国土交通省)と六九年の農振法(農地を振興するための法律)

を通した農林水産省の、土地を巡る両省の土地争いが戦後の日本の農地解放を遅らせ狭小な住宅や危険な傾斜地に住むようになった元凶であると言われます。土地法学会や農村社会学や地域社会学、都市や農地を扱っている学会はどう考えてきたのか。明らかにしてほしいと思います。

○日本も欧米も学問や科学の細分化が著しく、同じような対象を研究している学会が同時に複数存在して毎年研究発表大会が開かれ活動しています。若い研究者はいくつもの学会に所属して時間と費用を使い研究活動が制限されている状況です。一方研究は世界化して日本も広範な世界からの影響を免れることはないと思います。したがって研究の細分化の一方で科学の統合・総合化をセットすべきだろうと思われます。年間に個々の学会を超えた統一テーマを掲げ、合同で研究し解明する活動を始めるべきではないか。またそうでなければ学会の統合化を進めるべきだと思います。それぞれの学会は世界化した問題に対処出来る組織に再編すべきではないか。所属する学会の研究者の方々にお伺いしてみたいことの一つです。自然科学は学会の連携・統合化は進んでいるのに、社会科学関連の学会は遅れているのはなぜか。

○大学には勉強する目的もなく入学してくる学生がおり、一方で大学は定員に満たないために頭数をそろえなければならず、いろいろな方法で学生を呼び込んでいます。一概に言えることではないが、本も読まず、文章を書いたこともないような学生を輩出する高校までの教育がおかしいのでは。これをどう考えるか教育関係学会だけでなく、全学会が取り組み対策を考えねばならないのではないか。第一、大学が多すぎないか、維持する価値があるのか。また勉強しない学生を大学に入れる必要はないのではないか。生徒が大学で勉強出来るようにするためには、高校までどのような勉強をしなければならないか、またどのような人間になることが求められるか、関係者を集めて、何日でも議論すべきではないでしょうか。学会日程が二日から三日位で中途半端に議論していないで、一週間も一ヶ月もかけで熟議すべきではないか。

○社会を変えようとたくさんの主張や運動が過去にあったが、これまで日本は内部から変えることが出来ない民族、国民だったのではないのか。明治維新も諸外国の圧力からだった。戦前も二・二六事件はじめ刷新を呼号する事件があったが、何も変わらないばかりか弾圧されかえって社会は悪化した。戦後も日本はアメリカ占領軍によって改革された。戦後の六〇年代や七〇年代の学生の運動も、結果的には何も変えられなかった。やはり国外の力でしか日本は変えられないのでしょうか。財政的国家破綻と優れた政治指導者の不在、そして国際競争力を失った大企業。利権を保持する勢力で支えられた現行制度では利権を放棄する事態の出現でしか救われないということでしょうか。内部から変革は、もうこの国には出来ないのではという印象が強い。その点ＴＰＰはやはり一つの外圧と考えられる。私達の所属する出版界もアマゾンやグーグルの進出で、書店、取次、出版社の構造が破壊され売上げ激減による壊滅的ダメージを受けています。ＴＰＰは日本の産業に第一次、二次、三次産業に壊滅的な結果をもたらすのかもしれない。この受け入れにより、産業・企業の適応・不適応を生み、日本は劇的に変えさせられるのかもしれない。アメリカへの一元化ということでしょうか。これにどう考え対応するか重大な問題のはずなのに、のんびりした雰囲気が日本を包んでいる。

以上は普段感じている一端をあげただけですが日本の課題は数え切れないほどあります。何が問題で何が重要かを明確に共有する基盤を日常的につくれる場は、どこにあるのでしょうか。普遍的にあるのは教育の場のはずです。本来のあり方に戻すべきではないか。そんな話を園田先生と議論し拝聴したかったのですが、先生はもういません。残念です。

（東信堂社長）

第二部　園田先生の指導と共同研究

社会医学から保健社会学へ
——園田恭一先生の研究系譜

米林喜男

一．はじめに

医学は基礎医学、臨床医学、社会医学の三領域に区分されてきた。日本における社会学と医学の出会いは、これら三つの領域の中でも社会医学とのかかわりがもっとも深かった。

社会医学は、衛生学、公衆衛生学、法医学、医史学、病院管理学等に専門分化されているが、昭和二〇年代から三〇年代までは、日本の社会学は主としてこれらのなかで、公衆衛生学と病院管理学とかかわってきた。すなわち日本における保健医療社会学の潮流には、公衆衛生学とのかかわりで発達をしてきた地域社会学的アプローチと病院管理学とのかかわりで発達をしてきた産業社会学的アプローチの二つが主流であった。昭和四〇年代になると、これらに加えて、水俣病などの公害病やスモン病などの薬原病をはじめとする社会的要因による疾病・障害が多発し、難病・心身障害による患者・障害者の生活問題が社会問題化して、社会学・社会福祉学的アプローチが求められた。これらの三つの潮流のうち、園田恭一先生のご研究の中心は、地域社会研究をふまえた地域保健福祉研究と生活研究をふまえた高齢者・障害者・難治性疾患患者の生活支援研究であった。

二　園田先生の保健社会学と地域社会学

有斐閣の編集部で長年にわたって社会学を担当された平川幸雄氏の回想では、園田先生は、東京大学文学部社会学研究室の助手時代に、日本社会学会の機関誌『社会学評論』の編集業務を担当しておられた当時のことが忘れられないという。ある号に掲載すべき論文が集まらなかったため、急遽、園田先生がロバート・マッキーバーの「コミュニティ」論を下敷として「地域社会と共同社会」という論文（『社会学評論』五六号　有斐閣、一九六四年）を書きあげ、論文の穴埋めをされた。

マッキーバーが主著『コミュニティ』を発表したのが約九五年前の一九一七年であるが、園田先生は今から約五〇年前にこのマッキーバーの考えをふまえながら、「園田コミュニティ論」を初めて展開されている。この時以来、地域性と共同性を軸とした園田コミュニティ論は、保健・医療・福祉領域の研究に大きな影響を与えつづけていることは周知のとおりである。

なお、園田先生は一九六八年にお茶の水女子大学から東京大学医学部保健社会学教室に移られ地域保健を中心に保健社会学の研究・教育に専念された。そして一九八三年に東京大学から保健学博士の学位を授与されているが、論文のテーマは「保健・医療におけるCommunityの問題―アメリカおよびイギリスを中心として」で、文字通り保健・医療領域におけるコミュニティ研究の重要性を自ら実証され多くの人々に示唆を与えている。

また、先生は東信堂の下田勝司社長に依頼されてここ数年マッキーバーに関する著作の構想を練っておられたが、緊急度が高い業務に多忙だったため、残念なことに執筆はかなわなかった。

また、先生は都市の環境全体を健康なものにしていこうというＷＨＯの健康都市構想（Healthy Cities Project）にも強い関心を寄せておられ「健康観の転換と健康都市づくり」という論文を発表されている（高野健人・古川文隆編、『保健都市政策の展開』ぎょうせい、一九九三年）。さらに、「健康都市づくりの意義と課題」という論文を『都市問題』（第八九巻第二号、一九九八年）に寄稿されている。今や地球規模で急速に進む都市化という現象が人々の健康にとっていかなる影響をもたらすのか、都市化した後の地域がいかなる町づくりをすれば人々の健康を保持できるのかといった課題は、地域社会学はもとより保健社会学にとっても重要な課題となっている。

このような課題について園田先生はいち早く注目され、日本保健医療社会学研究会が主催して、千葉県の浦安市で開催した第二回保健医療社会学アジア地域会議（一九八六年）で、「都市化と保健システム」と題する基調講演をされている。この講演で、園田先生は都市化による保健医療問題を解決するための社会的戦略はいかにあるべきかについて提案された。

かつての地域社会学は地域を農村と都市という二つの地域に区分してきたが、その後都市化の進展によって農村と都市とは密接に関連しあいながらともに変化していることが明らかになり、多くの地域社会学者によってさまざまな地域社会のモデルが提案されてきた。

都市化という現象は、その後の多くの地域の諸問題に少なからず影響を及ぼしていることは確かな事実である。ＷＨＯが開設した〝ＷＨＯ神戸センター〟の主要な課題が「都市と健康」であることをみても、都市における健康問題が、地球規模で重要な課題となりつつあることをうかがい知ることができる。

三．園田保健社会学と社会調査

園田先生は福武直先生の高弟として福武先生と一緒に多くの農村調査に従事し社会調査の腕を磨かれた。その腕を活かして、園田先生は保健医療福祉分野でも数多くの調査研究を主導された。園田先生の社会調査法の源は、基礎集団であった日本農村の調査技法に求めることができる。

園田先生は農村に関する論文を若い頃から数多く発表されているが、もっとも早い時期の論文は「農地改革と村落構造」（『社会学評論』第四一号、有斐閣、一九六〇年）であり、引き続き「農民の社会意識」（『社会学評論』第四三・四四合併号、有斐閣、一九六一年）、「農協と農村構造」（綿貫譲治他編『農業協同組合と村落』時潮社、一九六四年）、「村落社会の構造の変化」（社会保障研究所編『戦後の社会保障・本論』至誠堂、一九六八年）、「農村社会の変貌」（『保健の科学』八月号　古林書院　一九六八年）、「農民意識と農民組織」（余田博通・松原治郎編『農村社会学』川島書店、一九六八年）などの論文を一九六〇年代に次々と発表しておられる。そして一九六九年には、始めての単著『地域社会論』を日本評論社から刊行している。

社会調査そのものに関わる論文としては、「既存統計資料の利用法」（福武直、松原治郎編『社会調査法』有斐閣　一九六七年）、「社会学における調査研究」（『看護研究』第三巻、第四号、医学書院、一九七〇年）。そして保健・医療分野の新しい調査研究方法については「保健・医療・看護と社会調査」（東京大学医学部保健社会学教室編『保健・医療・看護調査ハンドブック』東京大学出版会、一九九二年）を発表されている。

なお日本では社会調査法に関する研究報告は、社会調査の普及・定着にくらべれば非常に少なかった。最近では、専門社会調査士の資格が設けられ、社会福祉士の国家試験にも社会調査が独立した科目として導入されるなど、社会調査をとりまく環境は急速に変化しつつあるが、園田先生はこうした社会調査の重要性を実証する先駆的な著作を多数発表している。

四．園田先生と保健社会学

日本保健医療社会学会の前身である保健・医療社会学研究会が発足したのは、三九年前の一九七四年（昭和四九年）であった。第一回の研究会は同年一月三〇日に東京・お茶の水の中央大学会館で開催された。報告者は園田先生で、テーマは「保健・医療社会学の構想」だった。同年三月には、東京大学出版会から福武直監修の『社会学講座』第十五巻として三浦文夫編『社会福祉論』が刊行された。この第五章で、園田先生は五七頁にわたる「保健社会学の構想」を執筆している。

この論文の中で、先生はアメリカの医療社会学者ロバート・ストラウス（R. Straus）が区分した「医療の中の社会学」（sociology in medicine）と「医療の社会学」（sociology of medicine）という二つのアプローチをいち早く紹介している。また、一九九三年二月に有斐閣から刊行された『新社会学辞典』の中でも、「医療社会学」の項を担当して、ストラウスが区分した二つのアプローチを説明している。さらに、保健や医療に関する研究は、プロバイダー（保健医療の提供者側）の視点とともに、コンシューマ（保健医療の需要者側）の視点からのアプローチの重要性を強調し、自らもこうした視点に立った研究を数多く進められた。

園田先生は、医学部に所属する保健社会学者の立場から疾病の発生にかかわる社会的・文化的要因の究明や一般の人々や患者の保健行動の変容にかかわる要因を究明するために、社会科学者が医師や医療関係者に協力して研究にあたるアプローチと、社会科学者が自らの理論仮説を検証するために、保健や医療のフィールドを利用するアプローチとの二つのアプローチをさらに発展させ、これら二つのアプローチの共存と二つのアプローチが相乗効果を発揮することをめざして、さまざまなテーマの調査研究に主体的に取り組まれ多くの業績をあげられたのである。

五．園田先生と社会福祉

一九八〇年（昭和五五年）八月に、垣内出版から、日本保健・医療社会学研究会編『保健医療と福祉の統合をめざして一九八〇』が刊行された。この論文集の中で、園田先生は、第一部の保健・医療・福祉の統合化の基本的課題として、十六頁にわたる「保健・医療と福祉の社会学」を執筆している。この論文のなかで、先生は、イギリスのハリス（Harris）の障害に関する三つの側面（インペアメント・ディスアビリティ・ハンディキャップ）をいち早く紹介して、障害対策が医学モデルから社会モデルに移向し始めたことに言及されるとともに、社会福祉やリハビリテーションの領域においても、社会学が新しい角度からより大きな貢献ができることを示唆している。その後先生は、健康や病気の異なる理解や対応をめぐって、「疾病モデル」「医学モデル」と「生活モデル」「社会モデル」の対比（たとえば『ナースアイ』第一七巻第二号「看護社会学の窓」①）を、多くの論文や著作で示している。

なお、先生は、早くから地域保健にも地域福祉にもともに重要な方法であるコミュニティ・オーガニゼーションに関する研究成果を発表している（「コミュニティ・オーガニゼーションの再検討」福武直、青井和夫編『集団と社会心理』中央公論社　一九七二年）。

さらに、先生は、在日韓国人・朝鮮人や、中国からの帰国子女、ブラジルにおける日系人の健康問題にも大きな関心を寄せ調査研究を行っている。また、社会福祉の新たな展開と市町村の役割、地域の新しい保健・福祉の目標と評価基準、綜合的な保健・医療・福祉サービスの必要性等についても、折にふれ講義や演習で言及されるとともに、保健や医療や福祉の課題の解明や解析に有効と考えられる社会学の方法や概念や理論の検討も絶えず続けるなど、文字通り、保健・医療・福祉社会学の構築に心血を注いでこられたのである。

六．おわりに

園田先生は、社会学・社会福祉学と医学の両方がかかわる学際的な新しい学問分野である保健医療社会学における研究と教育に多大な貢献をした日本を代表する学者であり研究・教育のリーダーであった。なかでも、疾病を治療するという観点ではなく健康を擁護するという観点からアプローチする、保健社会学の理論・概念・方法を提案し普及した。さらに保健・医療・福祉とコミュニティとの関連についての理論の展開と普及に、国内外で主導的な役割を果したのである。晩年に先生がとくに強調していたのは、健康問題を個人の責任に帰するのではなく、コミュニティや社会全体の取り組みによって健康を維持・増進し、疾病を予防するという視点が大切であるという主張であったことは、今なお強烈な印象として残っている。

最後に、園田先生と私の主な共同研究や共同作業のリストを掲載してまとめに変える。

（新潟医療福祉大学名誉教授・亀田医療大学看護学部教授）

『保健医療社会学の成果と課題一九七七』垣内出版ＫＫ
『保健医療社会学の展開一九七八』垣内出版ＫＫ
『保健医療の組織と行動一九七九』垣内出版ＫＫ
『保健医療と福祉の統合をめざして一九八〇』垣内出版ＫＫ
『Proceedings of the First Asian Seminar on Health and Medical Sociology " Community Health Care: Its Problems and Solution—the Strategy of Primary Health Care 一九八〇』日本保健医療社会学研究会
『プライマリ・ヘルス・ケアの社会的戦略—地域社会における保健・医療問題とその解決一九八二』垣内出版ＫＫ
『プライマリ・ヘルス・ケアの戦略一九八二』垣内出版ＫＫ
『保健医療の社会学』一九八三　有斐閣
『救急業務総合実態調査研究委員会報告書』一九八四　財団法人消防科学総合センター
『諸外国における健康つくりに関する調査研究』一九八四　社団法人国際厚生事業団
『諸外国における健康つくりに関する調査研究』一九八五　社団法人国際厚生事業団
『地域歯科保健活動』一九八五　学建書院
『アメリカ医学校（部）における行動科学教育に関する調査研究』一九八七　医学教育振興財団
『Proceedings of the Second Asian Conference on Health and Medical Sociology " Organization and Health Systems』一九八
七　日本保健医療社会学研究会
『都市住民の健康診査受診行動に関する基礎調査』一九八七　東京都衛生局公衆衛生部
『都市化と寿命の関係に関する研究—東京都と大阪府の比較を中心に—』一九八八　財団法人地域社会研究所
『保健医療社会学の潮流　一九八八』垣内出版ＫＫ
『医学教育における行動科学の研究』一九八九　東京医学
『高齢者に対する歯の咀嚼機能回復モデル事業に関する調査報告書』一九九一　財団法人日本口腔保健協会
『東アジア・メガロポリス化の理論と実態』一九九五　財団法人国際東アジア研究センター

『歯・口腔の保健と医療―国際協力研究をめざして』一九五五　財団法人口腔保健協会
『日本社会論の再検討』一九九五　未来社
『高齢者歯科保健医療実態調査研究』一九九七　財団法人ユニベール財団
『アジア地域におけるメガシティの理論と展開―香港研究』一九九七　財団法人国際東アジア研究センター
『A Second International Collaborative Study, Comparing Oral Health Care System』一九九七　WHO / UNIVERSITY OF CHICAGO
『保健・医療・福祉の研究・教育・実践』二〇〇七　東信堂
『地域を基盤とした高齢者医療福祉サービスの統合のあり方に関する研究』二〇〇八　財団法人地域社会研究所

（なお、本小論は、第三十六回日本保健医療社会学会大会（平成二十二年五月、山口県立大学）で開催された園田先生の追悼特別シンポジウムで口演した内容に加筆修正を加えたものである）

患者・障害者の生活実態の解明から生活主体の形成に関する研究

――スモン患者調査から社会福祉学への示唆

小澤　温

一．はじめに――保健社会学教室で学んだこと

東京大学保健社会学教室には、博士前期課程および博士後期課程あわせて五年間（一九八四～八九年）在籍した。この間、園田先生が研究課題を強く指示することはなかったが、関わることを勧められた研究課題は、厚生省（当時）スモン研究班における「薬害被害者への〝恒久対策〟と〝被害者救済〟に関する調査研究」（以下、スモン研究とする）だった。この研究に関わることによって、その後のわたしの社会福祉学における調査研究の基礎が築かれたといっても過言ではないぐらい大きな影響を受けた。

当時のスモン研究班では、医学的な治療法の研究、疫学的な患者集団の研究が主流であり、保健社会学研究をどのように進めてよいのか見当もつかなかった。そのため、被害者団体の関係者の話を聞くことから始めた。その結果、被害者が真に望んでいたことは、「生活再建」への直接的、間接的な支援であることが見えてきた。また、被害者に対するスティグマの払拭と社会への働きかけという当事者としての「主体形成」の思いが強いことを理解することができた。このことをふまえて、具体的な調査として、被害者の生活ニーズに関する量的な調査、生活再建のヒスト

リーの質的な調査、被害者団体の社会運動としての側面の評価、に関する調査研究を行った。これらの一連の研究の中では、今、考えてみると、方法的にも内容的にも稚拙ではあったが、生活再建のヒストリーの質的な調査と被害者団体の社会運動としての評価に関する研究は、これまでの医学・疫学研究にはほとんどみられなかった保健社会学ならではの研究課題ではないかと思っている。

スモン研究以外の研究課題では、「保健と福祉のコミュニティづくりに関する研究」（科研費補助金研究：研究代表者、園田恭一）への関わりによって、社会福祉学の研究者としての方向性が定まってきたと思う。この研究課題では、園田先生も設立に関わった財団法人・川崎ボランティアセンターに、当時、保管されていた川崎市における地域づくりに関わる市民運動の資料により、市民運動の時代的な変遷の整理を行った。さらに、当時、障害者福祉領域で急激に増加していた小規模作業所の現状に関して、障害者作業所設立運動の分析を行い、地域づくり運動と当事者運動の架け橋としての小規模作業所の意義について考察した。これらの調査研究の中で、「生活者」、「エンパワメント」、「ネットワーキング」、「まちづくり」といったキーワードを学び、わたしにとって社会福祉学研究の基礎が固まったと思う。大学院時代に、園田先生によって勧められた研究課題は、いずれも、その後のわたしの社会福祉学研究にとってかけがえのない財産になっている。

二．スモン患者の生活実態の解明に関する研究

スモン患者の実態に関する研究の歩みは、一九七〇年に始まり、その後、二〇年以上にわたる保健社会学研究の歴史をもっている。その間の保健社会学研究者による研究テーマは、①スモン患者の実態把握とそれに基づく対策のあ

り方、②未提訴患者調査、③行政によるスモン病および難病対策への批判的検討、④スモン患者救済に対する患者会および医療・福祉専門職の役割の解明、⑤スモン患者の地域ケアのあり方、の五点にまとめられる（片平　一九九三：三九）。このうち筆者は、④、⑤の研究テーマに関わった。

④スモン患者救済に対する患者会および医療・福祉専門職の役割の解明では、全国的な規模で活動しているスモン患者会に焦点をあて、患者会のグループ交流活動、スモン・難病対策情報の提供活動、国・自治体に対しての必要な施策の要望活動が、患者にとって有用であり、大きな精神的な支えになっていることを、関係者への聞き取りと資料から把握した（小澤　一九八五：三二二-三二七）。この研究は、社会福祉分野におけるセルフヘルプグループ研究にも通じる知見をもたらした点で意義深かった。また、医療・福祉専門職の果たしている役割に関する研究では、スモン患者会の事務局に所属しているソーシャルワーカーに対して聞き取りを行い、患者会活動を支えるソーシャルワークの重要性を、個別相談（ケースワーク）の視点だけでなく、グループワークの視点の重要性に関して明らかにした（手島　一九八六：五七七-五八七）。

⑤スモン患者の地域ケアのあり方では、スモン患者会に所属している一〇九名の患者のケース記録を、基本的属性（性別、年齢、身体機能、家族構成など）、福祉サービスの利用、人間関係、医療機関との関係といった項目を中心に、生活の現状と変化過程に関して整理を行った。さらに、発症により人間関係が悪化し、それを克服していった事例（一一名）を抽出し、面接調査を行った。この研究から、ＡＤＬ自立度の低下、単身者の増加、家族の高齢化による介護負担の増加、などの課題がみられた。この問題への対応として、在宅介護サービス（スモンなどの神経筋難病への介護サービス）の充実、（スモンなどの神経筋難病に対応できる）高齢者施設の整備、地域における患者会の活性化に

よる孤立の防止の三点を指摘した（小澤　一九九一：一六三―一六七）。この研究によって得られた知見は、その後難病患者の地域ケアに必要な中間施設のあり方に関する研究に展開し、神経筋難病に対する医療・福祉複合施設の必要性に関する提言に発展していった（小澤　一九九一：八六―九〇）。

これらの一連のスモン患者研究で重視してきた、生活構造、生活再建、セルフヘルプグループによる患者のエンパワメント、医療・福祉の複合支援による地域ケアといった概念は、園田先生による保健社会学で重視してきた概念と社会福祉学で重視してきた概念の重なり合う部分でもあり、保健社会学の分析視点が、社会福祉学にも十分有益で応用できることを示している。

三．社会福祉学における園田先生

園田先生が東京大学を定年退職し、東洋大学で社会福祉学の学生・大学院生の指導を担当した時期は、保健社会学研究から社会福祉学研究に重点を移行する点で苦労をされたのではないかと思われる。社会福祉学研究において、園田先生が重視をしていたキーワードは、東洋大学で指導した大学院生の研究テーマをまとめた『社会福祉とコミュニティ―共生・共同・ネットワーク』（園田　二〇〇三）から示唆を得ることができる。

本書にあるキーワードとしては、「新しいコミュニティ」「NPO」「共生」「福祉コミュニティ」「市民福祉事業」「サポートネットワーク」「自立と共生」「住民参加」などを挙げることができる。これらのキーワードを社会福祉学の概念に置き換えて、整理すると、以下のような三つにまとめることができる。

①私的領域と公的領域との中間的なセクター：「新しいコミュニティ」「NPO」

②社会福祉サービスを媒介としたコミュニティづくり：「福祉コミュニティ」「市民福祉事業」

③自立および主体形成への支援：「サポートネットワーク」「自立と共生」「住民参加」

このように整理をしてみると、東洋大学における多様な研究課題も園田先生のもともとの専門であった「コミュニティ論」に帰着することができると思われる。このことを通して保健社会学においても、社会福祉学においても、園田先生の扱った研究課題は多岐にわたるが、やはり原点は、「コミュニティ論」にあることを改めて気づかされた。

次に、園田先生の最後の著作となった『社会的健康論』（園田　二〇一〇）をもとに、社会福祉学への示唆を考えてみたい。

この著書で、園田先生は、健康の各次元と状態に関する概念と、健康の見方（疾病モデル、医学モデル、生活モデル、社会モデル）に関する整理を行っている。ここでは、園田先生の整理に対応する社会福祉領域における視点を加えることを試みた。健康の各次元と状態に関しては、望ましい状態を実現するための社会福祉実践の視点を加えた（**図1**）。身体および精神の健康状況に関しては、特に、加える視点はないが、社会的な健康状況に関しては、「ソーシャルサポート」「セルフヘルプ」「エンパワメント」、「ソーシャルキャピタル」、文化的な健康状況に関しては、「政策参加」「市民運動」「新しいコミュニティ」という視点を社会福祉学の中からあげることができる。健康の見方に関しては、「疾病モデル」「医学モデル」と「生活モデル」「社会モデル」の対比に、「生活モデル」「社会モデル」に関連する社会福祉学の視座を加えてみた（**図2**）。この中では、園田先生の指摘には、社会福祉学においても、近年、重視されてきているストレングスモデルや国際生活機能分類（ＩＣＦ）の考え方に通じる内容の多いことが理解できる。このことから園田先生の考えていた「生活モデル」「社会モデル」の概念が、社会福祉学においても十分意義深い考

図１　健康の各次元と状態に関する概念と社会福祉実践の視点

次元	判断基準	社会福祉実践の視点
身体	症状・異常の有無、程度 働き、機能、体力、気力 パワー、エネルギー、自立度	—
精神	認知、記憶、判断能力、自律度	—
社会 （人間関係・生活関係）	適応、バランス、絆、結びつき ネットワーク、コントロール力	ソーシャルサポート セルフヘルプ エンパワメント ソーシャルキャピタル
文化 （価値、実存）	自己実現、QOL、満足度 充実度、達成感	政策参加 市民運動 新しいコミュニティ

注：健康の各次元と状態に関する概念図（園田恭一『社会的健康論』14頁、図Ⅰ－１）をもとに、社会福祉実践の視点、を加えた。

図２　「疾病モデル」「医学モデル」と「生活モデル」、「社会モデル」の対比と社会福祉学の視座

疾病モデル 医学モデル	生活モデル 社会モデル	社会福祉学の視座
異常、症状、疾病 病理など悪い状態や病んでいる状態に着目しそのマイナス面やネガティブ面の除去や軽減を目指す	正常、生理、順機能 活力、エネルギーなど良い状態に着目しプラス面やポジティブ面の維持や強化を目指す	ストレングスモデル
身体の異常、症状、病気の着目部分（部位、臓器、器官、分子、遺伝子）に着目する	生命体や生活体などの心身の全体や身体と精神や社会との相互関係に着目する	国際生活機能分類（ICF） エコロジカル・アプローチ
細菌、ウイルス、有害物質、環境など生物的、物理化学的な特定要因の解明を目指す	意識、主観、価値観、生活水準や環境、行動、生活様式、など精神的、社会的、文化的、経済的な複合要因に着目する	ICF エコロジカル・ アプローチ
明確な証拠や客観的に実証が可能な事象を重視する	社会調査や統計データや文献資料などを用いて、実証的かつ論理的に妥当と考えられる事象や関係の説明や解釈を行う	社会福祉調査
高度医療技術や情報社会化の進展に期待する	日常的な生活関係や場面の役割や力などを重視する	エンパワメント 生活者

注：「疾病モデル」「医学モデル」と「生活モデル」、「社会モデル」の対比（園田恭一『社会的健康論』24頁、表Ⅱ－１）をもとに、社会福祉学の視座、を加えた。

え方であることを理解することができる。

四．おわりに

本稿では、スモン患者調査で経験したことから始まり、社会福祉学研究者の立場で園田先生から学んだことを中心に書いてきた。わたしにとって最大の学びは、園田先生の研究姿勢には一貫して、コンシューマーオリエンテッド（消費者中心あるいは当事者中心）の考えが色濃く存在していることである。おそらく、この背景には、園田先生が社会学の立場から医学界に関わったことによって、医学の世界がいかにプロバイダーオリエンテッド（提供者中心）の考えに染まっているのかを身をもって体験したからではないかと思う。今日の保健・医療・福祉では、理念的には、「患者中心」の医療、「利用者中心」のサービスという考えが強調されており、その点で、園田先生の研究姿勢は非常に先駆的であったと思う。

（筑波大学教授）

文献

小澤温他、一九八五、「スモン被害者の救済における患者会の役割」『厚生省特定疾患スモン調査研究班研究業績集・昭和五九年度』三二一－三二七
小澤温、一九九一、「スモン患者の生活変化とその対応に関する研究―人間関係について」『社会福祉研究』五〇、一六三－一六七
小澤温、一九九一、「難病患者の地域ケアと中間施設」『社会医学研究』一〇、八六－九〇

片平洌彦、一九九三、「スモン被害者の救済と薬害予防の課題」園田恭一・山崎喜比古・杉田聡編『保健社会学Ⅰ　生活・労働・環境問題』有信堂高文社、三七－五二
園田恭一編、二〇〇三、『社会福祉とコミュニティ―共生・共同・ネットワーク』東信堂
園田恭一、二〇一〇、『社会的健康論』東信堂
手島陸久、一九八六、「スモン患者会におけるソーシャルワーカーの役割」『厚生省特定疾患スモン調査研究班研究業績集・昭和六〇年度』五七七－五八一

トランスナショナルな移住と多文化共生コミュニティの形成

朝倉美江

一．はじめに

グローバル化のなかで移民問題は私たちの身近な問題になりつつある。わが国では、一九八〇年代後半からニューカマーと言われる移民が増加し、日本の外国人登録者数は、二〇七万八千五〇八人（二〇一一年末現在）にまで達し、総人口の一・六三％を占めている。「外国人労働者」数は六八万六千二四六人（二〇一一年一〇月現在）である。移民や移住労働者は今や私たちの産業や生活を支える重要な担い手となっている。とはいえ、わが国では未だ「移民」という位置付けは明確に示されていない。近年ニューカマーの定住化に伴って外国人集住都市では「外国人」を「外国籍市民」と位置付ける傾向にあるが、わが国では、入国時点で永住を前提として受け入れる「移民」は存在しない（鈴木、二〇〇五：二七―二八）と言われている。しかし広義の移民とは、生まれた国以外の国に住んでいる人を指すと言われ、「結果としての移民」は受け入れている。

そのような日本の移民の状況について、移住者の権利に関する特別報告者ホルヘ・ブスタマンテは「日本は二〇年前から移住労働者を受け入れているのに、依然として移住者の入国と滞在を管理する以上の包括的な移民政策をとっておらず、移住者への差別を根絶するための政策も、移住者を日本社会へ効果的に統合するための長期的なプログラムも欠如していると憂慮する」[1]と報告している。このような報告は、移民が私たちの社会で、労働者として適正な労働環境のもとにおかれていないこと、さらに対等な市民として位置付けられていないことを示している。

また、移民政策には、入管政策と統合（多文化）政策があるが、永住型の入国政策を含むと否にかかわらず、政策の対象を「排外主義的な意味をもちやすい『外国人』から、包摂の意味をもつ『移民』へと政策用語を転換させること自体が—略—多文化共生社会を実現するための一里塚」（近藤二〇〇九：二七）であるという考え方から、本稿では「外国人」を「移民」と位置付けて論じていく。

私たちは、移民のなかでもわが国の労働力不足を背景に一九八〇年代後半から急増した日系ブラジル人に焦点をあて、移民の生活と支援の実態を明らかにするために二〇〇八年と二〇一一年に岐阜県内の移民集住地域において移民の生活実態調査を実施した。[2]さらに二〇〇八年秋の世界金融恐慌の影響を最も受けたとされる日系ブラジル人のなかで、ブラジルに帰国した人たちへの実態調査[3]をサンパウロで行った。それらの調査結果に基づき移民の生活問題の特徴とその解決のために求められる支援と新しい共同社会（園田一九九九：七七）である多文化共生コミュニティの形成について論じたい。

二．トランスナショナルな移住と日系ブラジル人

一　トランスナショナルな移住と家族

グローバル化のなかで展開している移民時代の典型的な特徴は、①国際移民による国家主権、とりわけ国境を越

える人の移動を規制する国家の能力への挑戦と、②「トランスナショナリズム（transnationalism）」の展開（Stephen Castles & Mark J.Miller 2009=2011）である。前者については、主権在民という国民国家の形成や福祉国家という枠組みを問い直すという意味があり、後者については、移住が増大すると多くの人が二つ以上の国・社会で生活を営むことになり、そのことはそれぞれの国の中だけではなく、国際的にも影響を与え、具体的に社会的、経済的にとどまらず政治的にも大きな影響を与えるようになる。

トランスナショナルな移住という国境を越えた移動は、個人が、家族やその生活の場である地域社会、さらにはグローバル化のなかで多様な要因の影響を受けながら行われている。そして送出国と受入国にまたがる家族を生み出すことになる。今日増加しつつあるトランスナショナルな移住は、移民自身の生活に大きな影響を与えるだけではなく、残された家族、新しく形成される家族、さらに次世代にもわたって大きな影響を与えるという特徴をもっている。したがって、移住によって不安定化する家族を安定化させるための方法が求められる。そのようなトランスナショナルな移住のプロセスで求められる方法として「家族戦略（family strategy, household strategy）」がある。

「家族戦略」とは、歴史学、人類学、社会学などにおける家族研究で採用されつつある概念である。田渕六郎は「家族戦略」概念の先行研究を分析したうえで、社会理論のうえで「家族戦略」概念を採用することは「構造主義的な説明様式に典型的に見られるような、個人の判断過程を捨象した分析に対して、戦略分析は、様々な現象が、諸個人の行う意味判断作用や、諸行為過程に媒介される側面を強調することで、構造概念のもつ静態的側面を批判的に照射するものであると言える」（田渕一九九九）と指摘している。

つまり家族戦略とは、家族が社会経済の影響を受けて受動的に存在するというものではなく、影響を受けながらも、家族が「環境に対して能動的・合理的に対応する側面を考察しようとする理論的意図をもつ」ものであると位置付け、家族を小集団としてミクロな側面を重視するのでも、社会環境に影響される家族というマクロな側面を重視するのでもなく、社会環境とともに家族の積極的・主体的な側面を明確に位置付けるという研究方法である。

ウラノ・エジソンとヤマモト・ルーシーは、トランスナショナルな社会における移住の行動を理解する方法として「家族戦略（household strategy）」を使用している。ウラノたちは、「家族戦略とは、移民の態度の発展である」（Urano & Yamamoto 2008）と言う。戦略とは一般的には長期の視点によって合理的に予測できるものとされているが、ここでの戦略は、家族がある目的を達成するために社会・経済状況の変化に対処し、自らのよりよい人生を選択するための主体的な選択・行動として現れるものであり、先述のとおり家族の積極性・能動性を評価するものである。

戦略の具体的な内容は、例えば、ある移民家族は自分たち家族の目標のために、家族のメンバーが一人で移住することを選択する。その際、受入国のビザを得やすいメンバーが選ばれる。また個人か全家族での移住かは収入によって変化する、というように家族メンバー全員の幸せが、どのような方法をとることによって、もっとも有効に効率的に実現するのかを判断し、実行していくのである。

ウラノたちは、「移住とはすなわち、社会的なことに基づいたプロセスのなかで、個人や労働市場の間を媒介として動く『家族』に現れるのである」（Urano & Yamamoto 2008）と指摘している。つまり移住は、移住した個人で完結する問題ではなく、その個人が所属する家族メンバー全員に影響する選択だということである。

ウラノたちは、日系ブラジル人の移住について「家族戦略」の概念をもちいて、その移住プロセスを、家族構成、ライフサイクル、移住目的、性別、仕事の機会、ビザの取得可能性を主な項目としたインタビュー調査によって明らかにしている。その結果によると、①家族メンバーは彼らの経済、身体、社会的な力によって構成され、その決定は社会経済の変化に対応して行われる。②家族戦略は状況によって、個人で、あるいは家族で実行され、その行為によって彼らの気持ちは変化する。③移住のプロセスには限界や困難があるが、家族戦略を通して乗り越えられる（Urano & Yamamoto 2008）。

移住システムは、歴史的背景、グローバルな経済のダイナミズムとともに、仲介システムの構築や家族のつながりのダイナミックな関係のなかで展開している。さらに移民は受入国の周辺労働市場に受け入れられるが、その結果としての移民を生活の場である地域社会が受け入れていないことにウラノは大きな警鐘を鳴らしている。

二　トランスナショナルな移住と日系ブラジル人

一九八〇年代後半から就労目的で来日する移民が増加し、そのような状況を背景に「第六次雇用対策基本計画」（一九八八年）では、「外国人労働者」が「専門的・技術的労働者」と「単純労働者」に分けられ、前者は可能な限り受入れ、後者は慎重に対応するという方針が示された。その方針に沿って一九八九年に「出入国管理及び難民認定法」（以下「入管法」）が改正され、日系人には「定住者」ビザが発給されることになった。「定住者」は身分・地位に基づく在留資格であり、就労制限がなく、「単純労働」も可能である。「永住者」や「日本人の配偶者」等と同じ条件が「日系人」にだけは特別に認められたのである。この方針については「日本政府の立場は、各人の決断の問題であるとして、これらの者たちの入国あるいは出国を助成もしなければ制限もしない、というものであった」（二宮二〇一〇）と言われており、「外国人労働者」を受け入れるための支援政策もないまま、ブラジルなどから工場に直行して働くという状況がつくられた。

そのような状況下での日系ブラジル人の日本への移住は、日伯のデカセギ斡旋組織のネットワークの確立によって増大してきたことに特徴がある。斡旋組織が渡航費用を融資し、その借金を抱えて日本に移住し、その後は、日本での職場、住居、日本での様々な手続き、工場のトラブル等は派遣業者が対応するという「市場媒介型」の移住システム（樋口二〇〇五：一六〇－一六一）であった。

つまり、それ以前に入国が認められた中国帰国者やベトナム等の難民に対しては、定住促進センターが設置され、定住化に向けての最低限の支援システムが整備されていた。しかし日系ブラジル人には、そのような受け入れ機関・システムはつくられなかった。支援システムがないなかで日系ブラジル人等の外国人集住地域で、多様で深刻な問題が顕在化してきた。

日系ブラジル人等移民が抱えさせられた問題は、移住労働者が受けている差別など人権侵害の問題とともに、一九九五年に日本経営者団体連盟の『新時代の「日本的経営」』の報告書で示された「雇用の柔軟化」や一九九六年の労働者派遣法の改正、一九九九年の労働者派遣原則自由化、二〇〇四年には製造業への派遣も可能にされるなどによって非正規雇用が拡大し、雇用の不安定化が深刻化するという日本人にも共通する課題であるとともに移住労働者が最も深刻な影響を受けている問題でもある。また、不安定な就労状態による「不安定定住」（朝倉二〇〇九）を余儀なくされた移民が、コミュニティのなかで「ゴミ問題や騒音問題」の加害者として排除される問題としても顕在化していた。

そして、このような問題を抱えた日系ブラジル人は、「外国人労働者がそこに存在しつつも、社会生活を欠いているがゆえに地域社会から認知されない存在」であることから、彼らの定住は「顔の見えない定住化」(丹野二〇〇五：七一―七二)として捉えられてきた。「顔の見えない定住者」である日系ブラジル人は、まさにコミュニティから排除された存在として位置づけられる。

そもそも日系ブラジル人とは、一九〇八年神戸港からブラジルに向けて笠戸丸に乗船した七八一人の日本人からその歴史が始まった人たちである。当時の地租改正は農民に打撃を与え、生活困難な人たちが増大するなかで、国の政策としてブラジルへの移住が推進された。この移住推進政策が貧困者を日本というコミュニティから排除したとも言える。その結果、日系ブラジル人とされた人々は、ブラジル農場で奴隷のように働かされたと言われている。その過酷な環境のなか、日系ブラジル人は、日系コロニアを形成し、助け合って生活し、近年はブラジル社会で勤勉で高学歴であるという評価を得られるまでになっていた。しかし一九八〇年代のブラジルのハイパーインフレによって急激に環境が悪化し、日本への「還流」が始まったのである。

つまり日系ブラジル人の移住とは、一九〇〇年代の日本の政策によって開始され、さらに一九八〇年代のブラジルの経済政策の失敗によるハイパーインフレ、そして近年のグローバル化、さらに少子高齢社会である日本の労働者不足を背景に、国境と世代を超えて、行ったり、来たりするというトランスナショナルな移住である。

三．日系ブラジル人の現状と課題

一　日系ブラジル人の生活実態と課題

私たちが二〇〇八年春に実施したアンケート調査では、日系ブラジル人の来日理由は、「生活維持」(三一・八%)、

「事業資金を得るため」（一七・八％）、「住宅購入」（一六・〇％）などが多く、生活基盤を確保し、安定した生活を求めて来日するデカセギであった。しかし、デカセギであったにもかかわらず、日本での延べ居住期間が「一〇年以上」（四三・七％）という人が最も多く、滞在は長期化し、その間に家族を形成し子どもも生まれ日本で教育をうけており、予期しないまま結果として定住するという人々が多いことが明らかであった。そのうえ、その就労形態は「間接雇用」（七六・二％）が大部分を占め、住宅も「民間アパート」（四七・七％）、「派遣会社の寮」（三二・五％）であった。このように日系ブラジル人は、日本の労働力需要に応えるために短期滞在予定で来日し、雇用や住居も不安定な状況におかれたまま滞在が長期化していた。また、困ったこととしては、雇用、住居、健康の問題以上に、差別、職場・近隣の人間関係の問題が多く、生活基盤や将来への不安とともに差別や人間関係に悩みをもっていることが明らかであった。

さらに二〇一一年の調査では、滞在期間は「一〇年以上」が五五％となり、在留資格も「永住者」が六三％となっていた。しかし、雇用形態は八割が非正規雇用であり、そのうえ雇用契約期間「一―二か月」（二六％）が最も多く、次が「二―六か月未満」（二五％）であり、半年未満の契約が五割以上となっている。また日本人の友人が「いない」人が三割弱、近所の人との関係も「挨拶程度」が五割、「ほとんど付き合いはない」は一四％であり、日本人との関係が希薄であることがわかる。

自由回答では、「仕事での安定がもっとあるとよい。契約期間が短く、よくなる希望が今はないから」「企業が私たちを解雇しないことを願う、仕事を探すのは困難であるので。アパートによっては外国人を受け入れてくれない」「日本人と一緒に税金を払うなら同じ待遇がほしい」「日本人にもっと努力して外国人を好きになってほしい。差別の多い国だからね」など雇用の不安定性と差別の問題が率直に書かれていた。

以上のように日系ブラジル人は、不安定雇用であることから居住も不安定であり、さらに言葉や生活習慣の違いから人間関係も十分に形成することができない状況におかれている。そのような状況は、「『自然』で『暗黙』であるような理解の共有を意味する」(Bauman 2001=2008：20) といわれるコミュニティを日系ブラジル人は日本において持ち得ないということを示している。つまり日系ブラジル人は共感しあえるようなコミュニティから排除されたまま「不安定定住」をしているといえる。ここでの「不安定定住」とは不安定就労であることによって居住も不安定であり、そのことがコミュニティでの人間関係をも不安定化させることになっている。さらに日系ブラジル人は、国境を超えて移動することから二国間の家族のあり方や地域の生活文化を含むアイデンティティに関わる生活・人生のあり方を問い直さざるをえないようなより深刻な不安定さを抱えた「不安定定住」であることに独自の特徴がある。

二　世界金融恐慌と日系ブラジル人

二〇〇八年秋は、世界金融恐慌による雇用環境の悪化の下、多くの労働者が派遣切りに遭い、その年末には「派遣村」による緊急支援が行われた。派遣切りに遭ったのは、近年急増してきた非正規労働者たちであったが、そのなかで、最も早く派遣切りの被害に遭ったのは日系人など移住労働者であった。

アンジェロ・イシは「『二〇〇八年後』は在日ブラジル人コミュニティの『抜本的な意識改革』の時代でもあった。多くの人々は日本定住の決心を自覚し、相互扶助と日本語学習の重要性に目覚めた」(イシ二〇一一) と指摘している。二〇〇八年末の「派遣村」の登場は、移住労働者の労働形態と労働環境の悪化は日本人労働者にもつながる雇用破壊の問題であり、貧困問題であることが明確に示されたともいえる。そしてそのなかで日系ブラジル人は被害者であるばかりではなく、その問題に立ち向う存在としてSOSコミュニティの活動なども主体的に活発に展開した。SOSコミュニティは、日系ブラジル人の有志の人たちが、日系ブラジル人の危機的な状況をお互いに支え合い、助け合うとともに日本政府や企業にも支援を求めるデモなども展開し、日系人が日本社会のメンバーであること、そのメンバーに対する支援や政策が必要であることを訴えていった。

SOSコミュニティのメンバー・グループの一つでもあり、岐阜県を拠点に活動しているブラジル友の会も、二〇〇八年には日系ブラジル人を中心とした移民のために緊急の支援活動を展開し、その場で派遣切りに遭った移民の実態を把握する目的で緊急調査も実施した。二、三〇三件の相談のなかから八四七件の相談内容を分析し、失業中の人が八六％でそのうち失業手当がない人が七〇％、派遣会社の寮で暮らしている人が三〇％で雇用と住居の二重の不安を抱えているなど深刻な状況を明らかにした。またブラジル人学校の生徒の半数もが、親の失業で学費が払えず退学していた。そして、その人たちの七割近くが帰国の予定がないと回答し、困難な状況のなかでも定住するという人々が大半であることも明らかにしている。

ブラジル友の会は、二〇〇一年から日系人の子ども達の問題を中心に活動を展開し、子ども達の母語であるポルトガル語教室や学習支援、進学相談活動などを行ってきたが、日系ブラジル人への情報提供や多様な相談活動も行い、さらに先述のような活発な支援活動を展開するなかで、二〇〇九年「美濃加茂市定住外国人自立支援センター」の運営も行うようになっている。このセンターは、移民の就労促進・支援業務を担うことを目的とし、多様な相談活動とともに就労支援のための日本語教室なども行っている。

アンジェロ・イシが指摘しているとおり、ブラジル友の会は、在日ブラジル人コミュニティとして、相互扶助活動を活発に行い、日本語の習得支援を課題とし、多様な日本語学習の場を創出する必要性を訴えている。

四．ブラジルに帰国した日系ブラジル人の実態

一　帰国した日系ブラジル人

ブラジルの日系移民は一五〇万人と言われていたが、そのうち約五〇万人が出稼ぎに出ており、三人に一人が訪日経験者であるという。日本に移住している日系ブラジル人はピーク時には三二万人であったが、二〇〇八年秋以降六万人が帰国し、二〇一一年三月の東日本大震災後に日系ブラジル人の帰国者が増加し、最近までに、およそ一〇万人に達しているという。現在在日ブラジル人は二二万人を切っている。

世界金融恐慌による失業に遭った日系人に対し二〇〇九年に日本政府が行った帰国費用一人三〇万円、扶養家族一人二〇万円という帰国支援事業は、二〇一〇年三月までに二万六四九人が利用した。二〇一〇年一月から二〇一〇年三月の駆け込み利用が多かったという。

サンパウロにあるＣＩＡＴＥ（国外就労者情報援護センター）を訪問して調査した際、事務局員から「帰国後の日系人でこの支援金を利用して帰国した人のなかには、日本政府に迷惑をかけて戻ってきたと言われ、表にはでられないという人もいる」と伺った。さらに帰国者は就職先を探すのも困難であり、長期滞在していた人たちは、ブラジルで培った経験やネットワークもなくしてしまったので、ブラジルへの再適応は大きな課題であると指摘されていた。

本項では、ブラジルへ帰国した国外就労者の支援機関であるＮＩＡＴＲＥで紹介された日系企業Ａ社に協力をお願いして実施した日系人の方へのインタビュー調査（二〇一一年八月二五日）の結果に基づいて、日本でのデカセ

表1　基本属性、出稼ぎ理由・期間

	年齢、性別、何世、家族構成、	出稼ぎの理由	日本滞在時期
A	48歳、男性、2世、4人家族	ブラジルの生活が厳しくなった。	1991-2010
B	48歳、男性、2世、4人家族	事業の開業のため	1991-2009
C	52歳、男性、2世、3人家族	仕事がなくなり出稼ぎに	2000-2010
D	57歳、男性、2世、5人家族	家の購入と子どもの教育費のため	1994-2009
E	53歳、男性、2世、3人家族	大学の学費が払えなくなり中退して	1990-2010
F	48歳、男性、2世、4人家族	家とアパートを購入したくて	1990-2011
G	44歳、女性、2世、5人家族	家を購入したくて	1993-1995
H	32歳、男性、2世、単身	家を購入したくて	2002-2011
I	40歳、男性、2世、8人家族	家を改修したくて	1989-2009

ギの実態と帰国後の状況を明らかにしたい。A社は全従業員約三四〇名で、デカセギ帰りの日系人が、約四〇名働いているという建築資材の販売会社である。

本調査に協力してもらうために、A社で働いている九人の日系人に集まっていただいた。その際すぐに、一人の方から「今更このような調査をしても、みんなを追い出すようなことをしてきたのに」と強い口調で言われて戸惑ったが、調査の趣旨を丁寧に説明し、理解を得た上で、九人の方に調査項目に添って順次インタビューを行った。以下にその概要を紹介したい。

まず、基本属性と出稼ぎ理由・期間は**表1**のとおりである。平均年齢は四二歳であり、四〇代が五人、五〇代が三人、三〇代が一人であり、男性が大部分であり、四、五〇代の男性でブラジルの経済・雇用環境が悪化した一九九〇年代初頭にデカセギに出た人が大部分である。デカセギの理由は、家の購入・改修が五人（五六%）、生活・雇用困難になった人が二人（二二・二%）であり、それ以外は事業資金や教育費のためであった。

また滞在期間は、平均約一三年と長く、二〇年以上が三人、一〇年から一九年が二人、九年以下が四人であった。Eは二〇年滞在しているが、「大学に通っていたが、月謝が払えなくなり中退し、学費を稼ごうとしてデカセギに出たが、そのまま日本で過ごし、大学に戻らなかったのを後悔している」と言う。さらに「今から考えると、行ったり、来たりした時期は何の役にも立たなかった。しかし特別に支援を必要とする子どもを育てるためにはお金が必要だった」と語ってくれた。長期滞在をしていたことを後悔しているが、デカセギは子どもや家族のためにせざるを得なかったという。そして「日本にずっと暮らすという人にはデカセギを勧めたいと思うが、家族がブラジルにいると精神的にも後退するような気がするので、行ったり、来たりするのであれば勧めない」と語った。

Eのデカセギは、当初はE自身の将来のために始まったものであるが、その後結婚し、子どもが生まれると家族・子どものためにデカセギ期間が長期化してきたことがわかる。さらにEは二〇〇八年と二〇一〇年、解雇に遭い、その後の日本での生活の目途がたたなくなって不本意な帰国をした。日本に来た当初は、すべての人がデカセギであり、短期間でブラジルに帰国する予定であったが、滞在期間が長期化し、その後に雇用環境が悪化し解雇されて、やむを得ず帰国を選択したことがわかる。

二　デカセギの実態と帰国後の状況

九人のうち八人は、派遣会社経由で来日し、関東地域や東海地域にある製造業の集積地域で、主に自動車・電機関係の下請けの仕事をしていた。転職回数は、派遣会社を三回から七回変更しているが、職場の変更はこの回数を越えている。「困ったこと」として多くの人があげたのは、言葉の問題と子どもの不就学やいじめなどであるが、すべての人が解雇に遭って、帰国に至っている。Iは「言葉・文化の違いに困った。いじめがあった。ブラジル人に対して、あれもやれ、これもやれと言われた」と言葉の問題とともに職場での差別やいじめがあったと言う。しかし九人中五人は、日本での定住を考えていたと言い、日本は暮らしやすく、友人もおり、市役所やハローワークの対応も評価していた。派遣切り等がなければ日本に定住した可能性が高い。

また、すべての人が家族、親族数名が出稼ぎを経験している。兄弟が六人、父親が三人で、家族で支え合いながら移住をしていることが、定住志向の強さにも影響していたと思われる。ただしFは、兄弟八人のうち一人が精神的な問題を抱えたという。「当初はわざとしているとしか思えなくてわからなかったが、深刻な状態になった」と言い、「出稼ぎから帰国した友人も精神的なトラブルを抱えた人が多い」と話してくれた。

Aは、いとこが日本にいたので、ブラジルでの生活苦で、日本にデカセギに行った。その後家族も来たが、娘がいじめに遭い、学校に行けなくなったので、家族三人はブラジルに帰国した。解雇されたが、雇用保険もあり、日本に定住したいと思っていたが、ブラジルに家族がいたので、自費で帰国した。兄と親族一五人がデカセギ経験者である。

Iは、兄・姉と父とおじ・おばが日本にいて、ブラジルの家の改修をしたいという母親の夢を叶えたいと思ってデカセギに出た。日本では姉とおばによく助けてもらった。言葉や文化の違いに困ったが、お金を稼ぐためには日本に戻りたいと思う。帰国後二か月で離婚したが、家の改修はできた。この会社にも兄弟の紹介で就職できた、という。

Gは兄弟が日本で働き、サンパウロで家を購入した。その家の改修をしたくて、デカセギに出た。日本ではおばの知人の紹介で電気の会社に勤めた。その後弟が日本に行きたいと言ったので、母の世話をするために帰国した。現在も兄弟三人が日本に住んでいるので、自分も日本に住みたい、という。

AやI、Gのように日本へのデカセギは、ブラジルでの生活困難や家や事業資金の貯金がきっかけや目的となっているが、九人とも家族や親族が先に日本にデカセギにきていたという。さらに滞在中、またブラジルに帰国後も家族や親族で支えあうなど「家族戦略」によって、トランスナショナルな移住の困難さを乗り越えてきていることがわかる。しかし、九人のうちＤとＩが離婚を経験しているようにデカセギの不安定性は家族の不安定さにもつながり、デカセギ経験者の離婚は多い傾向にあると言われている。

以上のように九人とも家族や親族によって移住生活を支えられてきたが、五人がＮＩＡＴＲＥでこの会社を見つけている。他には知人の紹介が一人、広告で見つけた人が一人、兄弟の紹介が一人であった。ＮＩＥＴＲＥは新聞記事やインターネットなどの媒体で見つけている。帰国者は約一〇万人いるので、本調査対象はその中で順調に就労できた人たちだが、適切な支援を受ければ、帰国後の再適応が比較的うまくいくので、相談援助機関の役割は大きいと言える。

しかし帰国者のなかには、未だに就労できず行商の仕事で生活をなんとか支えているという人や、農業の仕事を探しているがなかなか見つからないという人、兄弟で帰国しレストランを経営したが失敗し現在自分で会社を興したがまだ生活は不安定だという人など、困難な状態の人々も多い。それらの多様な人々も対象として事例調査を行ったが、その結果についていては現在分析をすすめている。

五．日系ブラジル人支援の実態

一　ブラジルの日系人支援機関の実態

（1）ＣＩＡＴＥの概要と現状

本節では日系ブラジル人支援の実態について明らかにしたい。まずは、送出国であるブラジルにあるデカセギ支援を目的として創設された国外就労者情報援護センター、通称ＣＩＡＴＥ（Centro de Informação e Apoio Trabahador no

Exterior）を紹介したい。ＣＩＡＴＥは、一九九二年一〇月に「一時的な雇用を求めて国外、特に日本へ渡航する労働者に情報、指導および援護を提供すること」を目的として、ブラジル日本文化協会、サンパウロ日伯援護協会およびブラジル都道府県人会連合会の発意により設立された非営利団体である。ＣＩＡＴＥの業務内容は、①現地日系人に日系人雇用サービスセンターの有する信頼性の高い求人情報を提供し、ブローカーの不明確な求人情報を排除して同センターの利用を奨励すること、②日本の労働市場、雇用慣行、労働法規や生活習慣について十分理解を深めるための相談、③日本で働くための講義やセミナー（雇用保険、社会保険、日本の文化や習慣などについて）、④日本語教室、である。

以下では、ＣＩＡＴＥの事務局長へのインタビュー調査（二〇一一年八月二二日）の結果に基づいて、ＣＩＡＴＥの現状と課題を明らかにしたい。事務局長によると「ＣＩＡＴＥのもっとも重要な役割は、適正就労の確保であり、デカセギ労働者の相談窓口として、日本語や日本の社会保険や習慣などを学ぶことを支援している。そして日本のハローワークと連携して、求人情報を提供している」という。「しかし多くの派遣業者が飛行機代も含めて雇用の斡旋をしているので、ＣＩＡＴＥを経由していく労働者は全体の一％に過ぎない。しかし、現在派遣会社はほとんどなくなってしまった。ある派遣会社は現在ポロロッカ（逆流）事業として、戻ってきた日系人をブラジルで日系企業に就職させるということを行っている」。

また「二〇〇八年の世界金融恐慌以降最近までは、帰国した人の相談が増えており、相談全体の五、六割になっている。その相談内容は年金の最低請求や脱退一時金の手続きなどの相談が多い。また、帰国した子どもたちがポルトガル語を話せないという相談もある。

就労の相談もあるが、ブラジルの雇用環境も悪化しているため就労が困難であり、貯金を取り崩して生活したり、出稼ぎを繰り返すという状況になっている。例えばサンパウロ大学を卒業して銀行で働いていた人が、日本で一〇年生活して帰ってくると、キャリアが全てなくなってしまう。一〇年間単純労働をしてきたからだと思われる。精神的にノイローゼになる人も増えている。

ブラジルは労働者の権利が守られており、福利厚生も良いが、現在は経験がある人しか採用されない状況である。ブラジル政府は起業支援も行い始めたが、開業して、三年継続できるのは二割くらいである。現在の厳しい雇用環境のもとでは、将来、帰国者の二極分化は大きくなると思う」と事務局長は危惧されていた。

(2) NIATREの概要と現状

CIATEの二宮正人理事長は、二〇〇九年三月に、「解雇されたブラジル人労働者は、失業保険の給付期間が終了し、新たな職が得られないことにより、多くの者が帰国を決意したのであった。残念ながら、来日した際もそうであったように、帰国もまた無計画・無秩序に行われつつあるようだ。母国へ戻ることは、当然ながらそれぞれの権利であるものの、日本の失業率が五%、ブラジルのそれは八%台であることに留意しなければならない。確かにブラジルは国際的な経済危機の影響が少なかったとはいえ、帰国した人々が直ちに職につけるわけでもなく、給与の方も、訪日する以前の、最低給料二か月乃至三か月（約五万乃至七万円程度）であることを忘れてはならない。ブラジルの物価水準が低いとはいえ、これで生計をたてることはなかなか困難であることは言うをまたない」と述べている。

二宮理事長が言うように、日系ブラジル人の日本での雇用環境が悪化し、ブラジルに帰国する日系ブラジル人が急増したことから、二〇〇九年にサンパウロ州の労働管理局が代表する「プロジェクト・イミグランテス（移民企画）」が作られ、社会拡充プログラム課（NPS）の協力で、サンパウロ市リベルダーデ区にNIATRE（Nucleo de Informação e Apoio a Trabalhadores Retornados do Exterior）が誕生した。NIATREでは、①就職相談、②教育・学校制度紹介、③事業についてのアドバイス、④仕事・学校の書類等作成の援助、⑤年金や税金の確定申告などの指導などを行っている。

NIATREの相談員へのインタビューによると、ブラジルの求職は「事務職だと二〇〜三〇歳が中心であり、ギリギリ四五歳くらいまでであること。最近も日本語と英語ができる人という求人があったが、該当者はなかなかいない。男性で五〇歳以上の就労は難しい」という。また「ここにくる相談者のほとんどは、お金がない。食べられなくなって帰国した、という人たちである。ブラジル政府は起業支援もしているが、その八割は失敗している。帰国後の事業に失敗し、また日本へ行くという人も多い」と帰国後の再適応の困難さを指摘していた。そのような状況下で、ブラジルの労働組合は、パソコン教室や、英語・スペイン語・ポルトガル語教室を開催しており、それに対しては政府の支援もあるという。

デカセギ経験もあるという相談員は、「日本では、多くの日系ブラジル人は日系人コミュニティのなかだけで生活している。デカセギ経験者は、日本にいた時に、時給等良いところがあるとすぐに仕事をころころと変わってきて、その癖がついているため敬遠される。日本にいても日本人とも付き合わず情報不足になっており、またお金も持っていないし、ブラジルのこともわかっていない」と日本でもブラジルでも社会関係から排除されているということが、帰国後の再適応の困難さの背景にあるという。

また帰国者を受け入れていたA社の経営者は、「デカセギ者については、年齢は高いが、自覚・責任感のある人たちなので、見習い期間をおいて徐々に上のポストにと考えている」と言われていた。ただし、この経営者は日系二世であり、「ブラジル社会では二世もガイジンだった」と言い、デカセギ者は、「何年日本にいても日本政府は守ってくれなかったから、一〇年いても旅人のままで、一〇年二〇年いても日本語が話せない。その国にいようと思ったら、国に受け入れてもらえないと自分でやろうという気にならない。エネルギーがでてこない。日系二世が日本で出世することはない」と、デカセギに出た日系ブラジル人の状況を心配し、日本に受け入れられなかった日系ブラジル人を日系二世として支援したい、と語られていた。

二　日本の日系ブラジル人支援の現状

先述のとおり、わが国には移民のための統合政策はないと指摘されているが、そのようななかで、二〇〇一年に移民を取り巻く就労・教育・医療・防災などの諸問題について話し合う「外国人集住都市会議」が開催された。この会議の目的は、移民が集住している都市において、顕在化しつつある様々な問題の解決に積極的に取り組むことである。そして移民の課題は広範かつ多岐にわたるとともに、法律や制度に起因するものが多いことから、国・県及び関係機関への提言や連携した取り組みが必要であるとしている。

「外国人集住都市会議」のメンバーの自治体は、地域で顕在化した日系ブラジル人と日本人との間の「ゴミ出し」や「夜中の騒音」等への苦情によるトラブルや、移民の子どもたちへのいじめや教育の問題、病院での医療通訳の必要性など、生活のなかで生じる多様な課題に対応せざるを得ない状況において、多言語による生活情報の提供や学校での日本語教育と母語教育への教員の配置、医療通訳の設置などの対応を積極的に行っている。しかし限られた自治体予算では限界があり、対症療法的な措置に留まらざるを得ない。移民の子どもたちの教育の保障や多言語情報提供の全国的な推進、多言語・多文化に対応できる医療システム、さらには社会保障の実質的な内外人平等の実施など、我が国の移民政策の整備が早急に求められている。

このような動向も背景として、二〇〇六年に総務省は、「地域における多文化共生推進プラン」を策定した。そこで求められる自治体の多文化共生政策とは、①日本語教育、情報の多言語化の推進と居住、教育、労働、医療、福祉、防災などの分野での外国人住民の生活環境の整備、②日本人住民の意識改革と外国人の社会参加などを目指した多文化共生の地域づくり、③多文化共生推進のための体制整備である。この多文化共生政策は、外国人集住都市など移民に身近な自治体が先駆的に取り組んできたことを全国的に展開することを求めている。

さらに二〇〇八年の世界金融恐慌での日系人の派遣切りの実態などを背景として、二〇〇九年に「定住外国人施策推進室」が内閣府に設置され、二〇一〇年には「日系定住外国人施策に関する基本指針」が策定され、その基本的な考え方として「日本語能力が不十分な者が多い日系定住外国人を日本社会の一員としてしっかりと受け入れ、社会から排除されないようにする」ことが示された。さらに二〇一一年には、日系定住外国人施策に関する行動計画が策定され、①日本語で生活できるための施策、②子どもを大切に育てていくための施策、③安定して働くための施策、④社会のなかで困ったときのための施策、等を推進していくことが具体的に提起されている。

国と自治体による多文化共生政策が推進され、移民が社会的に排除されない環境づくりを早急に実施することが必要不可欠であることは論ずるまでもない。その動きをより加速させることが求められている。そのうえで、生活の場であるコミュニティにおいて移民が差別や偏見を受けることなく、その人権や文化を尊重されて生活していくためには、移民と地域住民とが対等な関係に基づいてつながりを構築することが必要不可欠である。

外国人集住都市の一つである岐阜県美濃加茂市のなかで最も日系ブラジル人が集住している古井地区で、二〇〇九年二月に古井地区多文化共生推進座談会が開催された。そこでは、厳しい状況下で行われた日系ブラジル人等と地域住民とによる交流・支援活動等の実践が報告され、日系ブラジル人自身からは「私たちを外国人として見るのではなく、『移住者』としてみてほしい」との発言もあり、移民を共に生活する市民として位置付け、多文化共生地域をつくっていくことが再確認された。さらに、先述のブラジル友の会は、東日本大震災発生直後から被災地に届ける物資やボランティアの募集を行い、気仙沼市での炊き出しなどの救援活動も行った。甚大で深刻な被害があった東日本大震災のなかで、世界各地からの被災地への支援は私たちに世界とのつながりを再認識させるきっかけともなったが、私たちの生活は多様な国籍、文化、言語の人々の生活ともはや不可分の関係にある。日系ブラジル人の支援には移民政策の充実とともに、多様な地域住民や移民自身による支援活動が果たす役割は大きい。

五．多文化共生コミュニティの形成

一　コミュニティと移民

コミュニティは、見失ってみんなが困っているものの最たるものである（Bauman 2001=2008:204）と言われているが、その本質は地域性と共同性（園田一九七八：五五）である。二〇一一年三月の東日本大震災は、地震、津波、原発事故によって計り知れないくらい深刻な被害を及ぼした。悲惨であまりにも大規模な被害のなかで、私たちがわずかに救われるとするならば、改めて人と人とのつながりの大切さに気づき、そこに共同性があることを見出せたことであろうか。

また私たちの社会は、近年無縁社会とも称され、増加しつつある孤独死や児童虐待・高齢者虐待、さらに認知症の問題なども、地域の見守りネットワークによって解決しようという取り組みが推進されつつある。このようにコミュニティには、にわかに大きな期待がかけられている。

その一方、二〇〇三年に長崎市で幼稚園児が殺された事件で、防犯カメラにその犯人が映っていたことから、街頭監視カメラの設置が急速に進められてきた。今や商店街、コンビニなど私たちのコミュニティでの生活は監視カメラに「見守られて」成り立っている。この監視カメラによる「見守り」と地域の人々による「見守り」との違いはあるのだろうか？「監視」には、排除につながる厳しい視線を感じるが、子どもたちや高齢者を見守る温かい目であっても、そのもう一方にはホームレスや「外国人」を排除する厳しい目が存在することも事実である。

外国人集住都市会議は、二〇一一年の「外国人集住都市会議いいだ二〇一一メッセージ」で「多文化共生社会をめざして～すべての人がつながり、ともに築く地域の未来～」というテーマを定めている。多文化共生社会とはマイノリティの人権擁護と内外人平等原則を実体化した社会であるが、私たちの社会はそのような多文化共生社会をつくれるのだろうか。

先述のとおり私たちの国に定住している移民は「顔の見えない定住者」と称され、私たちの調査でも日本人との関係は希薄であった。さらに移民に関する事件が起きるたびに「外国人」の犯罪として大きく報道され、「生活保護制度は外国人には適用されない」などという間違った相談援助がなされていたことも事実である。

また、田中宏は、二〇〇九年の「入管法」等改正で外国人登録法が廃止され、外国人にも住民基本台帳が適用されるようになった点を評価しながらも、住所変更届出義務違反に対して、日本人は五万円以下の過料、外国人は二〇万円以下の罰金が課されていること、さらに外国人には「在留カード」が交付され、その有効期限が七年であることについて、「こうした〝差別〟がなぜ必要なのだろうか」（田中二〇一〇：四－五）と問うている。

そして二〇一〇年の第四次出入国管理基本計画では、依然選別的な外国人の受け入れが掲げられているが、入国者収容所等における透明性の確保、難民の適正かつ迅速な庇護の推進、人身取引被害者への配慮、在留特別許可の適正な運用などが明記され、その点は評価できる。しかしその一方で、「不法滞在者・偽装滞在者対策」が盛り込まれており、その背景にある「不法滞在者」＝犯罪者という認識には変化はない。久保山亮は「自分たちの安全や安心ばかりを求めるのではなく、『外国人』と呼ばれる人たちや人の国際移動への過剰な怖れや不安感が、当事者である彼らにどのような帰結や危機をもたらすのかを、私たちは冷静に考える必要がある」（久保山二〇一〇：二五二－二五三）と指摘している。「外国人」を共に生きる市民であると位置付け、ともに暮らしやすい多文化共生社会をつくることは当面する重要課題である。

二　多文化共生コミュニティの形成

園田恭一は「従前は社会的弱者とか少数者とかいわれてきた、健常者に対しての障害者、日本人に対しての在日外国人、そして男性に対しての女性を主体とした、新しい共同社会づくり」が台頭してきた（園田一九九九：七七）として、川崎市のふれあい館における共同社会づくりの取組みを分析し、そこでの多文化共生社会の到来に期待を寄せている。

川崎市に設けられているふれあい館は、オールドカマーと言われる在日韓国・朝鮮人を中心とした移民と日本人とが、同じ市民として、子どもから高齢者まで、相互のふれあい交流をすすめるための場所として位置付けられている。そしてそこでは、お互いの歴史・文化等を理解し、基本的人権尊重の精神に基づき、差別をなくし、共に生きる地域社会を創造する拠点として、多様な国籍・文化・言語による子育て支援や高齢者支援、母国語や日本語の学習、通訳事業など多様な活動が展開されている。

多文化共生のためには、何よりも移民たちの生活が安定し、将来への希望をもてるようにすることが必要であり、ブラジルのCIATEやNIATRE、日本のふれあい館や美濃加茂市定住外国人自立支援センターなど民間組織の役割への期待は大きい。それらの民間機関は、就労や子育て、教育、介護など多様な生活支援を行い、さらにお互いの文化を学びあい、交流する場をつくるなど、重要な役割を果たしつつあった。とはいえ、その位置づけは未だ脆弱なものであり、民間の支援団体の強化は大きな課題である。三本松政之は「外国籍住民をめぐる生活課題の解決主体は、受け入れの基礎自治体に一義的にあるのではなく地域のなかの多様な主体が考えられる」として、ボランタリー領域の重要性を主張している。そして移民の問題はコミュニティで潜在しやすいことから、「問題を顕在化」させ、「気づきを組織化」させることが課題である（三本松二〇一二）という。

トランスナショナルな移住は、送出国の家族の生活と移住先の家族の生活、そして移住先の家族の子どもの生活という、国境をまたぎ、さらに世代を超えた、二国間もしくは複数国間の家族生活のあり方とコミュニティ形成が課題となり、教育、就労、結婚、子育て、老後がライフかステージの課題となり、国境を越えた社会サービスやインフォーマルな社会的支援などが必要不可欠となる。先述の調査結果からも、移民たちは家族や親族の支え合いによってトランスナショナルな移住生活における多様な生活困難を乗り越えていることが明らかであったが、安定した移住生活は、失業や子どもの教育、親の世話などによってたちまち不安定となり、帰国を余儀なくされたり、デカセギを繰り返すことにつながっていた。

さらに、日本に定住している移民たちが今後母国との関係をどのように維持していくことができるのか。母国の親や兄弟の生活をどう支援していくことができるのか。もしくは母国の家族が移民の生活をどう支援することができるのか。お互いの生活が安定し豊かにならないと、お互いの生活の安定や希望を継続することは難しい。

日本での滞在が二〇年以上となり、日本で自宅も購入し、夫婦共稼ぎで二人の娘を育てているYは、インタビューの最後に、「母がブラジルにいるので、母が病気になったらすぐにブラジルに帰りたい」と老親のことを心配する一方で、「子どもたちは日本で教育を受け、日本で働いているが、いずれ日本人になりたいと思うかもしれない。私はそれに反対はしないけど、できればブラジル国籍でいてほしい。一番心配なのは、今はブラジルと日本は仲がいいが、前の戦争のように、戦争が起きたら子どもたちはブラジルに帰れなくなってしまう。そうなれば私は子どもたちと会えなくなってしまう」と子どもたちとの将来の関係への不安を語ってくれた。

トランスナショナルな移住は、送出・受入それぞれの国、そして居住する地域において国境を越えた家族を支えられる平和で豊かな生活環境と多様な支援機関や人々の互助ネットワークを構築することが必要不可欠である。グローバル化が進展し、多文化社会となった今日、移民を包摂し、国境を越えて人と人とがつながる新しい共同社会＝多文化共生コミュニティの形成に挑戦する移民と市民との多様な共同の取り組みが各地で展開されつつある。なかでも移民自らが声をだし、活動を始めたこと、さらに移民たちが抱えさせられている問題に気づいた人々の支援の運動・活動がより発展することが望まれる。

（金城学院大学教授）

注

1　「移住者の人権に関する特別報告者ホルヘ・ブステマンテによる報告」移住連訳、二〇一一年三月

2　『複合的多問題地域にみる社会的排除の構造理解とその生活福祉支援に関する比較地域研究（基盤研究（C））研究成果報告書』（二〇〇九）研究代表三本松政之『岐阜県の「外国人」生活実態調査報告書』（二〇一二）NPO法人ブラジル友の会、朝倉美江

3　科研費助成「多文化地域福祉論」（萌芽的研究　研究代表　朝倉美江）によるブラジルサンパウロでの調査（二〇一一年八月一七〜二九日）

引用・参考文献

青木保、二〇〇三『多文化世界』岩波新書

朝倉美江、二〇一〇「『移民』の生活問題と多文化共生社会の形成における社会福祉の役割」『社会福祉学』Vol．五一－二　日本社会福祉学会

アンジェロ　イシ、二〇一一「在日ブラジル人コミュニティの歴史・現状・未来」国際移住者デー記念シンポジウム二〇一一『包括的移民政策の構築へ向けたロードマップ〜国連特別報告者の日本への勧告を受けて』移住労働者と連帯する全国ネットワーク

井口泰、二〇〇一『外国人労働者新時代』ちくま新書

久保山亮、二〇一〇「五つの滞在正規化レジーム」近藤敦他『非正規滞在者と在留特別許可　移住者たちの過去・現在・未来』日本評論社

近藤敦、二〇〇九「移民と移民政策」川村他編著『移民政策へのアプローチ　ライフサイクルと多文化共生』明石書店
三本松政之、二〇一一「多文化社会の福祉コミュニティ形成」慶応義塾大学法学研究会編『法学研究』第八四巻六号
鈴木江理子、二〇〇五「移民受け入れをどう考えるか」依光正哲編著『日本の移民政策を考える　人口減少社会の課題』明石書店
園田恭一、一九九九『地域福祉とコミュニティ』有信堂高文社
園田恭一、一九七八『現代社会学叢書　現代コミュニティ論』東京大学出版会
田中宏、二〇一〇『外国人・民族的マイノリティ人権白書二〇一〇』
田中宏、一九九一『在日外国人—法の壁、心の溝—』岩波新書
田渕六郎、一九九九「『家族戦略』研究の可能性—概念上の問題を中心に」『人文学報』No三〇〇（社会福祉学一五）東京都立大学
丹野清人、二〇〇五「企業社会と外国人労働市場の共通化」梶田孝道他、二〇〇五『顔の見えない定住化　日系ブラジル人と国家・市場・移民ネットワーク』名古屋大学出版会
二宮正人、二〇一〇「デカセギ現象の過去、現在および未来」原田清編著『ブラジルの日系人』トッパン・プレス印刷出版会社
樋口直人、二〇〇五「ブラジルから日本への移住システム」梶田孝道他、二〇〇五

CIATE, 2008, Relatório do Encontro dos Colaboradores Regionais do CIATE
CIATE, 2009, Forrum Sobre Brasileiros no Japão,CIATE
Edson I.Urano&Lucia E.Yamamoto, 2008, Social and Economic Support among Migrants and Families　Left Behind in Transnational Contexts, International Journal on Multicultural Societies (IJMS) Vol.10.No.2
Stephen Castles &Mark J.Miller, 2009 The Age of Migration（関根政美＋関根薫監訳、二〇一〇『国際移民の時代［第四版］』

名古屋大学出版会）
Zygmunt Bauman, 2001, Community:Seeking Safety in an Insecure World（ジムグント・バウマン著・奥井智之訳、二〇〇八『コミュニティ　安全と自由の戦場』筑摩書房）

中年後期における社会的ネットワークの危機と再編

西村昌記

一・社会的ネットワークの「危機と再編」とは何か?

中年後期から高齢期にかけての特有のライフ・イベントである職業からの引退、配偶者の喪失、子どもの離家、健康低下、転居等は、個々人の社会的生活に大きな影響を及ぼすとともに、様々なサポート資源としての人間関係の「危機と再編」という課題を必然的に招来させる可能性をも秘めている。たとえば、職業からの引退は、男性、とりわけサラリーマンOBにとって、それまでの職縁中心の交遊関係の縮小を余儀なくさせるものであり、家族や近隣に目を向けさせる契機となるかもしれない。あるいは、不幸にして夫婦で晩年を迎えることのできなくなった人々は、同時に配偶者を通じて得ていた交遊関係を失うかもしれないし、逆に残された親族との絆が深まるかもしれない。また、加齢に伴う身体的、経済的制約は、好むと好まざるに拘わらず、他者との関係を変容させるであろう。

人々は、社会構造による一定の制約のなかで、自己のパーソナリティや生活歴、社会経済的地位、さらには時代の趨勢などに影響されながら、家族、親戚、友人、同僚、上司、部下、近隣などとの関わりの中で、その人なりの人間関係を形成する。本研究では、そのような特定の個人を中心として網の目のように構成された人間関係の総体を「社会的ネットワーク」と呼び、その類型化を試み、さらに中年後期におけるその「危機と再編」ついて考察する。

社会的ネットワークは、通常どのような方法で測定されるのであろうか。たとえば、ある特定の人が普段つき合っている人を数えることにより「量的」に把握できるかもしれない。あるいは、その人が特定の他者達とどの程度深くつき合っているかということを調べることにより「質的」な把握が可能になるかもしれない。しかしながら、前者には、個人にとって意味のある「つき合い」の境界線を定めることの困難さがつきまとうであろうし、後者は当然のことながら「つき合い」の中身や「深さ」の定義が問題となる。このように考えると、社会的ネットワークを質・量ともに総合的に捉えることが一筋縄ではいかないことがわかる。本研究では、以下に述べるような簡便な方法で個々人の社会的ネットワークを類型化し、様々なライフ・イベントの及ぼす影響を横断データによって仮説づける。その上で、先に述べた「危機と再編」についての検討を行う。

二．社会的ネットワーク類型の生成

前述したように、社会的ネットワークを総合的に測定することが困難であることから、類型化に関する研究は、これまであまり蓄積されてこなかった。Wenger（1991）が北ウェールズで行っている長期縦断研究は、高齢期のネットワーク類型学研究の先駆的な試みといえる。Wenger は、インテンシヴな定性調査をもとに、「近親の近接性（the proximity of close kin）」「家族、友人、近隣の割合」「家族、友人、近隣、および地域住民との交流頻度」から、「家族依存型」「地域密着型」「自己充足型」「広域型」「孤立型」（Wenger の命名を内容に即して一部改変）という五つのネットワーク類型を析出している。また、Litwin（1995）や Stone と Rosenthal（1996）の研究では、標本調査で得られ

表1　クラスターの重心

	同居家族数	親しい親戚数	親しい近隣数	親しい職縁数	親しい友人数
全方位型	-0.14	0.93	1.35	1.14	1.36
大家族・バランス型	2.01	0.57	0.64	0.28	0.23
親族・近隣中心型	-0.31	0.61	0.75	0.01	-0.62
友人中心型	-0.36	-0.37	-0.14	-0.25	0.91
職縁中心型	-0.28	0.61	-0.66	1.00	0.11
家族限定型	1.24	-0.73	-0.60	-0.71	-0.71
孤立型	-0.64	-0.86	-0.71	-0.75	-0.78

たデータに非階層的クラスター分析を適用し、ネットワーク類型を析出している。これらの研究では、ネットワークの規模、ネットワークの構成、ネットワーク成員との交流頻度などが類型化の指標として用いられている。なお、Litwinによって示されたネットワーク類型は、「親族型」「家族集中型」「友人中心型」「広範囲型」の四つであり、StoneとRosenthalの研究では、これらにネットワーク規模の要素が加わった七類型であった。

本研究では、五五～六四歳の男性二千五三三名と女性一千四四〇名より成る全国規模のデータを分析対象とした。分析対象の平均年齢は男女とも五九・五歳、有配偶者の割合は男性九二・七%、女性八二・〇%、子どもとの同居率は男性五八・〇%、女性五二・八%であった。

社会的ネットワークの類型化には、非階層的クラスター分析法を用いた。クラスターの分類特性（基準変数）として、「親しい親戚数」「親しい近隣数」「親しい職縁数」「親しい友人数」「同居家族数」という五つのネットワーク指標を用いた。「同居家族数」は連続変数、それ以外の変数は、「いない」から「二〇人以上」までの五段階評価で測定した。探索的な分析をくり返した結果、七つのネットワーク類型を最適解として得た。**表1**には、析出された各クラスターの重心（五つのネットワーク指標の平均得点）を示した。重心の値はすべて標準化（Z

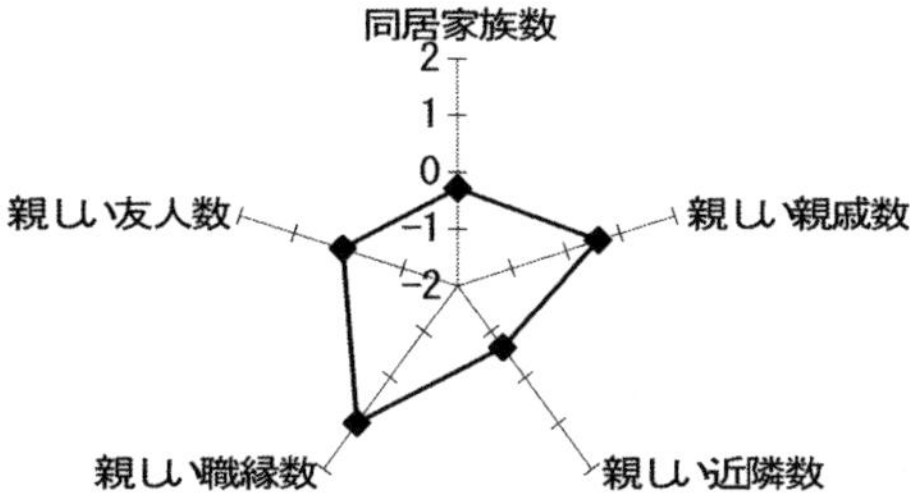

図１　職縁中心型クラスターの分類特性

score）されている。この値をもとに各クラスターを「全方位型」「大家族・バランス型」「親族・近隣中心型」「友人中心型」「職縁中心型」「家族限定型」「孤立型」と命名した。たとえば、「友人中心型」は、親しい友人数だけが平均値である〇を大きく上回っており、「親しい親戚数」「親しい近隣数」などの他の得点はすべて平均値を下回っている。すなわち、友人中心にネットワークが構成されているとみなすことができる。同様に、他のネットワーク類型の命名についても、五つのネットワーク指標の標準得点をもとに個々人の構成する社会的ネットワークの「相対的な」様態を表したものである。参考までに「職縁中心型」を五つのネットワーク指標を軸とするレーダーチャートで示した（図１）。

三　各類型のプロフィール

各クラスターの平均年齢は、最小五九・一歳、最大五九・九歳であり、クラスター間の差は一歳未満であった。各クラスターの特徴は、分類特性および男女構成比、有配偶率、および子どもとの同居率から、以下のようにまとめることができる。なお、男女構成比は、全体の男女比が一：一となるよう加重集計した結果を用いた。

（１）全方位型

男性の一五・三％、女性の九・一％がこのクラスターに属する。同居家族人数は平均並であるが（全サンプルの単純平均は三・一六人）、残りの四つのネットワーク指標得点はすべて平均を大きく上回り、最大のネットワーク量を有することが推測される。有配偶率は男女とも平均を上回り（男性九七・一％、女性八八・四％）、子どもとの同居率は平均以下（同五二・八％、四八・八％）である。また、「職縁中心型」と並び、クラスター内の女性の構成比（三五・〇％）が低いことも特徴的である。

（２）大家族・バランス型

男性の八・八％、女性の八・二％がこのクラスターに属し、ともに少数派である。同居家族人数は平均を大きく上回り、三世代家族を典型とする。残りの四つのネットワーク指標得点もすべて平均を上回り、「全方位型」に次ぐネットワーク量を有することが推定される。有配偶率は男女とも平均を上回り（男性九八・二％、女性八六・二％）、ほとんどの人が子どもと同居している（同九八・二％、一〇〇・〇％）。クラスター内の男女構成比はわずかに男性が上回っている。

（３）親族・近隣中心型

男性の一四・七％、女性の一五・〇％がこのクラスターに属する。「親しい親族」「親しい近隣」が多いことを特徴とする一方、「親しい友人」は少ない。男女とも有配偶率は平均を上回り（男性九五・六％、女性八九・一％）、子どもとの同居率は平均以下（同五三・六％、四四・一％）である。クラスター内の男女構成比は男女ほぼ同率である。

（４）友人中心型

男性の一四・四％、女性の一八・八％がこのクラスターに属する。女性は「孤立型」に次いでこのクラスターの割合が高い。「親しい友人」が多いことを特徴とする一方、残りの四つのネットワーク指標はすべて平均を下回っている。男性の有配偶率は平均並、女性ではやや高い（男性九二・四％、女性八六・〇％）。子どもとの同居率はともに平均以下（同四九・六％、四一・一％）である。クラスター内の男女構成比は、女性がやや高い（五七・八％）。

（5）　職縁中心型

男性の一五・三％、女性の九・四％がこのクラスターに属する。「親しい職縁」が多いことを特徴とするが、「親しい親戚」も多い。他方、「親しい近隣」は少ない。男性の有配偶率が平均を上回っているのに対して、女性では平均を下回っている（男性九六・〇％、女性七八・九％）。子どもとの同居率はともに平均以下（同五四・八％、四一・四％）である。また、「全方位型」と並び、クラスター内の女性の構成比（三五・八％）が低いことも特徴的である。

（6）　家族限定型

男性の一〇・〇％、女性の一二・八％がこのクラスターに属する。同居家族人数は平均を大きく上回っているが、残りの四つのネットワーク指標得点、すべて平均を下回っている。有配偶率は男女とも平均をやや上回り（男性九六・四％、女性八五・一％）、ほとんどの人が子どもと同居している（同九六・四％、九五・六％）。クラスター内の男女構成比は、女性がやや高い（五八・二％）。

（7）　孤立型

男性の二一・六％、女性の二七・一％がこのクラスターに属し、ともに最大の構成比を占めている。五つのネットワーク指標得点すべてが平均を下回っている。有配偶率は男女とも平均を下回っており（男性八一・三％、女性七二・〇％）、子どもとの同居率は平均を大きく下回っている（同三八・七％、三六・四％）。クラスター内の男女構成比は、女性がやや高い（五七・四％）。

四．社会的ネットワークに対する都市規模と学歴の影響

個人の社会的ネットワークに影響を及ぼす要因は、冒頭に述べたライフ・イベントのような動的な側面に加えて、状況制約的な側面を想定することができる。ここでは、個人を取り巻く客観的環境要因のひとつである「都市規模」と個人の社会経済的地位の指標である「学歴」について検討する。

Fischer（1982）によれば、都市に居住することは、友人ネットワークを拡大し、親族ネットワークや近隣ネットワークを縮小させる。また、学歴が高いことは二つの点でネットワーク形成に優位性をもたらすとされている。ひとつは、対人関係に関するスキルが教育の効果によって向上することであり、もうひとつは、教育期間の長さが友人を得る機会を増やすことである。

都市規模については、大都市（政令指定都市）、中都市（人口一〇万人以上の市）、小都市（人口一〇万人未満の市町村）に三分した上で、ネットワーク類型の分布を検討した（図表省略）。「全方位型」の構成比は、男女とも都市規模による差がわずかであった。「大家族・バランス型」や「親族・近隣中心型」は、男女とも小都市での割合が高かった。対照的に、「友人中心型」や「職縁中心型」は、男女とも大都市や中都市での割合が高かった。「家族限定型」は、男性では都市規模による差がわずかであるが、女性では都市規模が小さくなるほど割合が高かった。「孤立型」は、男女とも都市規模が小さくなるほど割合が低かった。

学歴についても、「大学・短大等卒」「高校卒」「中学卒」に三分し、ネットワーク類型の分布を検討した（図表省略）。男女とも、高学歴ほど「全方位型」「友人中心型」「職縁中心型」の割合が高く、「大家族・バランス型」「親

表２　都市規模・学歴・性別にみた孤立型の割合（%）

	大都市		中都市		小都市	
	男性	女性	男性	女性	男性	女性
大学・短大等卒	17.3	14.6	14.9	22.9	14.1	20.8
高校卒	29.6	28.4	21.2	27.2	16.7	18.9
中学卒	40.3	47.8	32.1	32.6	19.8	29.7

族・近隣中心型」「家族限定型」「孤立型」の割合が低かった。

表２では、都市規模と学歴の影響を同時にみるために、三重クロスをとり、紙幅の制約上「孤立型」の割合のみを提示した。大都市の人間関係においては、友人などを典型とする「選択的な関係」が優勢なため、社会的ネットワークの形成には学歴の効果が大きく作用する。すなわち、大都市においては、学歴の効果と考えられる対人スキルや関係獲得の機会、さらには経済的な余裕がものを言うのである。一方、小都市では血縁、地縁をベースとした「帰属的な関係」を維持しやすいため、そのような学歴効果は少ないと考えられる。そして、このようなある種の交互作用は男女に共通しており、その結果、大都市に居住する低学歴層で「孤立型」の割合が著しく高いという傾向が認められた。

五．ライフ・イベントとネットワーク類型

ここでは、社会的ネットワークに影響を及ぼすライフ・イベントのうち、配偶者の喪失、健康の低下、職業からの引退を取り上げる。

一　配偶者の喪失

カナダの六五歳以上の高齢者を対象としたStoneとRosenthal（1996）の研究では、ネットワーク類型の分布に大きな性差が認められた。そして、この性差は男女の有配偶率の差に

起因することが示唆されている。一方、本研究では中年後期（五五～六四歳）を対象としているため、有配偶率の差は一一ポイント（男性九二・七％、女性八二・〇％）にすぎず、ネットワーク類型の分布にみられる性差も比較的少なかった。先進諸国の中でも、高齢化が進み、同時に有配偶率も高い日本においては、高齢期になってから配偶者と死別する確率が高い。このことから、夫婦ともに晩年を迎えることの期待を多くの人が抱いているであろうこと――そのため死別のインパクトは大きいかもしれない――と、晩年期に近づくにつれて予期的社会化（anticipatory socialization）が機能しやすくなる可能性――そのため死別のインパクトは小さくなるかもしれない――がともに予想される。

表3では、配偶者の有無・性別にみたネットワーク類型の分布を示した。男女とも、配偶者の有無がネットワーク類型に及ぼす影響は大きい。配偶者のいない者のうち、男性の五四・九％、女性の四二・五％が「孤立型」であった。婚姻状態をより詳細にみると、男女とも、死別、離婚、未婚の順に「孤立型」の割合が大きかった（図表省略）。男性では未婚者の七五・五％、離婚者の五〇・〇％、死別者の四二・一％が「孤立型」であり、一方、女性では未婚者の五二・〇％、離婚者の四六・四％、死別者の三七・九％が「孤立型」であった。

本研究では、中年後期以降のネットワーク変容に焦点を当てていることもあり、以下では死別についてのみ、検討を加える。配偶者のいる男女、死別の男女の平均年齢および子どもの数にはほとんど差は認められなかった。しかし、子どもとの同居率については、配偶者のいる女性で五三・五％、同男性で六〇・三％、死別の女性で七〇・〇％、同男性で五三・四％、就業率については、配偶者のいる女性で五〇・四％、同男性で八二・二％、死別の女性で五五・六％、同男性で六二・一％と大きな差が認められた。男性の場合、このような差が職縁ネットワークをはじめとする人間関係の縮小の背景を成していると考えられるが、そのメカニズムは明瞭ではない。また、健康度の面では、死別

表３　配偶者の有無・性別にみたネットワーク類型の分布（%）

	配偶者あり		配偶者なし	
	男　性	女　性	男　性	女　性
全方位型	16.0	9.8	6.0	6.0
大家族・バランス型	9.3	8.6	2.2	6.3
親族・近隣中心型	15.2	16.2	8.8	9.1
友人中心型	14.4	19.2	14.8	14.3
職縁中心型	15.8	9.1	8.2	11.1
家族限定型	10.4	13.3	4.9	10.7
孤立型	18.9	23.7	54.9	42.5
（計）	100.0	100.0	100.0	100.0

男性の二七・六%が「わるい」と感じており、この割合は死別女性（一七・九%）と比べて高かった。男性の場合、配偶者との死別が健康低下を招き、それが人間関係の縮小につながるといった経路もひとつの仮説として成り立つかもしれない。他方、女性の場合、配偶者との死別が交遊関係における経済的な制約を強め、さらには夫方の親戚関係も希薄化するといった要因がネットワーク類型の分布の差異から浮かび上がってくる。

死別の高齢男女を社会的ネットワークの観点から比較した先行研究では、女性の方が男性に比べて、やや優位にあることが報告されている（Kohen, 1983; Stevens, 1995; Wister & Strain, 1986）。本研究の結果も、「孤立型」の割合は死別女性に比べ死別男性で多かった。配偶者との死別が社会的ネットワークの変容にもたらす影響とそのメカニズムを明らかにするためには、縦断的研究による検証が不可欠であると考えられる。

二　職業からの引退

George（1980）によれば、職業からの引退は、配偶者の喪失と並び、高齢期の主要な役割移行（role transition）のひとつとされている。日本の場合、現在は揺らぎつつあるものの、終身雇用制度と定年制度が比較的安定してい

表４　職業の有無・性別にみたネットワーク類型の分布（%）

	有職		引退	
	男　性 (n=1,045)	女　性 (n=190)	男　性 (n=416)	女　性 (n=204)
全方位型	14.4	8.9	12.0	11.8
大家族・バランス型	7.2	4.2	8.4	9.3
親族・近隣中心型	11.5	17.9	16.3	12.7
友人中心型	14.9	11.6	16.6	19.1
職縁中心型	18.4	15.3	9.4	7.8
家族限定型	12.0	10.0	7.0	11.3
孤立型	21.6	32.1	30.3	27.9
（計）	100.0	100.0	100.0	100.0

るため、ライフ・イベントとしてのインパクトはさほど大きくないかもしれない。しかし、職業からの引退が個々人の人間関係に及ぼす影響は、職縁の縮小といった直接的なものだけではなく、経済的制約やアイデンティティの動揺などによる間接的な影響が予想される。職業中心の生活をおくってきた人々にとって、引退は他者との交流を含む社会的生活の縮小の契機ともなり得るのである。

ここでは、職業からの引退の影響をより明瞭に捉えるために、分析対象を被雇用者で正規職員（引退者の場合は、四五歳過ぎまで仕事をしていて最長職が被雇用者で正規職員）のみに限定した。しかしながら、男性の職業経歴が比較的単線的であるのに対して、女性の場合は、より複雑であることが想定されるため、本研究のような横断データの解釈には注意が必要となる。なお、分析対象の平均年齢は男性有職者五八・二歳、同引退者六一・三歳、女性有職者五八・四歳、同引退者六〇・二歳であった。

表４では、職業の有無・性別にみたネットワーク類型の分布を提示した。職業からの引退がネットワーク類型に及ぼす影響には、性差が認められた。引退男性は有職男性に比べて、「職縁型」の割合が大幅に減り、その分「孤立型」の割合が高かった。一方、女性では、有職者で「親族・近隣

表５　健康度・性別にみたネットワーク類型の分布（%）

	よい		ふつう		わるい	
	男　性	女　性	男　性	女　性	男　性	女　性
全方位型	17.6	10.4	12.4	7.3	10.5	7.4
大家族・バランス型	9.1	9.4	8.4	8.8	8.2	3.3
親族・近隣中心型	14.5	14.2	15.1	15.5	14.4	16.9
友人中心型	16.1	20.5	12.3	13.1	11.0	17.4
職縁中心型	15.5	10.3	15.9	8.8	13.3	7.4
家族限定型	8.9	12.4	11.9	14.9	11.3	11.6
孤立型	18.2	22.8	24.0	31.6	31.4	36.0
（計）	100.0	100.0	100.0	100.0	100.0	100.0

中心型」と「職縁型」の割合が高く、引退者で「友人中心型」の割合が高かった。また、男性とは異なり、「孤立型」の割合は引退者より有職者で多かった。

森岡（一九九四）によれば、定年は男性に対して社会的ネットワークの全体的な縮小、女性に対して非職業領域における縁の拡大をもたらすとされる。本研究の結果も部分的には、この説を支持していると考えられる。

三　健康の低下

中年後期から高齢期にかけての健康の低下は、個々人の社会的ネットワークの維持・形成に直接的な影響を及ぼすことが予想される。また、この影響は、本人のみならず、配偶者にとっても少なからずあることが推測される。

表５では、健康度自己評価を「よい」「ふつう」「わるい」の三段階に分けた上で、男女別にネットワーク類型の分布を示した。男性では、健康度自己評価が高いほど「全方位型」や「友人中心型」の割合が高く、「孤立型」の割合が低かった。女性でも、健康度自己評価が高いほど「孤立型」の割合が低い点は同様であったが、「友人中心型」の割合の高さは、「よい」「わるい」「ふつう」の順であった。

表６　配偶者の健康度・性別にみたネットワーク類型の分布（%）

	よい		ふつう		わるい	
	男　性	女　性	男　性	女　性	男　性	女　性
全方位型	17.6	9.5	12.7	13.0	11.1	5.6
大家族・バランス型	9.5	9.5	9.4	7.1	8.0	6.3
親族・近隣中心型	14.4	17.2	15.6	13.4	18.7	16.1
友人中心型	14.8	20.4	13.8	17.6	12.4	15.4
職縁中心型	14.9	9.4	19.6	8.8	14.7	7.7
家族限定型	10.3	12.3	9.8	13.8	12.0	18.2
孤立型	18.4	21.7	19.0	26.4	23.1	30.8
（計）	100.0	100.0	100.0	100.0	100.0	100.0

次いで、配偶者の健康度別にネットワーク類型の分布を検討した（表６）。男性では、配偶者の健康度が高いほど「全方位型」の割合が高く、「孤立型」の割合が低かった。また、「職縁中心型」は「ふつう」で、「親族・近隣中心型」は「わるい」で多くかった。女性では、配偶者の健康度が高いほど「友人中心型」の割合が高く、配偶者の健康度が低いほど「孤立型」や「家族限定型」の割合が高かった。「孤立型」の割合に着目した場合、配偶者の健康度の影響は、女性の方が大きいといえそうである。

六．おわりに

本研究では、第一に、Litwin（1995）、Stone と Rosenthal（1996）の分析手法を参考に、クラスター分析による社会的ネットワークの類型化を試み、析出されたネットワーク類型のプロフィールを分析した。社会的ネットワークの類型化による分析上の利点は、個々人のさまざまなネットワークを一つの特性値によって表し得ることにある。このことは、個人の社会的ネットワークの変容を捉える上では重要な意味を持つ。すなわち、複数時点間の社会的ネットワークの変化を類型間移動として表すことができるのである。ネットワークの類型化に関する研究では、Wenger の一連の研究が著名であるが、定性的調査に基づくその類型学は、一般化や応用という点においては難易度が高い。他方、本研究で用いたクラスター分析による類型化は、簡便で応用度が高いと考えられる半面、縦断研究で用いる際には何らかの統計学的な工夫が必要となる。また、本研究では、クラスターの分類特性として、ネットワークの規模と構成に関連する指標のみしか用いていない。ネットワーク内における相互作用や親密さの度合い、さらにはWengerが分析に用いたネットワークの地理的拡がりなどの指標を加えたネットワーク類型を構築することが今後の課題となる。

第二に、個々人のおかれた状況制約的な側面がネットワーク類型の分布に及ぼす影響を、都市規模と学歴の面から考察した。分析の結果、中年後期の低学歴層においては、学歴の効果として考えられる対人スキルや関係獲得の機会、さらには経済的な制約によって「都市の孤独」に陥る可能性が示唆された。

第三に、ライフ・イベントの及ぼす影響を、ネットワーク類型の分布から推測し、危機の諸相を記述した。本来、ネットワーク類型を用いて、危機と再編、とりわけ再編について考察するためには、同一対象者を用いた縦断調査（Panel Study）が必要となる。ライフ・イベントのもたらす人間関係の危機に対して、個々人の社会的ネットワークがどの程度脆弱さ（vulnerability）を持つのか、そして柔軟さ（flexibility）を持つのかは、先に述べた類型間移動によって推定することができる。

配偶者の喪失は、女性の場合、「親族・近隣中心型」や「友人中心型」のネットワークに影響を及ぼすことが予想される。この背景として、配偶者の喪失が交遊関係における経済的な制約を強め、さらには夫方の親戚関係も希薄化するといった要因が考えられる。他方、男性の場合、配偶者と死別した者は、子どもとの同居率、就業率、健康度がいずれも低く、そのためネットワーク類型の分布が配偶者のいる者と大きく異なっているが、その背景および因果関係は明瞭ではない。

職業からの引退は、男女ともに「職縁中心型」のネットワークに影響を及ぼすことが予想されるが、男性の場合はネットワークを縮小させるのに対して、女性では必ずしもそうではない可能性がある。また、女性の場合は「友人中心型」のネットワークへの再編、男性の場合は「親族・近隣中心型」のネットワークへの再編の可能性も予想される。健康の低下は、男女ともに全般的にネットワークの縮小をもたらすことが予想される。しかし、配偶者の健康低下に関しては男女差があり、男女ともネットワークの再編を伴うものの、女性では「家族限定型」や「孤立型」に陥りやすいと考えられる。これは、配偶者への世話の必要性が女性にとって過重になるためかもしれない。

パネル・データを用いた社会的ネットワークの類型間移動の研究は、以上のような横断調査によって得られた予備的な分析を再検証するとともに、危機に対して対処能力の高いネットワーク類型を解明することにも寄与すると考えられる。

（東海大学教授）

付　記

本稿は、園田恭一先生とはじめて連名で学会発表を行い（日本老年社会科学会第四三回大会）、その後、ある書籍（未刊行）のために書き改める際に、貴重なアドバイスをいただいた思い出深い論文である。先生のていねいなご指導にもかかわらず、稚拙な面の多い論文ではあるが、加筆は必要最低限にとどめた。なお、本研究は、先生とともに参加した東京都老人総合研究所のプロジェクトの成果であり、厚生労働省長寿科学総合研究事業「中高年齢者の職業からの引退過程と健康、経済との関連に関する研究」（平成十〜十二年、主任研究者柴田博）の助成を受けて行われた。使用したデータベースの詳細については、杉澤・柴田（二〇〇三）を参照のこと。

引用文献

森岡清志、一九九四「定年後のパーソナルネットワーク」森岡清志・中林一樹編『変容する高齢者像――大都市高齢者のライフスタイル』日本評論社

杉澤秀博・柴田博編、二〇〇三『生涯現役の危機――平成不況下における中高年の心理』ワールドプランニング

Fischer, C.S. 1982 *To dwell among friends; Personal network in town and city,* The University of Chicago Press

George, L.K. 1980 *Role transitions in later life,* Brooks/Cole Publishing Company. ＝一九八六、西下彰俊、山本孝史訳『老後――その時あなたは』思索社.

Kohen, J.A. 1983 Old but not alone; Informal social supports among the elderly by marital status and sex, *The Gerontologist,* 23, 57-63.

Litwin, H. 1995 The Social networks of elderly immigrants; An analytic typology, *Journal of Aging Studies,* 9, 155-174.

Stevens, N. 1995 Gender and adaptation to widowhood in later life, *Aging and Society,* 15, 37-58.

Stone, L., Rosenthal, C. 1996 Profiles of the social networks of Canada･ s elderly; An analysis of 1990 General Social Survey data, In *The social networks of older people; A cross-national analysis,* Litwin H ed., 77-97, Praeger Publishers.

Wenger, G.C. 1991 A network typology; From theory to practice, *Journal of Aging Studies,* 5, 147-162.

Wister, A.V., Strain, L. 1986 Social support and well-being; A comparison of widows and widowes, *Canadian Journal on Aging,* 5 , 205-220.

新潟水俣病問題に対する社会福祉の視座からの取り組み
――行政・患者団体・大学の連携による実践活動からの考察

寺田貴美代

一．研究目的と方法

新潟水俣病は、患者やその家族の健康面や経済面に被害をもたらしただけではなく、地域における人々の絆に深刻な影響を及ぼした。発生から四〇年以上が経過した現在でも、偏見や中傷に苦しむ人々や、その偏見や中傷を恐れて被害者としての声をあげることのできない人々が存在するなど、依然として深刻な問題が続いている。さらに近年では、若い世代を中心に無関心による問題の風化が危惧されており、患者への直接的な支援のみならず、患者を地域が一体となって支える体制の確立が求められている。そこで新潟県においては、二〇〇九年に「新潟水俣病地域福祉推進条例」が施行され、新潟水俣病患者を含む誰もが安心して暮らすことのできる地域社会の実現を目的に掲げ、保健医療福祉施策や教育・啓発活動の推進、地域社会の再生や融和の促進を目指している。

このような背景の中、被害地域に隣接する大学である新潟医療福祉大学の学生と教員が、行政や患者団体と連携し、社会福祉の視座からの新潟水俣病問題に対する新たな取り組みを進めている。具体的には、新潟県が執り行う新潟水俣病関連情報発信事業（二〇一〇～二〇一三年）の一環として、「学生による総合的な新潟水俣病患者支援プログラム」（研究代表者：新潟医療福祉大学丸田秋男）を展開しており、行政の立場からは新潟県保健福祉部生活衛生課や新潟県立環境と人間のふれあい館（新潟水俣病資料館）、新潟市保健所などの協力を受けている。さらに患者団体の立場からは新潟水俣病安田患者の会による協力を受けている。この他、同じ水俣病の被害地域である熊本県水俣市において胎児性水俣病患者の方々への支援を展開している社会福祉法人さかえの杜ほっとはうすをはじめ水俣市における社会福祉関係機関からも協力を受けている。そして大学からは社会福祉学科の二～四年生、一三二名と教員八名が参加し、これらの関係機関が連携して実践活動を展開している。

そこで本論文は、まず、新潟水俣病をめぐって既に実施されてきた取り組みの現状と問題点を検討する。その上で、新潟医療福祉大学が進める実践活動を社会福祉の視座から捉え直し、今後の可能性と課題を考察することを目的としている。

以下、二「新潟水俣病とは」において新潟水俣病の定義や被害の特徴を整理し、三「新潟水俣病をめぐる取り組みの現状」でこれまで実施されてきた取り組みの現状と問題点をまとめる。さらに四「社会福祉の視座からの行政・患者団体・大学の連携による取り組み」で、人と環境との交互作用に着目し、社会福祉の視座から大学が進めている実践活動について考察する。そして最後の五「まとめ」において全体を総括し、今後の可能性と課題を論じる。

二．新潟水俣病とは

一　新潟水俣病患者の定義

水俣病とは、メチル水銀化合物に汚染された魚介類を長期間多食することにより生じる中毒性の神経系疾患であり、新潟県においては一九六五年に阿賀野川流域で最初の患者が公式に確認された。二〇一二年末現在、新潟県内で「公害健康被害の補償等に関する法律」(以下、公害健康被害補償法) による認定患者は約七百人、「水俣病被害者の救済及び水俣病問題の解決に関する特別措置法」に基づく給付等の申請者は約二千人となっている (新潟県新潟水俣病関連情報トップページ http://www.pref.niigata.lg.jp/seikatueisei/1199377205536.html)

ただし、法に基づく患者の定義と、新潟県の条例に基づく定義では差異がある点に留意する必要がある。新潟県は新潟水俣病地域福祉推進条例において独自の定義を定めており、「メチル水銀が蓄積した阿賀野川の魚介類を摂取したことにより通常のレベルを超えるメチル水銀にばく露した者であって水俣病の症状を有する者」を新潟水俣病患者としている (新潟県二〇〇八：五)。したがって、公害健康被害補償法に基づく水俣病の認定患者が法律上の水俣病患者である一方、新潟県では認定患者・未認定患者を含め、一定の条件のもとで症状が認められる被害者を患者としてみなしている。そこで本論文で、被害の実態を考慮し、より広範な被害者を認めている新潟県の定義を採用し、かつ、被害を受けつつもそれを訴えることのできない潜在的患者が多数存在することをも念頭に置き、考察するものとする。

二　新潟水俣病による被害の特徴

(1) 身体的被害

体内に取り込まれたメチル水銀が脳に入り込み神経細胞を破壊することによって多様な症状を発する。具体的には、手足の感覚の低下や痺れ・震え、こむら返り・痙攣、視野狭窄・視力低下、聴覚障害、嗅覚・味覚障害、構音障害、運動失調、めまい・立ちくらみ、疲れやすい・眠りが浅い等の多様な症状を伴う。また、新潟水俣病は初期の劇症型の症例が少なく、大半は慢性型水俣病であるという特徴がある。そのため経過が緩やかで、かつ前述のような多様な症状が存在し、人によって症状が異なる。したがって、日常生活にさまざまな支障をきたすものの、周囲からは目に見えにくく、理解され難い症状も多いという特徴がある。これらが認定・未認定患者に限らず差別や偏見による被害を増幅させる要因の一つとなっていることが指摘されている（堀田二〇〇二：八二）。そして、現在においても新潟水俣病の根本的な治療方法は見つかっておらず、鍼灸マッサージ、温泉療養をはじめとする痛みを和らげるための対処療法などが中心となっている（新潟県二〇〇七：一七：坂井 a 二〇一〇：坂井 b 二〇一〇）。

（二）　社会的被害

発生当初、原因が不明であったために伝染病などの誤解を受けて地域から孤立した患者がいたばかりではなく、原因判明後も、差別・中傷・偏見などの被害が継続した。具体的には、患者とわかると仕事を解雇されたり、子どもの就職や縁談で差別を受けたりしたという事例が報告されており、精神的にも著しい被害を被った（新潟県二〇〇七：一八）。また認定申請や訴訟に関して、「補償金目的」「ニセ患者」などと中傷・嫌がらせを受ける被害も発生した。さらに患者本人の身体症状による就業困難や医療費負担などに加え、派生的被害として生じる失業および家族介護のための就業困難などによって患者や家族が経済的に困窮する事態も起きた（新潟県二〇〇七：一八）。

その上、新潟水俣病にかかわる差別は、差別する側とされる側という二項対立で単純に捉えられるものではなく、差別的な言動が被害の母集団ともいえる地域住民間でも発生することが指摘されている（関二〇〇三：二二七）つまり、認定患者と未認定患者のように、制度の適用・非適用が長年に渡って人々の境遇に多様な差異をもたらし（堀田二〇〇二：一一五）、また、訴訟を起こすか否かや訴訟の時期、判決結果などによっても立場の違う集団が複数形成された（関二〇〇三：二二八）。このように、新潟水俣病をめぐって人々が置かれた状況や選択した行為に基づいてアイデンティティが構築されることになり、地域住民間での人間関係の悪化や絆の断絶などの問題が惹起し、被害の長期化や深刻化を招いたことが指摘されている（関二〇〇三：二三六；船橋二〇〇六：七〇－七一）

三．新潟水俣病をめぐる取り組みの現状

これまで論じてきたように、新潟水俣病による身体的被害とともに、生活の諸領域において派生的被害とも言うべき社会的孤立や精神的被害、経済的困窮などさまざまな苦痛と不利益が引き起こされた。さらに、地域社会にも影響が広がり、社会的紐帯が弱化したばかりか、差別や偏見、社会的排除等、さまざまな社会的被害が生じた（船橋二〇〇六：五八）。その結果、症状があっても被害を訴えることのできない潜在的患者が現在でも多数存在するなど、被害は一層深刻化していることが指摘されている。[1] したがって新潟水俣病問題とは、このようなさまざまな問題状況が絡み合うことにより多面的な苦境に追い込まれるという複合的被害の総体ということができる。

このような状況の中、新潟県においては、新潟水俣病患者への直接的な支援はもちろんのこと、地域住民への働きかけによる間接的な患者支援にも取り組んでいる。その取り組みの現状を図にまとめたものが**図1**であり、患者やその家族を支える主要な存在として行政や患者団体、そして地域を位置付けている。例えば行政は、社会的被害の拡大には新潟水俣病問題への啓発不足が一因となっていることを認め（新潟県二〇〇七：一八）、二〇〇九年に新潟水俣病地域福祉推進条例を制定して新潟水俣病への取り組みを明確化することにより、県施策の枠組みを定めた。それにより、患者の福祉の増進等を図るための保健医療福祉施策として福祉手当などを給付する他（図1のC）、地域の再

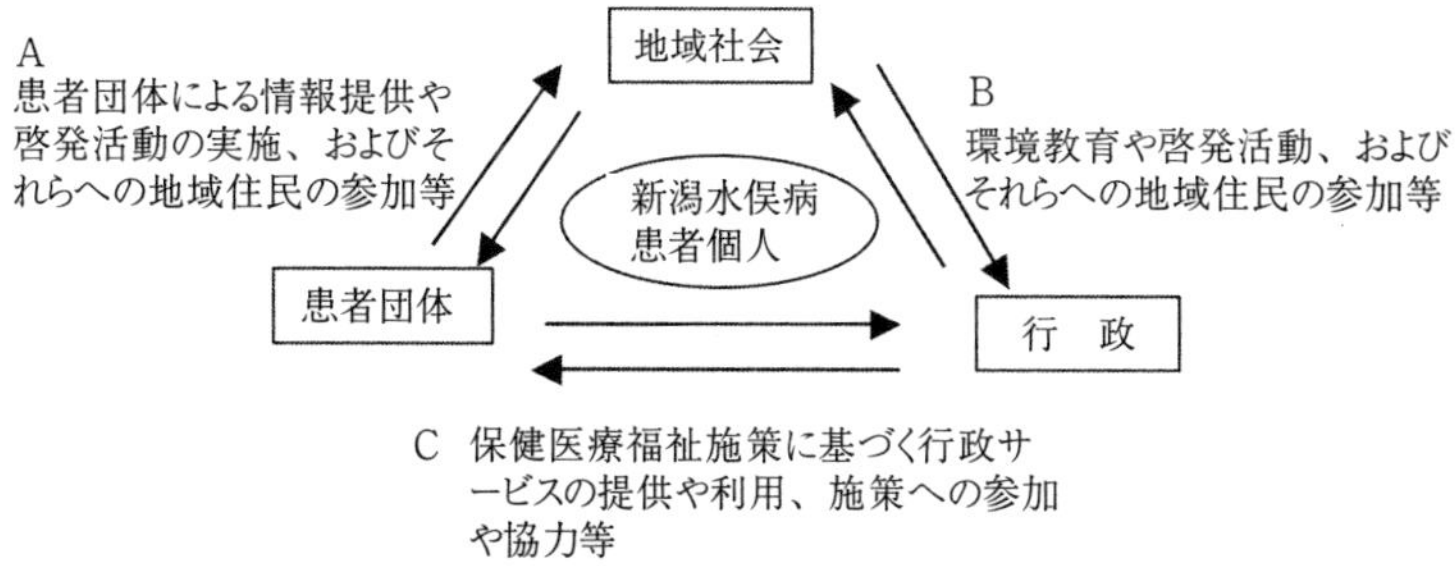

図1　新潟水俣病問題への取り組みの現状

生・融和を図るための患者と地域住民との交流の促進、新潟水俣病に関する教育の推進と啓発活動の充実、民間団体等の活動の促進、情報の発信と提供などを図るとしている（図1のB）。

また、行政のみならず、患者団体も地域とのかかわりを深めるための独自の取り組みを展開している。例えば患者自身が新潟水俣病の被害の実体験を話す語り部として啓発活動に参加したり、地域との交流を図るための活動を実施しており（図1のA）、また、行政が提供するサービスを利用するだけではなく、積極的に要望を伝え施策への参加や協力も行っている（図1のC）。

ただし、このような取り組みが必ずしも期待通りの成果をあげているとは言い難い現実がある。例えば、新潟県と新潟市が共同で、新潟大学医学部保健学科に委託して実施した、新潟水俣病患者本人からの聞き取り調査の結果によれば、「人が見ても、どこか悪いようには見えないので、怠けているとか、聞こえないふりをしているとか思われる」「デイサービスで椅子に座っている時、他の人はつらかったら介護士さんに遠慮なく言えるでしょうけど、私は水俣病でしびれるなんて言えない」、「外来やデイサービスなどでも、『みんなが待っているのに自分だけ横になりたいとは言えない、でもつらい』」など周囲から理解されない切実な苦しみが報告されている（坂井二〇一〇a：六‐七：坂井二〇一〇b：二二）。さらに、新潟医療

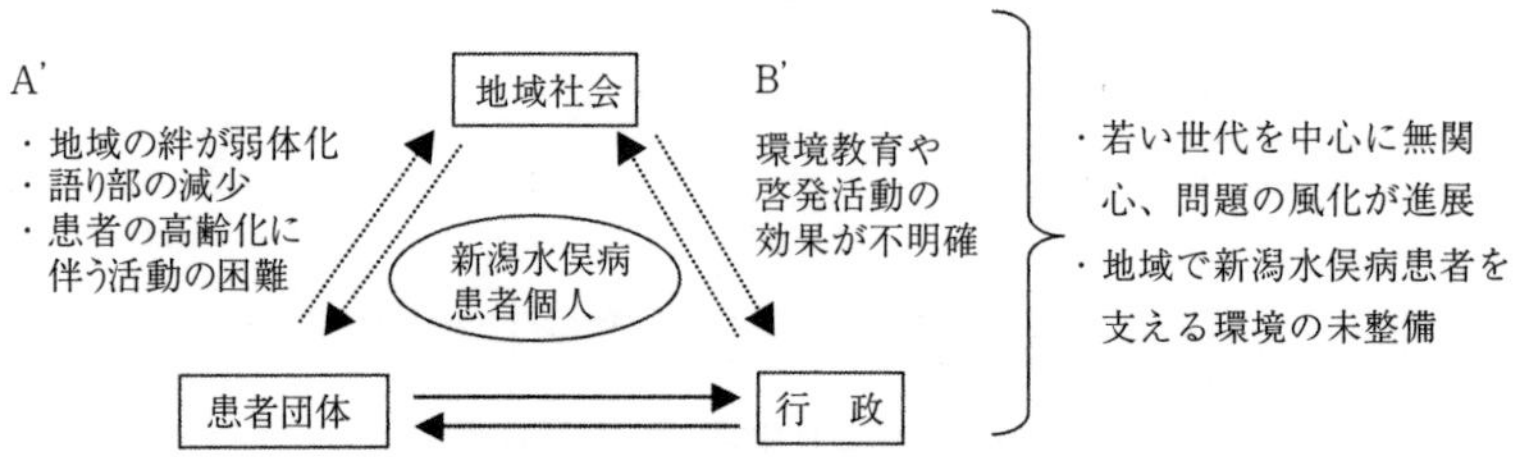

C'・保健医療福祉施策を始めとする行政サービスの整備や充実の必要性
・患者の高齢化に伴う行政への参加や協力の困難
※ただしC'は、訴訟やマスメディア報道等により、他（A'やB'）に比べて社会的関心が集まりやすいという特徴がある

図２　現行の取り組みにおける主な問題点

福祉大学が学生を対象に実施したアンケートにおいては、新潟出身の学生たちでさえも新潟水俣病に関して学ぶ機会は、小中学校における数時間の環境学習教育などに限られ、その知識も極めて限定的であることが明らかとなっている。[2]

　このような現行の取り組みにおいて顕在化している問題点を整理したものが**図2**である。新潟水俣病問題への取り組みをめぐっては、しばしば訴訟等における当事者や支援団体の要請がマスメディア等を通して報じられており、図2の中でも、C'として示した行政施策の整備やさらなる充実の必要性に対しては社会的関心が集まりやすい傾向がある。その一方で、A'やB'は行政や患者団体等によって問題解決の必要性が指摘されながらも、必ずしも社会的関心が高いとは言い難い状況である。例えばA'が示すように、新潟水俣病の被害体験を話すことができる語り部の減少や患者の高齢化など患者自身が主体となる活動は困難となりつつあり、また、地域住民との絆の弱体化が指摘されている。さらにB'のように、行政は新潟水俣病に関する啓発活動や環境教育などを進めているものの、その効果は不明確であり、新潟県が新潟水俣病問題に関して設置した懇談会による最終提言においても県全体をあげて啓発活動や教育活動を一層推進する必要性があることが述べられている（新潟水俣病に係わる懇談会二〇〇九)。無論、社会からの関心の高さが、そのまま問題の解決に直結するわけではないが、社会からの無関心による問題の風化が危惧され、地域で患者を支える環境が十分に整っているとは言い難い状況において、特にA'やB'として示した問題への対応が急務の課題となっている。

四．社会福祉の視座からの行政・患者団体・大学の連携による取り組み

まず一「社会福祉の視座からの考察」において本論文が依拠する社会福祉の視座を明確化する。その上で、二「行政・患者団体・大学の連携による取り組み」において、新潟医療福祉大学が患者や患者を取り巻く地域住民などとの仲介役となって、新潟水俣病への理解を拡大するための一助として始めた新たな取り組みについて論じる。

一　社会福祉の視座からの考察

人と環境との交互作用を重視し、生活上の諸問題を環境との関係から把握する方法の一つに、生態学的アプローチがある。[3] ここでいう環境とは人々を取り巻く生活環境全般を意味しており、この理論に基づくソーシャルワークを最初に提唱したGermain,C.B.は、「生態学的視点は、個々の文化的・歴史的コンテクストを併せ持つシステムとして、人間と環境をみる必要性を明らかにした」ものであり、「人も環境も、他方のコンテクストに、相互に、継続的に影響する関係という観点からのみ、十分に理解することができる」と述べている（Germain 1995：816-824）。そして、『『人間』は、たゆみなく変化する『状況』と、これまた不断に変化してゆくニードや情熱との間に、うまく一致点を見出さなくてはならず、そのためには、自分自身と環境の双方が適応的変化をして行かなくてはならない」（小

島一九九二：一〇九）としている。すなわち、人間をさまざまなレベルにおいて環境と交互作用を行いながら成長しうる存在として捉え（松田一九九九：一四四）、人と環境が変化し合う交互作用に着目する必要性を強調している。また、「人と環境へのソーシャルワーク介入を行う、エコロジカル理論の可能性は、個人や家族、集団、組織だけでなくコミュニティや政治的アドボカシーにおいても有用性を発揮する」と述べ（Germain 1995：816-824）、広範な領域で活用可能な概念であると言う。さらにGermain,C.B.は、Gitterman, A.と共に生態学的視点をライフ・モデルとして体系化している。このライフ・モデルでは、人間と環境の交互作用に着目し、環境自体を援助のための方法として位置付けるとともに、当事者の行動と意志決定に重点を置いている。そして、環境との間での葛藤や緊張を経て、環境の修正や有用な環境の発見とその活用、新しい環境の創造などを通し、人間が、自らの生活様式を築く過程を重視している（平塚一九九五：一七〇）。

Germain,C.B.らによる生態学的アプローチは、すでに日本でも多数の論者によってその重要性が指摘されている一方、システム論との統合が求められるなど、実践的展開方法に結びつける上での課題がしばしば指摘されている（稲沢一九九二：一七五－一八一：平塚一九九五：一七〇：中村二〇〇五：一二〇、一三一－一三二：溝渕二〇〇九：三二－三三）。したがって、新潟水俣病問題をめぐってはこれまで患者個人に対する取り組みに力点が置かれ、患者を取り巻く環境としての地域への働きかけは必ずしも十分とは言えなかった経緯を踏まえるならば、このような生態学的アプローチを導入することは大きな意味があると考える。

すなわち、本論文で論じたように、新潟水俣病患者を支援する主な取り組みとしては療養手当や福祉手当などの支給や相談窓口の開設、保健師訪問をはじめとする行政サービスが主に保健や医療の側面から患者に提供されてきたものの、地域における信頼関係や人間関係が崩れ、社会的紐帯が弱体化することにより、患者は身体的被害のみならず、社会的被害によっても苦境に立たされており、さらに、そのような偏見や中傷を恐れて被害の声をあげられない人々が存在している。その一方で、地域社会への働きかけとして、小中学校における環境教育や一般市民向けの講演会などによる啓発活動などが実施されてきたものの、若い世代を中心に地域住民の無関心による問題の風化が危惧されている。

このような現状を人と環境との交互作用に着目する生態学的な視座から捉えるならば、個人か社会かという一面的な支援のあり方そのものを乗り越え、時間的経過の中で患者と患者を取り巻く環境の相互関係を通して生活を包括的に把握する必要性が一層明確になる。つまり、顕在化した患者への直接的な支援のみならず、その背景にある社会的状況に目を向け、その環境改善を図る必要があり、また、社会的被害への怖れから被害を訴えられない人々が多数存在している現状を考慮するならば、潜在的患者への対策という意味でも、顕在化した患者への支援に留まらず、社会の側の変化をも促し、社会的環境を整備することが重要であると言うことができる。この点について堀田は、新潟水俣病問題の根本的解決とは、「公害問題でありながら、底辺にある『自然生態系の変化』ならびに『環境の質の悪化』である『地域社会・文化の変容』をもたらしたところにまず視点を持っていかなければなら」ず、「現在の制度上の認定患者も未認定患者もどちらも社会的な公害病患者としてお互いに認識し、地域社会の人々も認識すること」の重要性を指摘している（堀田二〇〇二：二一四）。無論、高齢化が進む患者個人への支援を一層充実させる必要性は言うまでもないが、それに加えて、支援実践の前提となる基本的な視点として人と環境の交互作用に着目し、患者を地域が一体となって支えるための体制を整えることが不可欠となっている。

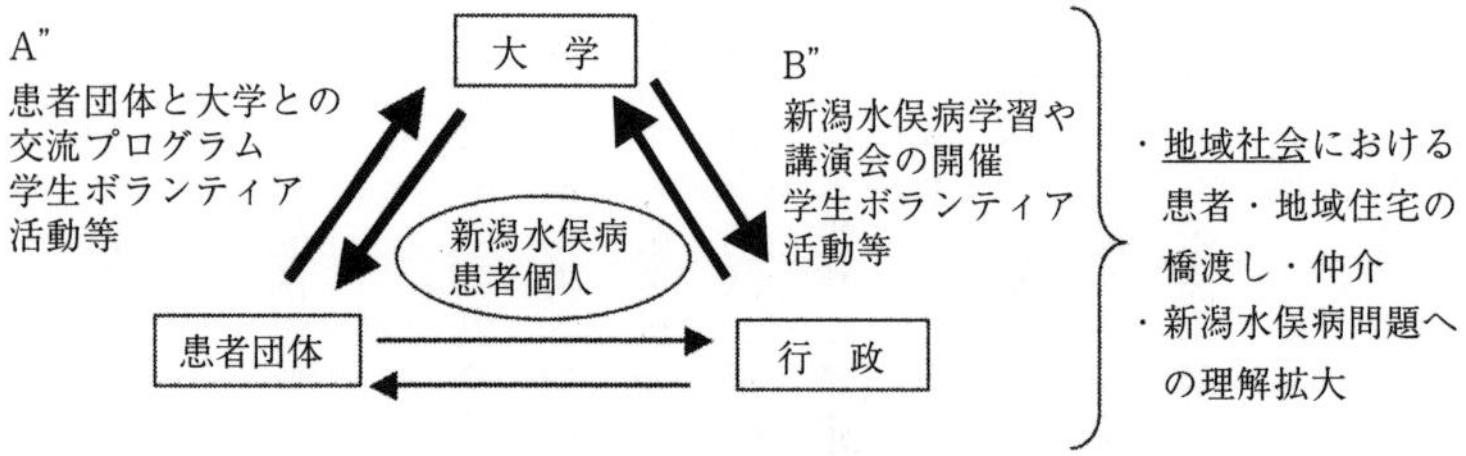

図３　行政・患者団体・大学の連携による取り組み

二　行政・患者団体・大学の連携による取り組み

新潟医療福祉大学が行政や患者団体と連携することにより、患者や患者を取り巻く地域住民などとの仲介役となって、新潟水俣病への理解を拡大するための一助として始めた取り組みを図式化したものが**図３**である。

具体的活動としては、まず、A"で示した大学と患者団体間での取り組みとして、被害地域において患者やその支援者から学生と教員が直接話を聞いたり（**写真１**）、患者団体の活動に、学生と教員がボランティアとして参加するなどの活動を通して交流を図っている（**写真２**）。

この他にも大学は、同じ水俣病被害地域である熊本県水俣市の社会福祉協議会やNPO団体と協力し、学生と教員が水俣市にて現地学習を行い、水俣病患者やその支援者との連携も深めている。

一方、B"で示した大学と行政間の取り組みとしては新潟水俣病に関する学習会の開催や行政が主催する新潟水俣病関連のイベントへのボランティアとしての参加などがある。具体的には、新潟水俣病資料館館長や患者の相談指導を行っている新潟市保健所の保健師から講義を受けたり（**写真３**）、原因企業の工場跡地の現場を訪問する現地学習などを実施している（**写真４**）。そして、新潟水俣病資料館でのボランティア活動や行政との共催による講演会の実施、学園祭における学内外へ向けた研究成果発

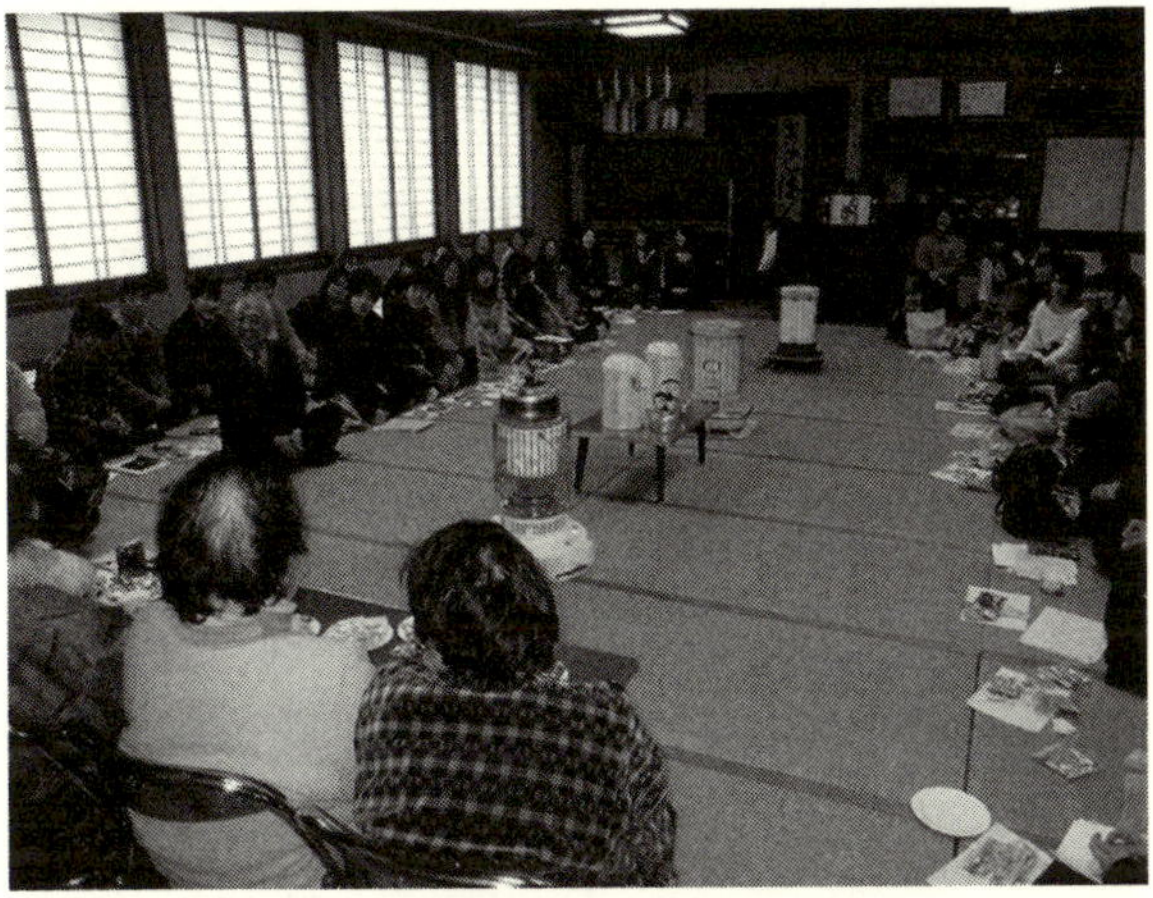

写真１　被害地域にて患者団体と交流

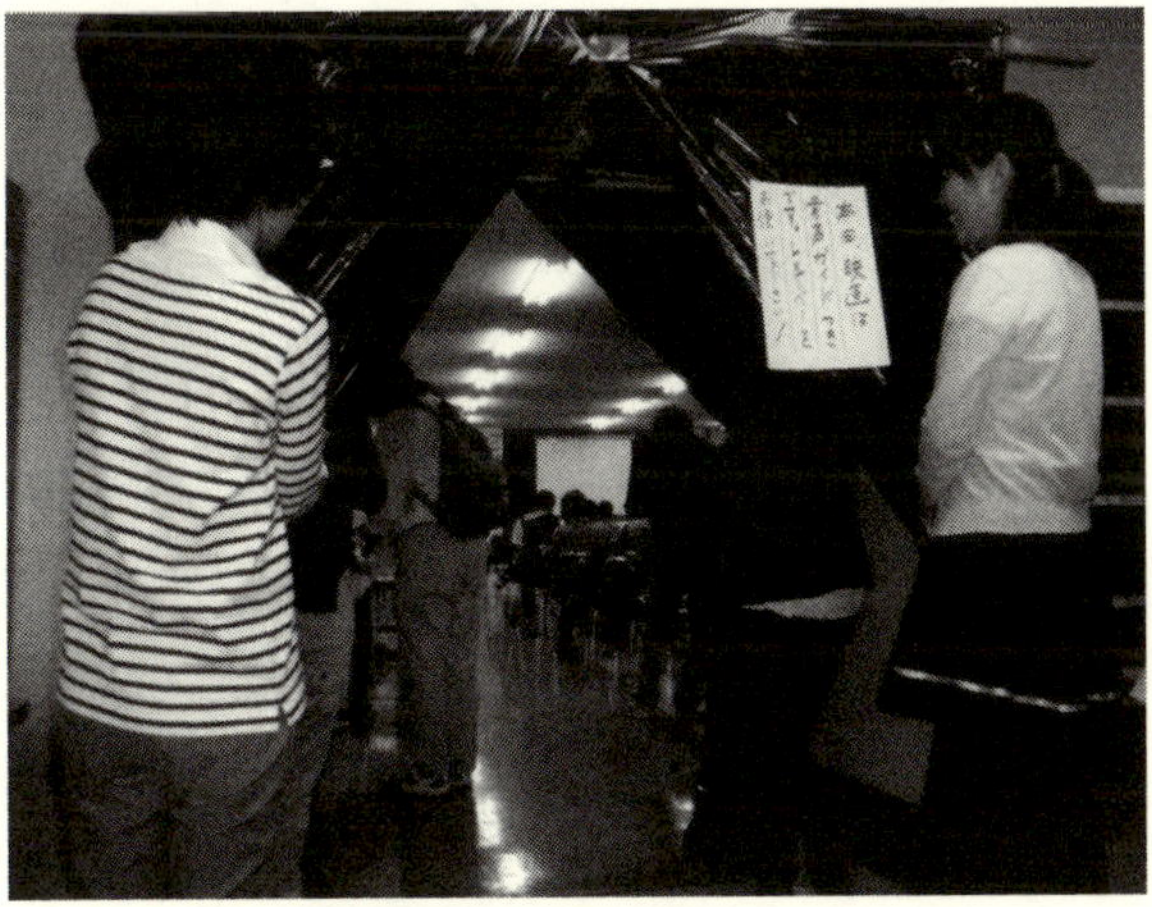

写真２　患者団体活動での学生ボランティア

表なども行っている。

このような取り組みは、地域が一体となって患者を支える体制がなかなか整わない現状において、大学が認定患者・未認定患者を含めたさまざまな立場の地域住民同士をつなぐ橋渡しになるとともに、学生や教員を通して、行政や患者団体が進める新潟水俣病への理解拡大の一助を担っている。さらに、新潟医療福祉大学における「学生による総合的な新潟水俣病患者支援プログラム」は、社会福祉学科が中心となって進めており、毎年、同学科を卒業する約一五〇名の内、約九割が新潟県内に就職し、その大半は社会福祉専門職に就いていることから、卒業後も地域社会で人と人とをつなぐ役割を担う可能性がある。それはまさに人と環境の交互作用を大学が媒介となって促進する取り組みであり、患者を社会全体で支えるための仕組みづくりの過程として位置付けることができると考える。

五．まとめ

これまで新潟水俣病患者を支援する直接的な取り組みとしては保健や医療的側面を中心に提供されてきた。また、地域社会への働きかけとしては、環境教育や啓発活動などが実施されてきた。しかし、地域における紐帯の弱化や問題の風化が指摘されており、地域社会において新潟水俣病患者を支える環境が十分に整備されているとは言い難い状況である。また、患者自身が新潟水俣病の語り部となって被害を語り継ぐといった患者団体による独自の活動も展開されているものの、日本社会全体の高齢化の進展に伴い、患者の高齢化が進んでおり、身体的に極めて厳しい状況にある。当事者を中心とする患者団体の活動には限界があり、潜在的患者も多数存在していることから、地域社会の側の変化による環境整備も急務の課題となっている。

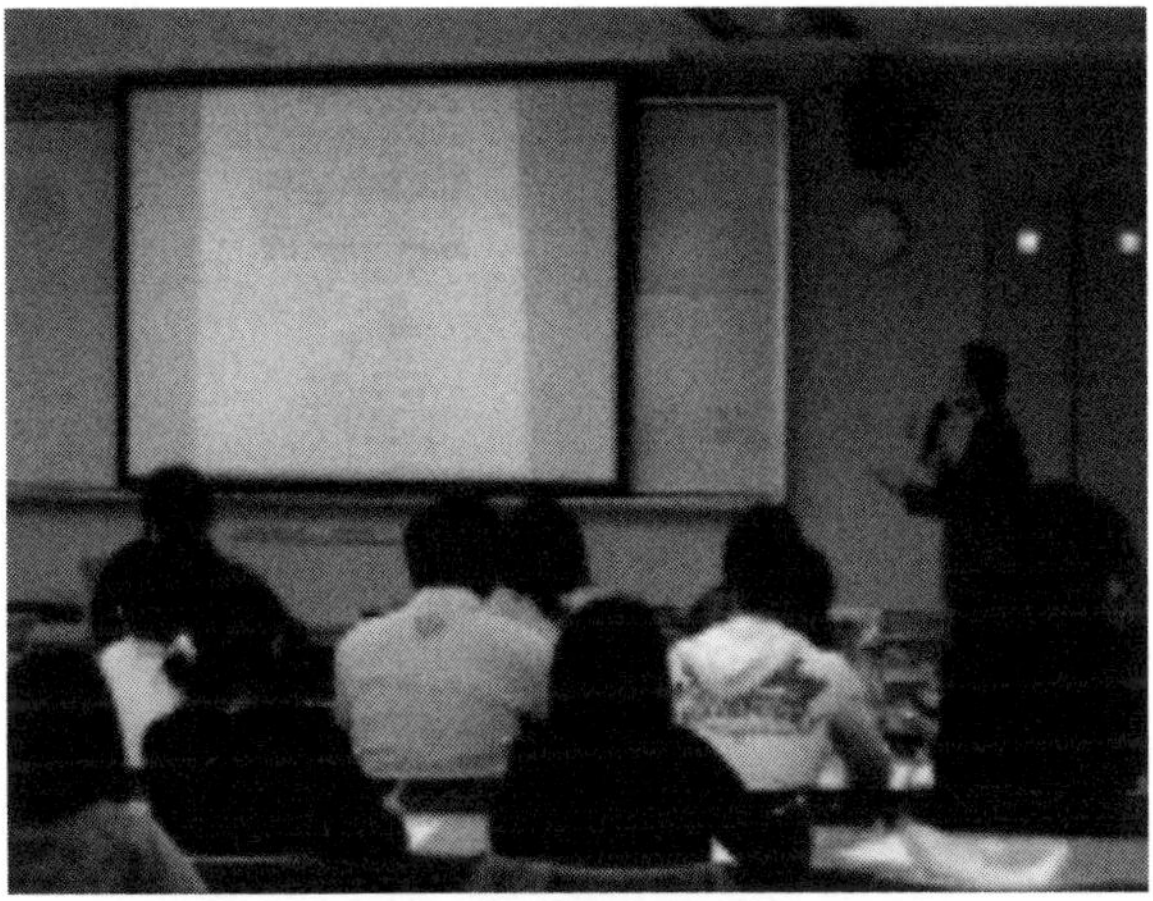

写真３　新潟水俣病資料館館長による講義

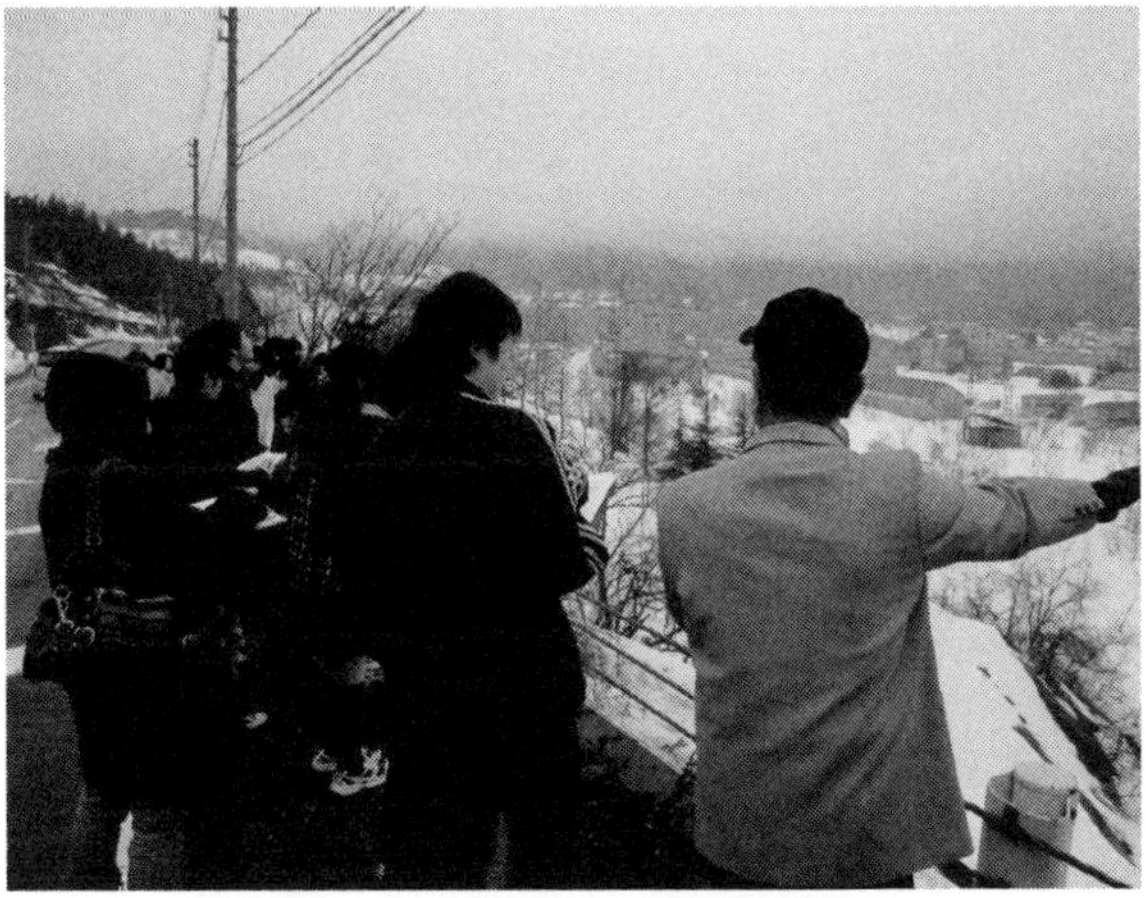

写真４　原因企業の工場跡地を見学

そのため、患者自身に対する支援の充実を図る重要性は言うまでもないが、同時に、個人への働きかけか、社会環境への働きかけかという二者択一的な取り組みに偏らない支援展開も不可欠となっている。本論文が取りあげた実践活動は、人と環境の関係を包括的に捉えることにより、両者の交互作用を大学が媒介役となって促進し、高齢化した患者を社会全体で支えるための仕組みを作る試みである。体制を整備する一連の過程という観点から捉えるならば、まだ緒に就いたばかりであり、当然ながら新潟水俣病をめぐって立場の異なる人々の不和や反目を解消する万能薬となるわけでもない。しかし、被害地域に隣接する大学がこの活動を通して今後も新潟水俣病に対する理解を広めることは、さまざまな立場の違いを超え、地域社会が一体となって患者を支えるような体制づくりを目指す一助となる可能性は高いと考える。この実践活動を通して熊本県水俣市の関係機関との連携も始まり、地理的なつながりを越えた活動の展開が期待される中で、大学は行政や患者団体、地域社会との連携をより強化し、さらに活動を継続・発展させていくことが今後の重要な課題である考える。

なお、本論文の内容は、新潟県新潟水俣病関連情報発信事業（研究代表者：新潟医療福祉大学丸田秋男）による研究成果の一部であることを申し添える。

【付記】

園田恭一先生には、学位論文の主査として執筆および審査の過程でご指導いただいた。極めてご多忙な日々をお過ごしでいらしたにもかかわらず、いつも笑顔で接してくださり、終始、暖かく見守りつつ研究を導いてくださった。また、現職に就くきっかけを与えてくださったのも園田先生であり、直接的なご助言ばかりでなく、先生の研究に対する姿勢そのものからも多くのことを学ばせていただいた。特に、日常生活でも常に問題関心を持ち続け、研究テーマに挑むことの大切さを教えていただいたことは、私の大きな財産である。

先生は折に触れて、「社会福祉を一言で表現するなら何ですか」「今、最も重要なキーワードは何だと思いますか」「一番興味深いと思う研究者は誰ですか」などと研究の根幹とも言うべき問いを繰り返しお尋ねになった。本書とは別論文ではあるが、今年度、自分なりの応答を未熟ながらもまとめることができたのは、先生のご指導のおかげである（寺田貴美代、二〇一三「利用主体－提供主体間の相互規定を通した社会福祉の成立」『福祉社会学研究』（10）一〇三－一二四頁）。この場をお借りして、個人的な思いにかかわるテーマを与えてくださり、長年に渡って研究を導いてくださったことを特に記して、深く感謝の意を表したい。

（新潟医療福祉大学准教授）

注

1　未認定患者を対象とする調査結果によれば、身体の不調を感じながらも集団検診を受診しない理由としては、「もし水俣病だとすると、自分や家族、親戚の結婚、就職に障害となると考えたから」や「もし水俣病だとすると地域からつまはじきにされると思ったから」が上位に挙がっており、また、認定医申請が遅れた理由もほぼ同様の回答となっている（渡辺二〇〇六：八四）。さらに、身体的な「症状の差異はもちろんのこと、個人を取り巻く状況、被害者運動の有無や居住地域などが被害の顕在化と潜在化を左右する要因になる」ことが論じられており、「社会的な病」としての水俣病には「水俣病発症の潜在的な母数が示唆される」ことが指摘されている（関二〇〇三：七）。

2　紙幅の都合上、学生を対象に実施したアンケートの詳細は割愛するが、小中学校の環境学習等において数時間の授業を通して新潟水俣病の基礎知識を学んだ経験はあるものの、患者の境遇などについてはほとんど知らないという学生が大半であった。また、多くの学生たちが自らの知識不足を感じていることが調査結果から明らかとなっている（新潟医療福祉大学二〇一一）。

引用文献・ホームページ

Germain,C.B. & Gitterman,A. 1995 *Ecological Perspective, Encyclopedia of Social Work*,19th Ed., NASW, p.821
平塚良子、一九九五「生態学的アプローチのパラダイム分析と今後の展望」『ソーシャルワーク研究』二一（三）、一六七－一七四頁
稲沢公一、一九九二「生態学的視点の理論的限界：社会福祉原理研究ノート〔二〕」『社会福祉学』三三（二）、一六三－一八六頁
堀田恭子、二〇〇二『新潟水俣病の受容と克服』東信堂
舩橋晴俊、二〇〇六「加害者過程の特質：企業・行政の対応と加害の連鎖的・派生的加重」飯島伸子・舩橋晴俊編著『新版新潟水俣病問題：加害と被害の社会学』東信堂、四一－七四頁
小島蓉子編訳・著、一九九二、『エコロジカル・ソーシャルワーク』学苑社
松田博幸、一九九四「集団・組織援助の方法と技術」太田義弘編著『ソーシャルワーク実践と支援過程の展開』中央法規出版、一四三－一五六頁
溝渕淳、二〇〇九「ソーシャルワークの課題と目的」太田義弘編著『ソーシャルワーク実践と支援科学：理論・方法・支援ツール・生活支援過程』相川書房、一一－二二頁
中村沙織、二〇〇五「生態学的（エコロジカル）アプローチ」久保紘章・副田あけみ編著『ソーシャルワークの実践モデル：心理社会的アプローチからナラティブまで』川島書店、一一九－一三三頁

新潟医療福祉大学、二〇一一『平成二二年度新潟水俣病情報発信事業報告書　新潟水俣病への想いと願い：学生からのメッセージ』新潟医療福祉大学
新潟県、二〇〇七『新潟水俣病のあらまし』福祉保健部生活衛生課
新潟県、二〇〇八『誰もが安心して暮らせるために：平成二一年四月一日新潟水俣病地域福祉推進条例がスタート』福祉保健部生活衛生課
新潟県新潟水俣病関連情報トップページ http://www.pref.niigata.lg.jp/seikatueisei/1199377205536.html（二〇一三・二・二十）
新潟水俣病に係る懇談会、二〇〇九『新潟水俣病に係る懇談会最終提言書：患者と共に生きる支援と福祉のために』新潟県福祉保健部生活衛生課
坂井さゆりほか a、二〇一〇『新潟水俣病患者さんのからだとこころのケアにつながるハンドブック：新潟水俣病患者四六四人が語るいのちのメッセージ』新潟県保健福祉部生活衛生課・新潟市保健所健康衛生課
坂井さゆりほか b、二〇一〇『保健・医療・福祉専門職のための新潟水俣病ケア』新潟県保健福祉部生活衛生課・新潟市保健所健康衛生課
関礼子、二〇〇三『新潟水俣病をめぐる制度・表象・地域』東信堂
渡辺伸一、二〇〇六「被害者潜在化のメカニズム：集団検診の受診と認定申請をめぐる困難の分析」飯島伸子・舩橋晴俊編著『新版　新潟水俣病問題：加害と被害の社会学』東信堂

地域における見守り体制構築に向けての基礎的研究

渡邉敏文

一．はじめに

近年の日本の高齢化は、急激な速さで進行している。高齢化社会（高齢化率七％）から高齢社会（高齢化率一四％）に移行した期間は、フランスが一一五年、スウェーデンが八五年、イギリスが四七年、ドイツが四〇年であったのに対して、日本は二四年しかかかっていない。

二〇一〇（平成二二）年一〇月一日を期して実施された国勢調査結果では、六五歳以上の高齢者の人口が二千九五八万人、高齢化率は二三・〇％である。併せて、少子化も急速に進んでいる。また、平成二一年国民生活基礎調査（**表1**）によれば、六五歳以上の者のいる世帯は、二千一二万五千世帯で全世帯に占める割合は四一・九％となっている。その内訳をみると、単独世帯が四六三万一千世帯（二三・〇％）、夫婦のみの世帯は五九九万二千世帯（二九・八％）、親と未婚の子のみの世帯が三七三万世帯（一八・五％）、三世代世帯が三五一万八千人（一七・五％）となっている。また、六五歳以上の者のみの世帯数は、九六〇万九千世帯（四七・七％）となっている。平成元年には六五歳以上の者のいる世帯は、一千七七万四千世帯であったので、二倍近くに増加している。そして、六五歳以上の者のみ

表１　世帯構造別にみた 65 歳以上の者のいる世帯数及び構成割合の年次推移

年次	65歳以上の者のいる世帯	全世帯に占める割合（%）	単独世帯	夫婦のみの世帯	親と未婚の子のみの世帯	三世代世帯	その他の世帯	（再掲）65歳以上の者のみの世帯
	推計数（単位：千世帯）							
昭和61年	9,769	(26.0)	1,281	1,782	1,086	4,375	1,245	2,339
平成元年	10,774	(27.3)	1,592	2,257	1,260	4,385	1,280	3,035
4	11,884	(28.8)	1,865	2,706	1,439	4,348	1,527	3,666
7	12,695	(31.1)	2,199	3,075	1,636	4,232	1,553	4,370
10	14,822	(33.3)	2,724	3,956	2,025	4,401	1,715	5,597
13	16,367	(35.8)	3,179	4,545	2,563	4,179	1,902	6,636
16	17,864	(38.6)	3,730	5,252	2,931	3,919	2,031	7,855
19	19,263	(40.1)	4,326	5,732	3,418	3,528	2,260	8,986
20	19,777	(41.2)	4,352	5,883	3,634	3,667	2,241	9,237
21	20,125	(41.9)	4,631	5,992	3,730	3,518	2,254	9,609
22	20,705	(42.6)	5,018	6,190	3,837	3,348	2,313	10,188

	構成割合（単位：%）							
昭和61年	100	·	13.1	18.2	11.1	44.8	12.7	23.9
平成元年	100	·	14.8	20.9	11.7	40.7	11.9	28.2
4	100	·	15.7	22.8	12.1	36.6	12.8	30.8
7	100	·	17.3	24.2	12.9	33.3	12.2	34.4
10	100	·	18.4	26.7	13.7	29.7	11.6	37.8
13	100	·	19.4	27.8	15.7	25.5	11.6	40.5
16	100	·	20.9	29.4	16.4	21.9	11.4	44
19	100	·	22.5	29.8	17.7	18.3	11.7	46.6
20	100	·	22.0	29.7	18.4	18.5	11.3	46.7
21	100	·	23.0	29.8	18.5	17.5	11.2	47.7
22	100	·	24.2	29.9	18.5	16.2	11.2	49.2

注：1）平成７年の数値は、兵庫県を除いたものである。
　　2）「親と未婚の子のみの世帯」とは、「夫婦と未婚の子のみの世帯」「ひとり親と未婚の子のみの世帯」をいう。
出所：厚生労働省「平成 22 年国民生活基礎調査」

の世帯数について見てみると、平成元年には二三三万九千世帯であったが、平成二二年には一千一八万八千世帯になり、五倍近くに増加している。

ここで確認しておきたいことは、従来から言われている日本の高齢化率の高さと進行の早さに加え、高齢者のいる世帯数の増加、中でも、高齢者のみの世帯や高齢者の単独世帯の急激な増加である。

少子化を裏付ける数値として、合計特殊出生率の推移を参考にする。日本の人口置換水準は二・〇七〜二・〇八といわれているが、厚生労働省「平成二二年（二〇一〇）人口動態統計」によれば、二〇一〇（平成二二）年の合計特殊出生率は一・三九で、人口を維持するために必要な数値を大幅に割り込んでいる。昭和四〇年代はほぼ二・一台であったが、一九七五（昭和五〇）年には一・九一と二・〇〇を下回り、それ以来低下傾向が続き、二〇〇五（平成一七）年は一・二六で、一九四七（昭和二二）年以降の統計調査では最低を記録した。二〇〇六（平成一八）年以降は、一・三台になり、近年は横ばいかやや持ち直してきてはいるが、人口置換水準の回復には、程遠い状況である。

このような、状況のなかで、地域における見守り体制の構築は、各地域において、差し迫った重要な地域の課題・ニーズとなっている。

このように高齢化が進んでいるなか、多くの地域において見守り体制の構築の試みが始まっている。しかし、その動向と裏腹に、最近はコミュニティが崩壊しており、見守り体制の構築が進展していない地域が多い。したがって、本研究の研究テーマである見守り体制の構築は、今日の日本における重要なテーマであるといえる。前述のことを踏まえ、それに対応するための見守りの構築の方策に関する基礎的な研究を行うこととした。

二．研究の方法・目的

研究の方法として、厚生労働省のモデル事業である「安心生活創造事業」を検討するとともに、筆者が関わっている具体的な事業を客観的に検証・考察していくことによって、地域における見守り体制の構築をどのように行っていけばよいのか、その方策を見出したい。「安心生活創造事業」については、主に厚生労働省のホームページ（http://www.mhlw.go.jp/seisakunitsuite/bunya/hukushi_kaigo/seikatsuhogo/anshin-seikatu/index.html）を参考として検討する。

また、筆者も参加している新潟市北区におけるネットワークづくりの実践をとおして、見守り体制構築の方策について考察を行っていく。

三．安心生活創造事業

一　安心生活創造事業とは

「安心生活創造事業」とは、厚生労働省が選定する地域福祉推進市町村が実施するモデル事業で、市町村と国が協働して、各種モデル事業を実施している。その事業の検証や地域福祉を推進していくうえで必要なネットワークの構築などを行うことにより、先駆的な取り組みを全国に発信していくものである。地域福祉推進市町村とは、その地域福祉推進市町村に参加するかしないかの意向調査や各都道府県の意見を踏まえたうえで、地域的なバランス・人口規模・地域の特性を考慮して選定されるもので、平成二三年六月現在、全国で**表2**に示す五八市区町村選定されている。国の選定基準としては、中学校区域相当の人口二万人程度の小地域でのネットワーク活動や地域福祉活動の拠点があ

表２　安心生活創造事業・地域福祉推進市町村

平成 23 年 6 月現在

北海道・東北ブロック		関東ブロック		中部ブロック		近畿ブロック		中国・四国ブロック		九州ブロック	
北海道	登別市	茨城県	牛久市	新潟県	新潟市	三重県	伊賀市	島根県	出雲市	福岡県	北九州市
	本別町	栃木県	鹿沼市		三条市		名張市	岡山県	美咲町		飯塚市
	東川町		大田原市	富山県	氷見市	滋賀県	甲賀市	広島県	庄原市		春日市
	福島町	埼玉県	行田市	石川県	宝達志水町	京都府	南丹市		安芸高田市	佐賀県	小城市
岩手県	西和賀町	千葉県	千葉市	長野県	茅野市	大阪府	豊中市	山口県	周南市	熊本県	合志市
秋田県	大仙市		市原市		駒ヶ根市		阪南市		長門市		人吉市
	湯沢市		鴨川市		軽井沢町	兵庫県	西宮市	徳島県	徳島市	大分県	臼杵市
山形県	酒田市	東京都	品川区	岐阜県	美濃加茂市		尼崎市	香川県	琴平町		中津市
	飯豊町		墨田区	愛知県	高浜市		宝塚市			宮崎県	美郷町
		神奈川県	横浜市				芦屋市				
			逗子市			奈良県	天理市				
		山梨県	小菅村								
小計	9 市町	小計	12 市区村	小計	9 市町	小計	11 市	小計	8 市町	小計	9 市町
										合計	58 市町村

出所：厚生労働省ホームページ　安心生活創造事業
（http://www.mhlw.go.jp/seisakunitsuite/bunya/hukushi_kaigo/seikatsuhogo/anshin-sei..）

ることなどが考慮される。

基本としている柱は、「悲惨な孤立死、虐待などを一例も発生させない地域づくり」を掲げ、各地域福祉推進市町村は、原則一として、地域において、基盤支援（見守りや買い物支援）を必要とする方々を把握することと、その方々が普段の生活においてどのようなことに困っており、どのようなことを必要としているのかを把握すること、原則二として、一で把握した基盤支援を必要とする方々が、もれなくカバーされる地域の支援の体制をつくること、原則三として、原則一と二を支える安定的な地域の自主財源確保に取り組むこと、これらを「三つの原則」として、それに基づいた取組みを行っている。例えば一人暮らしや夫婦のみで暮らす高齢者や障害をお持ちの方の世帯などであっても、誰もが住み慣れた地域で安心して暮らせるよう支援する。安心生活創造事業はこれら「三つの原則」に基づいた取組みを行うことが必須条件となっている。

二　全国の主な取り組みとその特徴

（1）北海道登別市

市内に住む六五歳以上の独り暮らし高齢者が二千人を超え、これまでは民生委員や町内会の福祉委員が高齢者支援活動を行ってきたが、委員の高齢化や町内会メンバーの減少で、活動の継続が難しくなってきた。そこで、市民から一〇～二〇人募り、二〇時間の研修を行い「生活・介護支援サポーター」を養成している。

（2）北海道本別町

町内の全ての六五歳以上の高齢者について調査票を郵送し、アンケート調査を実施するとともに、民生委員が個別訪問して聞き取りを行った。要介護認定者は、担当ケアマネージャーが訪問調査を実施した。町民のニーズとして、話し相手がほしいという要望が強いことが判明し、その対策として、社会福祉協議会の地区担当社会福祉士が支援対象者への訪問を行い支援プランの作成を行う取り組みを始めた。利用したい住民は契約を結び、隔週又は週一回程度、話し相手と団欒の時間を過ごす。一回一時間で一〇〇円程度を支払うことになっている。

また、これらの活動に役立てるため、自治会が保有している世帯票に、調査によって得られた情報を追加した「ふれあい世帯票」を作成している。

（3）秋田県湯沢市

地域ぐるみの取り組みとして、定期的な訪問や話し相手、宅配業者等を利用した買い物支援、地域の情報の丁寧な提供、公文書や請求書等をわかりやすく伝える、電球の交換を行う等の支援を行い、あわせて見守りを行っている。対象となる人は、各種制度の谷間にある人で、かつ定期的な訪問や見守り・買い物・話し相手などの支援が必要な人である。この取り組みは、湯沢市を四つの地域に分け、各地域の在宅介護支援センターや社会福祉協議会の職員七名がチーフ（担当者）として具体的に事業を進めている。

湯沢市社会福祉協議会は、湯沢市域を五つの地域に分け、主に四人の職員が担当者として各地域の取り組みをマネージしている。取り組みの中身としては、民生委員児童委員協議会の定例会へ担当者が出席して、対象者の情報共有や福祉サービスの紹介、サービス提供への取り次ぎを行うことや、要支援者マップを基に対象世帯の定期訪問などを行っている。

（4）　山形県酒田市

酒田市では、地域に学区ゾーンを設定し、その地域の高齢者全体を把握しながら個々の支援体制を整えている。浜田学区及び若浜学区では、**図1**のような体制を構築している。安心生活創造事業の対象者は最上段の部分で、定期的に訪問しケアする必要があると認められる人で、一人暮らし等で近所付き合いなどがあまり無い人である。人数は、その地区全体（約二千人）のうち、一〇〇人程度である。

（5）　栃木県鹿沼市

鹿沼市の安心生活創造事業の特徴は、「鹿沼シニアライフみまもり隊」の設置である。一人暮らし高齢者世帯とシルバー世帯（高齢者だけの世帯）の合計世帯数について、一〇世帯を超えるごとに一名を配置している。二〇一〇（平成二二）年の鹿沼市全体では一人暮らし高齢者世帯とシルバー世帯の合計は四千九世帯で、それに対する見守り隊員数は男性一〇八人・女性二六六人の合計三七四人である。二〇〇九（平成二一）年一二月から二〇一〇（平成二二）年七月までの先行開始五地区の活動状況は、**表3**のとおりである。見守り隊の任期は三年間で、再任も可能である。役割としては、①月一回以上の訪問による見守りと相談活動、②宅配サービスの情報提供・支援、③災害時要援護者の避難支援、である。謝金として年額六千円が支給される。見守り隊の地区別配置・活動状況も表3に示した。

（6）　栃木県大田原市

大田原市黒羽地区では、ゾーン内に企業がないため、さまざまな工夫をして自主財源を確保する試みを行う計画である。例えば、寄付機能付きの自動販売機や「見守り募金箱」の設置、市外に住んでいる要支援者の家族に対して、家族の現況を伝える記事や地元の紹介を定期的に行う「ふるさと通信」のサービスを行い、ふるさと寄付を実現する

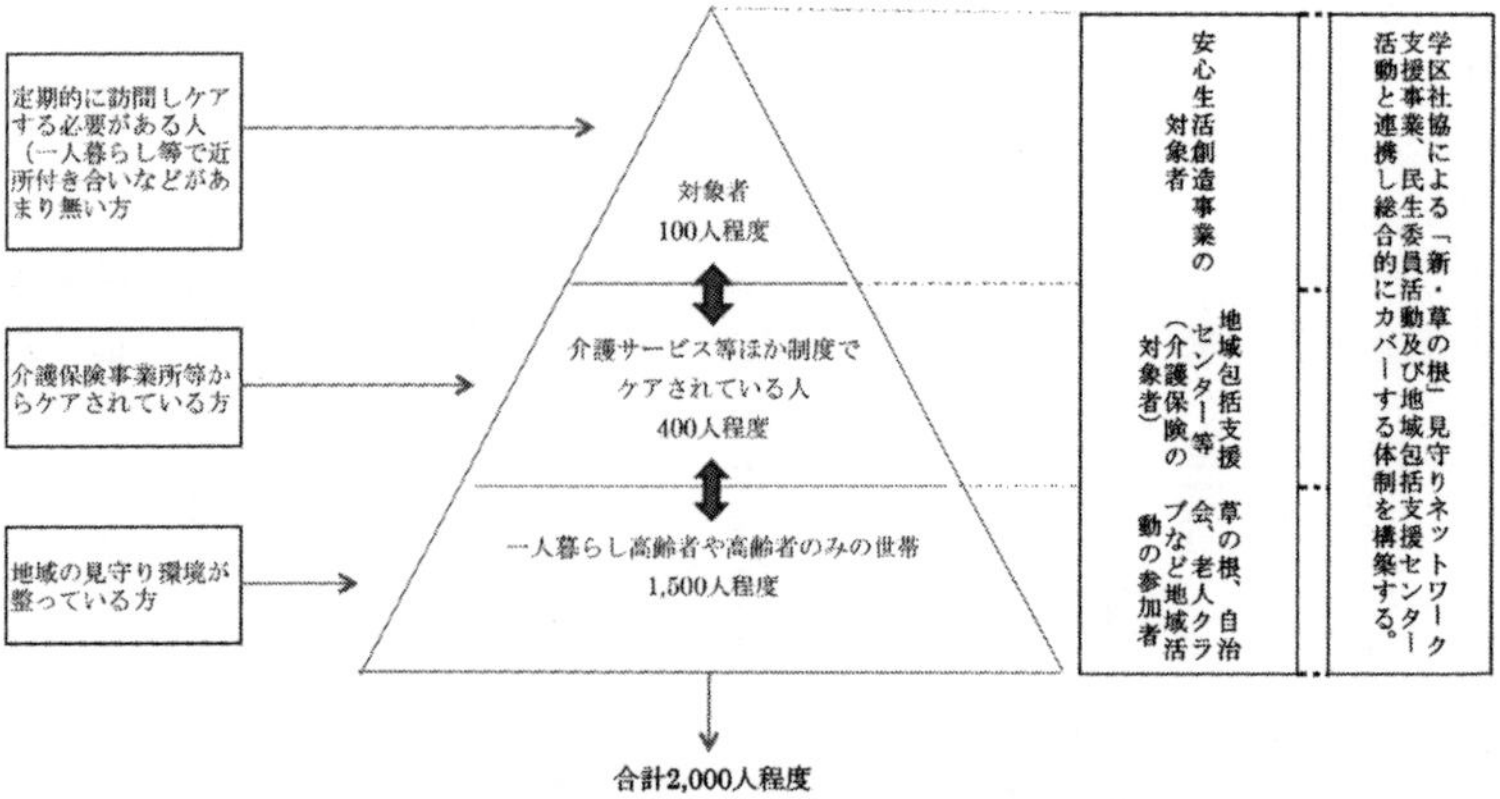

出所：厚生労働省ホームページ

図１　酒田市のゾーン設定区域における体制（浜田学区及び若浜地区）

表３　鹿沼市　みまもり隊地区別配置・活動状況

【先行開始５地区】　（平成 21 年 12 月～平成 22 年 7 月分）

地　区	ひとり暮らし高齢者及びシルバー世帯（世帯）	見守り隊員数（人）	活動内容	活動回数（回）	合　計（回）
北　部	417	31	見守り、相談	2,417	2,565
			宅配関係支援	6	
			その他の支援	142	
北押原	425	25	見守り、相談	1,876	1,987
			宅配関係支援	0	
			その他の支援	111	
西大芦	92	7	見守り、相談	436	451
			宅配関係支援	4	
			その他の支援	11	
東部台	394	37	見守り、相談	2,746	2,898
			宅配関係支援	7	
			その他の支援	145	
粟　野	164	18	見守り、相談	3,130	3,292
			宅配関係支援	0	
			その他の支援	162	
合　計	1,492	118	見守り、相談	10,605	11,193
			宅配関係支援	17	
			その他の支援	571	

出所：厚生労働省ホームページ

ことなども考えている。

また、基盤支援を必要とする人の課題やニーズを把握するためアンケート調査を実施したが、この調査だけでは不十分なため、個別訪問を実施する予定でいる。この個別訪問は、行政（市）、社会福祉協議会、地域包括支援センター、民生委員、さらには国際医療福祉大学の学生も加わって行われる予定である。

（7）埼玉県行田市

行田市では支え合いというキーワードを基本に「ささえあいミーティング」を開催し、①地域安心ふれあい事業について、②行田市災害時要援護者支援対策について、③支え合いマップづくりについて、④自治会ごとにマップづくりについて、グループワークを行っている。地域福祉を推進するために、地域づくり、仕組みづくり、人づくりを三つの柱に「地域安心ふれあい事業」を推進している。

（8）千葉県千葉市

千葉市の特徴は、千葉県社会福祉士会が受託をしていることである。専属の社会福祉士を配置して、行政・社会福祉協議会・地域包括支援センターなどの専門機関、自治会・商店会などの地元住民団体、民生委員や新聞配達員とネットワークを作り、連携をしている。社会福祉士が週五日間常駐している他、見守りや買い物支援を行う訪問員が週三日間見守り支援センターに配置されている。訪問員は、プランに基づいた訪問、安否確認、生活上のアドバイスを行う他、身体や生活の変化にも注意を払っている。

（9）千葉県市原市

市原市では、安心生活創造事業を二〇〇九（平成二一）年度から開始した。実施主体の役割分担が明確になっていることが特徴である。事務局は、市原市社会福祉協議会が担っており、事業協力団体との連絡調整、見守り・買い物支援者台帳の作成と管理、個配・宅配サービスの利用状況情報の収集、買い物支援協力業者の広報、相談窓口の設置、コーディネートの依頼などを行っている。行政（市原市保健福祉課）の役割としては、厚生労働省との連絡調整を始め、事業推進主体である社会福祉協議会・地域包括支援センターとの連絡会議の開催や対象者の把握、年一回の外部委員による事業評価検証会議の開催、事業協力団体の拡充などである。地域包括支援センターの役割としては、困難事例への対処、安心生活創造事業推進会議事務局への情報提供・助言、保健医療福祉サービス介入ネットワークの設置と連携を行っている。

また、ハード面では、「福祉医療情報キット（みまもりくん）」を整備している。このキットは、一人暮らしの高齢者や障がい者の「かかりつけ医」や、福祉サービスの利用状況などの情報が記載された用紙が入っているもので、緊急時の対応が迅速にできるようになっている。

（10）千葉県鴨川市

鴨川市は自主財源の確保に積極的に取り組んでいる。例えば、老人福祉施設等への自動販売機の設置や鴨川市の「鯛ポイントカード」に「地域福祉助成券」を追加することや、夏みかんなどの農産物を活用した応援グッズの開発なども行っている。また、生前贈与・遺贈による寄付の仕組みも構築している。企業や商工会、農協等に募金箱を設置するなど、地元との関係も強化しながら様々な工夫を行い「第四のポケット」の財源確保に努めている。これらはさまざまな福祉活動に充てられる。

（11）　神奈川県横浜市

横浜市はＮＰＯとの協働を積極的に行っている。特に「安心生活創造事業」の原則二の「基盤支援を必要とする人がもれなくカバーされる体制をつくる」ことについては、地域住民主体で運営しているＮＰＯが、訪問調査・見守り・買い物支援などを行い、それを行政が対象者の抽出や地域住民への広報・活動拠点の開設・運営支援をなどの後方支援を行っている。原則三の「安定的な地域の自主財源確保に取り組む」では、ＮＰＯ法人の賛助会員を募ることも行っている。

（12）　神奈川県逗子市

市内を三地区に分け、その中から各地区内にモデル地区として一ゾーンを設定し、それぞれに訪問員を配置して、希望者に月一回程度の定期訪問をし、見守り・安否確認を行っている。また、ニーズに応じた日常生活支援を行うほか、月ごとに生活に役立つ情報、市や関係機関からのお知らせをまとめたチラシを配布する方法で、情報提供に努めている。

人の把握については「最も把握しているのは、ご近所」という考え方から、地縁組織である自治会を重視している。訪問員の研修にも力を入れており、傾聴・個人情報保護・緊急時対応などの方法を地域において出前講座という形で行っている。この出前講座は、訪問員の増員を目指すとともに、最終的には、地域で自然に見守りができるよう地域住民に役割を担ってもらうという意図がある。

（13）　山梨県小菅村

小菅村は三四九世帯、約八五〇人の小さい村で、高齢化率が三八・九％と高いが、一方では要介護度が軽度の人が多く、少し手助けできれば在宅での生活が可能な人が多い。このような状況を踏まえ、次のようなサービスを展開している。

①見守り訪問…安否確認・声かけ、簡単な家事援助、電球交換、灯油補充、重い荷物の運搬などを不定期に無料で行うサービスで、村民であれば誰でも利用できる。

②ホームヘルプサービス…安否確認・声かけ・会話、健康状態の確認、調理・洗濯・掃除・後片付けなどの家事援助、草取り、生活のアドバイス、手紙・文書の整理、病院への付き添い、情報提供などを、定期的に一時間二五〇円（前年所得税非課税世帯）で行うサービスで、六五歳以上の高齢者で、障がいのある人か一歳未満の子どもがいる人が利用できる。月曜日から金曜日の九時から一六時までがサービス提供時間帯であるが、体調が悪い時など、突発的な時にもできるだけ対応している。利用者は社会福祉協議会に登録をすることになっている。

③「よってがせぇ〜」…村民が自主的に行っているもので、お茶飲み・情報交換などの交流、介護予防リハビリ・運動の習慣づくり・健康相談・ミニ健康講座などの健康サポート、その他の活動として創作活動、村内各種行事への参加などを行っている。必要に応じて送迎も行っている。開所は月曜日・木曜日の一〇時から一四時三〇分までで、社会福祉協議会で行っている。一回の利用料は三〇〇円（チケット制）で、食事が必要な時は別途実費が必要となる。登録制である。ここで創作した作品の収益金は、この事業の財源にもなっている。

④幸せの黄色い旗…指定された旗を玄関前に掲げることで安否確認を行っている。旗は、朝に掲げ、夕方になると

片づけることになっている。

このような内容を「住民一人ひとりが支援する側にも受ける側にもなる」という考え方のもと、地域住民主体のモデル事業を展開している。

（14）　新潟県新潟市

新潟市はコミュティ協議会や障がい者授産施設と連携して、ゴミ出し支援などを行っている。新潟市の特徴は、「地域あんしんサポートセンター」を「地域の茶の間」と併設し、誰でも気軽に立ち寄れるようにしていることである。また、実施環境の整備として、市内八区の自治協議会やコミュニティ協議会の研修会や地区民生委員児童委員協議会の定例会で事業についての説明を行っている他、市報・自治会回覧板・全戸訪問などを組み合わせて徹底した広報に努めている。

西区では、地域で安心して暮らせるようにするために、社会福祉法人が提供主体となり、日常的に支援を受けることができない一人暮らし高齢者や障がい者などを対象として、見守りや買い物支援・情報提供などを行っている。買い物支援では、スーパーやタクシー会社と連携して、買った品物をスーパーが責任を持って定時に自宅まで届けることや、二人から四人でタクシーを乗り合わせることで、乗車料金を割り勘にすることなども行っている。買い物支援は一回につき一〇〇円、タクシーは一年間で五〇〇円の協賛金を支払うことになっている。提供主体は担当地区のチーフと訪問員である。コミュニティ協議会や民生委員児童委員協議会が対象者の把握やニーズの把握を行っている。西区社会福祉協議会では、協賛金や一コイン募金などを行うことで、財源確保も行っている。

（15）　長野県駒ケ根市

駒ヶ根市は地域包括支援センターの「駒ヶ根市地域包括ケア推進事業」と「安心生活創造事業」を併せた形で展開している。「駒ヶ根市地域包括ケア推進事業」は、地域のコーディネート機能を強化し、ニーズに対応するため、医療・介護・福祉の連携や支援ネットワークの構築を目指している。「安心生活創造事業」は、駒ヶ根市社会福祉協議会に委託して事業を展開している。

(16) 岐阜県美濃加茂市

美濃加茂市では、利用申請を受けると、アセスメントを行い「生活支援プラン」を作成している。訪問者は、ご近所を支え隊（社協登録有償ボランティア）で、①生活管理相談（話し相手、必要な情報の提供）②軽度生活援助としての調理・外出・清掃を行っている。買い物支援頻度は週一回（一時間）で、料金は三〇〇円（一時間）である。また、巡回訪問も行っている。訪問者はご近所の見守り隊（福祉委員、民生委員、有志）である。

(17) 大阪府豊中市

豊中市では「安心協力員派遣事業コーディネート制度」を実施している。安心協力員は社会福祉協議会の職員で一定の研修を修了した者である。安心協力員は、聞き取り調査を行った後に定期訪問を行う。これらのことをとおして対象者の人と顔なじみの関係を構築し、地域の情報提供を行う。

対象とする人は豊中市内の七五歳以上の一人暮らしの人で、介護保険の要介護認定の申請を行っていない人である。年間二千円の登録料で、月一回の定期訪問が基本的なサービスとなる。この定期訪問の利用料は八〇〇円で、公的なサービスや地域の情報を提供する。

また、必要により急病時の緊急の買い物の手伝いや入院時の手続き・連絡の手伝いを行うサービスもある。さらに、

「ひとり暮らし応援事業者ネットワーク」を組織しており、コンビニエンスストアや電力会社、ガス会社、電機商業組合、乳業商業組合、新聞販売所、上下水道局などが参加している。

(18)　大阪府阪南市

阪南市の特徴は、「基盤支援を必要とする人々」として、高齢者だけではなく、子どもに対する支援にも力を入れている。例えば、子育て支援推進事業として、継続的な見守りが必要な児童の見守りや、子育てで親が孤立化することを防ぐための子育て相談を行うなどの他、第一子に対する保健師の訪問、第二子に対する民生委員児童員の訪問事業などを展開している。

また、二〇〇五（平成一七）年度から既に実施している「くらしの安心ダイヤル事業」と称している災害時要援護者登録制度、家庭ゴミの個別収集を通じた安否確認を行う「高齢者等ふれあい収集事業」などと絡めて安心生活創造事業を充実させている。

(19)　広島県庄原市

庄原市は、二〇一一（平成二三）年一二月現在の人口が約三万九八三七人で一万五九〇〇世帯ある。高齢化率は約三七・六%でかなり高い。庄原市では、「日常からのお互い様活動」を行っており、囲碁などでの趣味の見守りや、回覧板を持って行っての安否確認、夜に電気がついているかどうかでも安否確認を行っている。また、地域の繋がりが強い所なので、近所の人がお裾わけで安否確認を行うことも可能である。

見守りについては、日常生活で緩やかな見守りをしつつ、各種団体による見守りと業者の見守りを合わせ、多くの人で見守りをしていく方策をとっている。例えば、プロパンガス配達員・新聞配達員・電気料検針員・上下水道検針員・郵便配達員などや、福祉関係の各団体員・民生委員・老人クラブ・自治会福祉部員なども見守りに加わっている。対象者は各団体の情報と行政情報を合わせ、網の目の様にクロスさせ漏れがない把握に努めている。

そのような活動の中で気になる人がでた場合には、民生委員や自治会長、地域包括支援センターへ情報が入るようになっている。また、最新の情報を常に得るため、対象者は、三ヵ月から六ヵ月に一回程度地域懇談会を開催し、各団体と見直しを行っている。

⑳ 佐賀県小城市

小城市では、対象者の把握を個別訪問を丁寧に行うことで正確に行っている。また、支援が不要な人（「支援を必要としない元気高齢者や、見守られる環境が整っている（D）」）と支援不足傾向又は支援を必要としている人に大きく二つに分け、後者については、さらに「支援が必要と判断されるが本人は拒否傾向にある（A）」「虚弱で閉じこもりがちな、家族や親族のサポートが不足していると判断される（B）」「もしものときに不安があるなど支援不足傾向にある（本人の希望を勘案）（C①）」「すでに介護保険やその他の福祉サービス・支援を受けている（C②）」に分けて、見守りの程度を勘案している。Aについては訪問員による外観からの見守り、Bについては訪問員による月一回程度の訪問、C①については訪問員による三〜六カ月に一度の訪問、C②については事業所等の支援員等と連絡・調整を行う、Dについては地域住民によるさりげない見守り活動を行っている。

㉑ 熊本県合志市

熊本県合志市では、個人情報審査会を設置して個人情報が適切に活用できるようにしている。本人の申請に基づく情報もその審査会への諮問・了承を経て使用されることになる。

安心生活創造事業においても、この審査会との関わりが強くなっている。基盤支援においては、指標化を行い分類一から分類三の三段階に分類を行っている。分類一は福祉票は提出されているが支援の必要性が認められない世帯、分類二は生活支援が認められる世帯、分類三は見守りの必要性が高い世帯や日常生活支援が必要と判断される世帯である。

(22)　大分県中津市

モデル地区になっている中津市の山国地区は、一千一五六世帯、人口二千九四八人、高齢化率四三・六％である。この高齢化に対応して、自治会、老人会・婦人会、民生委員が役割分担をして地域住民のニーズに対応している。「買い物の機会の提供」については、サロンが開催されている所を活用、サロンを移動販売車が回っている。店舗の誘致・立ち上げを支援する活動も行っている。

四　新潟市北区での取り組み

これまで厚生労働省のモデル事業である「安心生活創造事業」を見てきたが、それでは、どのような方法で見守り体制を構築していけばよいのか。ここでは、実際の見守り体制の構築方法を新潟市北区の取り組みを事例として検討していく。

一　見守りを行うための基礎づくり

見守り体制を構築するためには、まず、顔の見える関係づくりが必要である。地域福祉関係者、障がい福祉関係者、高齢福祉関係者、医療機関関係者等がネットワークを構築して，さまざまな地域課題に対応できる可能性を見出すことが必要である。

新潟市北区では、二〇〇九（平成二一）年度に、「北区障がい者ふれあい・交流事業」を単年度事業として実施した。二〇一〇（平成二二）年度からは、三ヵ年事業として、「すこやか・あんしん・ふれあい事業」を展開している。この事業は大きく三つの柱から成り立っている。市民協働事業として、コミュニティ協議会、小中学校、福祉施設などと連携し、障がい者、児童、高齢者にとって暮らしやすいまちづくりを進める取組や地域による見守りなどを行うことを目指し、その第一段階として二〇一〇（平成二二）年度は、区民アンケート調査を実施した（表4）。調査の目的としては、新潟市北区の区民が、障がい者の理解をはじめとする福祉の関連事項をどの程度理解しているのか、また、区民のニーズや課題にはどのようなことがあるのかを把握するためである。併せてこのアンケート調査の実施をとおして、区民に対する福祉の啓発活動を促進しようとするものである。調査は「新潟市北区すこやか・あんしん・ふれあい事業検討委員会」が行った。質問項目としては、①認知度を知る項目（北区民が北区地域福祉計画・地域福祉活動計画である北区すこやか・あんしん・支えあいプランを知っているか。北区内の福祉関連の資源をどの程度知っているか。）、②地域の課題やニーズを把握する項目、③生活の満足度を知る項目、④自由回答などの二九項目である。

調査の方法は、街頭（松浜市場、葛塚市場）での聞き取り調査を中心に行った。この調査では、新潟医療福祉大学の学生や民生委員、さらに障がい者自身も調査員になった。障がい者が聞き取り調査を行うことで、調査者と区民のお互いの理解や交流にも結び付いた。アンケートの回答者に福祉施設の授産品を渡したことによつて、社会福祉施設等の理解や広報に繋げることもできた。調査は一五七人に対して行うことができ、新潟市北区が目指す「区民が住み

表４　区民アンケート調査実施状況

調査日及び期間			10月2日（土）	10月5日（火）	10月7日（木）	10月11日（月）祝日	10月15日（金）	10月31日（日）	10月2日（土）～10月31日（日）
調査時間帯			10:00～12:00	10:00～12:00	10:00～12:00	10:00～15:00	10:00～12:00	10:00～15:00	10:00～15:00
調査の場所			松浜市場	葛塚市場	松浜市場	キテ・ミテ・キタク　区社協ブース	葛塚市場	ふれあい・交流カーニバルの会場内	豊栄さわやか老人福祉センター
調査対象者			市場に来た北区民	市場に来た北区民	市場に来た北区民	北区民の来場者	市場に来た北区民	北区民の来場者	北区民の利用者
調査者	福祉施設	施設名	—	豊栄福祉交流センター「クローバー」	障害者支援施設「太陽の村」	—	豊栄福祉交流センター「クローバー」	—	—
		利用者	—	4人	3人	—	4人	—	—
		職　員	—	1人	1人	—	1人	—	—
	民生委員・児童委員		5人	—	—	—	—	—	—
	新潟市北区社会福祉協議会		—	1人	—	1人	—	1人	1人
	新潟市北区役所、関係団体		—	北区役所2人	—	松浜ふれあい会2人	北区役所1人	—	—
	新潟医療福祉大学	学　生	6人	11人	5人	4人	6人	4人	—
		教　員	2人	1人	1人	2人	2人	1人	—
調査できた人数（全体で156人）			28人	26人	16人	30人	28人	25人	3人
回答者へ渡した授産品等の提供			太陽の村…クッキー 北区社会福祉協議会…ティッシュ	クローバー…クッキー 北区社会福祉協議会…ティッシュ	太陽の村…クッキー 北区社会福祉協議会…ティッシュ	北区社会福祉協議会…ティッシュ	クローバー…クッキー 北区社会福祉協議会…ティッシュ	北区社会福祉協議会…ティッシュ	—

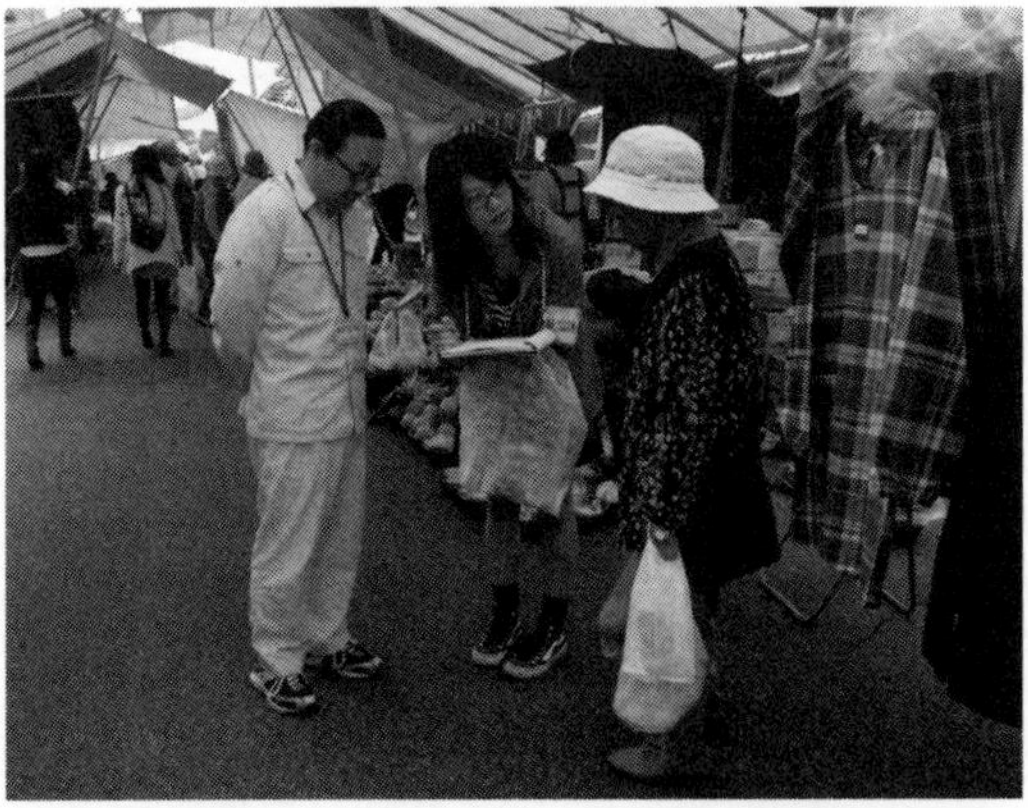
写真１　区民アンケート調査の様子

慣れた北区で健やかで安心して暮らし続けることができるようなまちづくりを進める」ための基礎資料を得ることができた。

「安心生活創造事業」でも見てきたように、その市町村のニーズや課題を把握するため、多くの市町村で調査を実施しているが、調査を実施する際には行政や社会福祉協議会から一方的に調査を実施するのではなく、調査する側に当事者自身が参加することが効果的であり、被調査者も真剣度が増すことである。また、これらのことが同時に、啓発活動にも繋がったという点は特筆すべき点であり、郵送によるアンケート調査ではなく、面接方式を用いた聞き取り調査方法を用いることの有効性が確認できた。

二　ネットワーク事業

新潟市北区では、課題解決に向けた取組を進めるため、福祉施設、病院、保育園、地域包括支援センターなど関係団体によるネットワーク事業を展開している。二〇〇九（平成二一）年度、二〇一〇（平成二二）年度にそれぞれ一回、二〇一一（平成二三）年度には二回の「ネットワーキング・カフェ」を実施した。このネットワーキング・カフェの目的は、「北区の

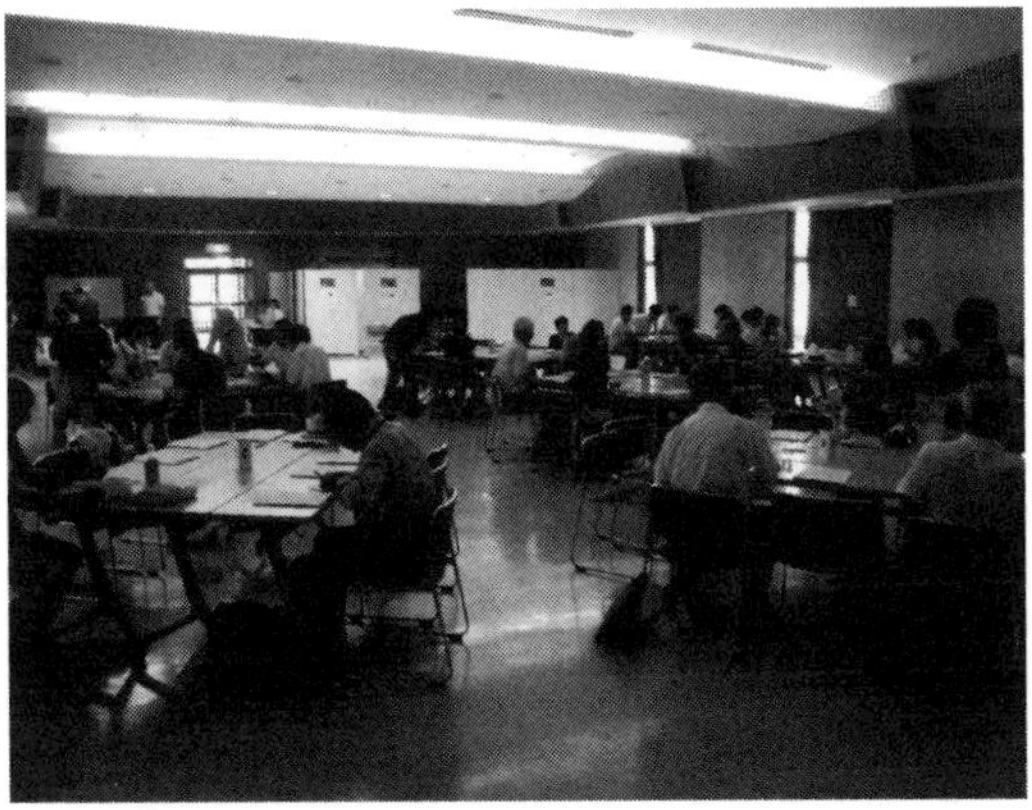

写真２　ネットワーキング・カフェの様子

地域福祉や障がい・高齢福祉に関する課題解決に向けてネットワークを形成する関係者の顔の見える関係づくりと、その力量と資質の向上を図る」ためである。参加者は、地域福祉計画策定委員、北区ふれあい交流カーニバル実行委、障がい福祉施設職員、精神科病院等の医療関係者、障がい福祉団体関係者、社会福祉協議会関係者、民生委員・児童委員、地域コミュニティ協議会関係者、北区高齢福祉関係者、北区学校関係者、老人クラブ連合会、新潟医療福祉大学生等七〇人から八〇人である。

内容は二部構成で、一部は基調講演、二部はミーティング・カフェで地域での活動報告とグループ討議で構成されている。グループ討議では、事前に提出してもらったシートを活用して、所属団体・機関としてできること、個人でできることをテーマにして議論を展開している。課題やニーズの抽出ではなく、積極的で前向きな視点から活動テーマを設定しているのが特徴である。グループ分けは七から八グループとし司会者は予め決めないでおく。開催する時間帯は一三時三〇分から一六時三〇分を設定している。このネットワーキング・カフェでは、障害者支援施設の利用者による喫茶コーナーも設置され、参加者はコーヒーやクッキーをいただきながら議論する。胸には、顔の見える関係づくりを目指しているので、所属と氏名を記載した名札をつける。二〇一一（平成二三）年度は、東日本大震災が発生したこともあり、災害時における緊急支援体制やケア・役割をテーマとしてネットワーキング・カフェを開催した。

五　考察―まとめ

新潟市北区の取り組みの例のように、地域における見守り体制の構築に向けて、最初に行っていかなければならないことは、各専門職団体や機関の関係者相互の顔の見える関係づくりである。このことが見守り体制の構築に向けたプラットホームとなる。そのプラットホームの上で地域住民が参加活動を行っていくことが必要である。住民が参加することの意義として、ニーズを自覚している人たちが、自らニーズの充足や課題解決を行っていくことである。また、住民の見守りのニーズを充足するために、その地域に何が必要なのか、その地域に不足しているものは何なのかを確実に把握する必要がある。住民は一人ひとりの個別的なニーズがある。それを集約・分類し、組織化・系統化して整理する必要がある。さらに、その組織化されたニーズを住民にもどしていく作業が必要である。つまり、住民が思っていることを単なる個人的なニーズとしてではなく、その地域で一般化されたものとして捉え、そのニーズを満たすために、様々な社会資源（フォーマルサービス・インフォーマルサービス）をどう使って満たそうとするか議論をすることである。その際に、自らの団体・機関ができること、個人的にできることを整理し、調整・マッチングさせることが必要である。

このように、地域において見守り体制を構築する方法として次の階段をふむ、第一段階として地域におけるフォーマルな専門職の顔の見える関係づくりを行う、第二段階としてインフォーマルな機関・団体も加わった参加者の顔の見える関係づくりを行う、第三段階として地域住民も加わった全員の顔の見える関係づくりを行う、第四段階としてそれらの人たちが「できること」を検討する、第五段階として「できること」の集約・分類、組織化、体系化を行う、第六段階として個人的な見守りニーズの抽出を行う、第七段階としてニーズの集約・分類、組織化、体系化を行う、第八段階として「できること」とニーズのマッチング作業を行うことである。これらの段階を進む過程の中では、全体の進捗管理・情報管理をある一定の場所（機関）で行うことが必要である。これらの結果として、質のよい見守り・重層的な見守りが構築される。その上で、その評価を行って見直しをしていくことが必要である。

最後に、見守り体制の構築については、地域住民自身がその必要性を感じ、地域住民が主体となった見守り体制を創るよう図ることが必要であり、「人との関わりの中で、その関わりを大切にする」見守りでなければならない。

園田恭一先生からは、多くのご指導をいただきました。その中で、最も私の心に残ったことは、その「優しさ」です。しかも「優しさ」だけではなく、「易しい」「恥しい」も含んだ「やさしさ」です。人は、自分自身に強くないと「人にやさしく」できないと思います。園田先生は、「優しい」と同時に、表には見えない強さを持たれた先生だったと思います。本当にお世話になりました。

（新潟医療福祉大学准教授）

参考文献

新潟県福祉保健部福祉保健課、二〇一一「高齢者の現況」平成二三年一〇月一日現在総務省統計局、二〇一一「平成二二年国勢調査」
三浦文夫監修、白澤政和・中西茂編、一九九九『公的介護保険下で選ばれる在宅サービスの経営戦略』中央法規出版
厚生労働省ホームページ.
(http://www.mhlw.go.jp/seisakunitsuite/bunya/hukushi_kaigo/seikatsuhogo/anshin-seikatu/index.html)
山崎安則、二〇一一「小地域における〝つながり〟の再構築」『筑紫女学園大学・筑紫女学園大学短期大学部紀要』第六号、二二七－二三九頁

総合的な地域見守りネットワークの形成に向けた活動事例の適用性
――新潟県長岡市社会福祉協議会中之島支所における取組

丸田秋男

一．はじめに

地域福祉の総合的な推進を図るために国庫補助事業「ふれあいのまちづくり事業」（平成三年九月～平成一七年三月）が創設されてから二〇年が、社会福祉基礎構造改革により「社会福祉法」（平成一二年四月一日施行）が制定されてから一三年が経過した。

その一方で、地方分権と基礎自治体の行財政基盤確立という名目の下で市町村合併が推進され、住民の生活基盤を支える基礎自治体（市町村）は、平成一一年から一二年間で三千二三二（平成一一年三月三一日）から一千七二七（平成二二年三月三一日）に大きく減少した。

この間、国においては社会福祉法で法定化された地域福祉計画の策定を推進するために、社会保障審議会福祉部会報告「市町村地域福祉計画及び都道府県地域福祉支援計画策定指針の在り方について（一人ひとりの地域住民への訴え）」（平成一四年一月二八日）を踏まえ、都道府県知事あてに「市町村地域福祉計画及び都道府県地域福祉支援計画の策定について」（平成一四年四月一日社援発第〇四〇一〇〇四号社会・援護局長通知）を発出している。

また、地域福祉推進の方策として「社会的援護を要する人々に対する社会福祉のあり方に関する検討会報告書」（平成一二年一二月八日）、「これからの地域福祉のあり方に関する研究会報告書」（平成二〇年三月三一日）を公表している。全国社会福祉協議会においても、「住民と行政と協働による小地域福祉活動の開発および活性化に関する調査研究事業報告書」（平成二一年三月）、「地域における多様な主体の協働による生活支援サービスの普及促進に関する調査研究事業報告書」（平成二三年三月）等を発表している。さらに、平成二四年八月には、民主党政権下において平成二二年七月に設置された「安心生活創造事業推進検討会」において「安心生活創造事業成果報告書」を取りまとめている。

しかし、これらに対する政策の有効性の検証や評価は行われているのであろうか。市町村地域福祉計画の策定や委員会等による計画評価が依然として低調であり、地域福祉の推進施策についても「ふれあいのまちづくり事業」や国レベルでの検討会・調査研究事業の成果がどのように検証され、次の施策に反映されているのであろうか。

そこで、本稿では、まず「ふれあいのまちづくり事業」創設以降の地域福祉推進施策等を概観し、新潟県長岡市社会福祉協議会中之島支所における「あったかネットワーク推進事業」（平成七年四月～現在）の概要を報告する。その上で、国レベルでの検討会や調査研究事業の意見等を指標にして、「ふれあいのまちづくり事業」の事業実施を通して全国に普及・定着しているサロン活動と小地域ネットワークによる見守り活動を一体的に機能させている事例の適用性について検討する。

二．ふれあいのまちづくり事業創設までの主な地域福祉推進対策の経緯

ふれあいのまちづくり事業創設までの主な経緯を時系列的に整理すると、次のようになる。

・一九六二（昭和三七）年四月　全国社会福祉協議会「社会福祉協議会基本要項」（住民主体の原則の明確化等）
・一九六六（昭和四一）年五月　全国社会福祉協議会「福祉活動専門員の設置」（国庫補助による市区長村社協の体制整備等）
・一九八三（昭和五八）年五月　社会福祉事業法一部改正（市区町村社会福祉協議会の法制化）
・一九八五（昭和六〇）年四月　「福祉ボランティアのまちづくり事業」（ボラントピア事業）創設（ボランティア活動の普及・促進のための基盤整備等）
・一九九〇（平成二）年三月　厚生省社会局保護課・生活支援事業研究会「生活支援地域福祉事業（仮称）の基本的考え方について（中間報告）」（ふれあいのまちづくり事業の原型）
・一九九〇（平成二）年六月　社会福祉事業法一部改正（市区町村社会福祉協議会の事業に「社会福祉を目的とする事業の実施に努める」ことを追加）

三．ふれあいのまちづくり事業（平成三年九月～平成一七年三月）の概要

ふれあいのまちづくり事業は、平成三年度からボラントピア事業の実施等によりボランティア活動の基盤整備が進められている市区町村で実施された（同年度一〇〇か所）。

この事業は、市区町村社会福祉協議会が実施主体となり、地域において様々な人が交流し助け合うとともに、関係

機関や社会資源が有機的に連携することにより、高齢者、障害者、児童・青少年等に対し、地域に則した創意と工夫を行った福祉サービスの提供及びそれらの永続的かつ自主的な提供体制の整備を目的として、地域福祉活動コーディネーターの設置、ふれあいのまちづくり推進会の設置、ふれあい福祉センターの設置、地域の実情に応じた福祉サービス事業（住民参加のモデル的・先駆的事業、生活支援地域福祉事業又は小地域福祉ネットワークづくり事業）等を行うものである。

なお、平成八年七月には、五年間の事業実施期間を踏まえて見直しが行われ、市区町村社会福祉協議会が実施主体となって、地域における課題への対応や住民の福祉活動への参加並びに共に支え合う地域社会づくりを図るための事業として目的が明確化された。

四．セーフティネット支援対策等事業（平成一七年四月～現在）の概要

ふれあいのまちづくり事業は、セーフティネット支援対策等事業の創設により、平成一七年四月から「地域福祉ネットワーク事業」として再編され、事業の実施主体は市区町村社会福祉協議会から市区町村に移行した。

セーフティネット支援対策等事業は、地方自治体が地域の実情に応じ、生活保護受給者や低所得者、ホームレスといった地域社会の支えを必要とする要援護者全般に、一貫した施策を推進し、地域社会のセーフティネット機能の強化を図ることを目的としたものであり、この事業における地域福祉ネットワーク事業等の取扱は、**表1**に示すとおりである。

表１　セーフティネット支援等対策事業における小地域ネットワーク活動等の取扱

（平 17.3.31 社援発第 0331021 号）

	事業名	目的	実施主体	主な事業内容
平成 17 年 4 月～平成 19 年 3 月	地域福祉ネットワーク事業	地域におけるボランティア活動などの住民の福祉活動への支援や地域住民が相互に協力し、要援護者に対して支援を行うためのネットワークづくりなど、地域の創意工夫によって多様な福祉ニーズに対して、きめ細かな支援を行う住民参加による地域づくりを目的とする	市区町村	・地域住民の各種相談への対応 ・各種相談等による福祉ニーズの把握 ・住民座談会等の開催による啓発活動 ・ボランティア活動に関する相談、登録あっせん及び養成研修 ・住民組織、ボランティア団体、民生委員・児童委員等のネットワークの形成 ・住民参加の福祉活動（見守り活動、サロン活動等）の支援
平成 19 年 4 月～平成 20 年 3 月	地域福祉等推進特別支援事業（小地域福祉活動推進事業）	「既存の制度のみでは充足できない問題」や「制度の狭間にある問題」など地域社会における今日的課題の解決を目指す先駆的・試行的取組に対する支援を通じて、住民参加による地域づくりの一層の推進を図ることを目的とする	市区町村等	・小地域において本事業の目的を推進する事業
平成 20 年 4 月～平成 21 年 3 月	地域福祉等推進特別支援事業（小地域福祉活動推進事業）	同　上	同上	同　上
	地域福祉活性化事業	身近な地域において、住民相互の支え合い活動を促進し、地域において支援を必要とする人々に対し、見守り・声かけをはじめとする福祉活動を活性化するため、地域福祉活動を調整する役割を担う者を配置するとともに、拠点づくり・見守り活動等の事業を支援することを目的とする	市区町村	以下の事業を統合的・一体的に実施する ・「拠り所」づくり事業（サロン活動等） ・専任の担当者の配置（地域づくりコーディネーター） ・小地域ネットワーク活動の実施（見守り・声かけ活動等） ・相談ネットワーク会議の開催 ・ケース支援調整会議の開催

平成21年4月～現在	地域福祉等推進特別支援事業	小地域福祉活動推進事業	（地域福祉等推進特別支援事業に同じ）	市区町村等	（地域福祉等推進特別支援事業に同じ）
		地域福祉活動等を活性化する事業	（地域福祉活性化事業に同じ）	市区町村等	（地域福祉活性化事業に同じ）
	安心生活創造事業		一人暮らし世帯等への見守り及び買物支援を行うことにより、一人暮らし世帯等が、地域で安心して暮らせるための支援を行うことを目的とする	市区町村	（基本事業） ・見守り及び買物支援を必要とする人々とそのニーズの把握 ・見守り及び買物支援を必要とする人々がもれなくカバーされるための体制整備 ・事業を支える安定的な地域の自主財源確保のための取組 （基本事業を推進するための取組） ・地域福祉に関する各種データの提供 ・地域住民への地域福祉活動に関する周知広報 ・その他基本事業を円滑に実施するために必要な取組

五．新潟県長岡市社会福祉協議会中之島支所における「あったかネットワーク推進事業」の概要

（1）ネットワークの目的

地域の住民が一体となって地域内の高齢者、病床にあり孤独になりがちな人、重度の障害等があって外出困難な人などに対して声掛け訪問や話し相手になる活動を行い、地域住民による福祉のまちづくりを推進することを目的としている。

（2）ネットワークの名称及び事務局

ネットワークの名称は、「あったかネットワーク」（小地域ネットワーク活動）である。事務局は、長岡市社会福祉協議会中之島支所に置き、社会福祉協議会のネットワーク推進リーダーがコミュニティワーカーとしての役割を果たしている。

（3）ネットワークの配置

人口一二万人の地域に、六六の町内会（集落ごと）があり、それぞれに町内会長を班長とするネットワークが配置されている。また、訪問型の見守りネットワーク活動には限界があることを踏まえ、集合型のサロン活動（地域ふれあい・いきいきサロン事業）の普及を通して一体的なネットワーク形成を図っている。この地域ふれあい・いきいきサロン事業の実施率は、平成二四年四月一日現在で八一・八％（六六集落中五四集落が実施）である。

（4）ネットワークの構成

ネットワークは、町内会長を班長とし、町内の地域住民がボランティアで活動する生活援助員及び地区を担当する民生・児童委員から構成されている。なお、班長は社会福祉協議会が委嘱し、生活援助員は町内会からの推薦に依っている。

（5）ネットワークの機能と構成メンバーの役割

ネットワークは、主にひとり世帯あるいは寝たきりの高齢者を対象にして、①観察する　②声をかける　③相談にのる　④相談をつなぐという機能を担っている。また、見守り対象者の訪問希望の確認と同意は、地区担当の民生・児童委員が行っている。

構成メンバーの役割は、以下のとおりである。班長は、町内で困っている人や相談相手のいない人など福祉ニーズの発見、生活援助員の活動状況の把握と必要な助言、民生・児童委員や社会福祉協議会のネットワーク推進リーダーとの連絡調整などを行うことを役割とし、任期は一年としている。生活援助員は、対象者一人に対し二～三人でチームを組んで、定期的な見守り、声かけ訪問、日常生活援助、お話し相手などを通して健康状態の把握や安否確認を行うことを役割とし任期は二年としている。地区を担当する民生・児童委員は、班長やネットワーク推進リーダーとの連絡調整の下に民生・児童委員としての職務を行っている。

（6）ネットワークにおける連絡会議及び研修

町内単位ごとに配置されている六六のネットワーク相互間での情報交換等を行う合同連絡会及び生活援助員やボランティアの資質向上を図る合同研修会をそれぞれ年一回開催している。また、集合型の地域ふれあい・いきいきサロンに携わるサロンボランティア、生活援助員、民生・児童委員等を対象とした研修会も年一回開催している。

（7）他機関との連携

見守りの対象者がひとり世帯あるいは寝たきりの高齢者であることから、行政の担当課、地域包括支援センター、介護支援相談員との連携が主である。

（8）ネットワークの財源等

ネットワークの活動に伴う活動保険、資材等の提供、研修会の経費等は、社会福祉協議会で予算措置しているが、生活援助員等の活動は全くの無償である。また、社会福祉協議会が、あったかネットワークと一体的に推進している地域ふれあい・いきいきサロンについては、会費制をとっているサロンと町内会からの助成によって運営しているサロンとがある。

（9）ネットワークの特色

ネットワークの特色としては、①町内会長を班長とする町内会単位のネットワークであること、②無償ボランティアである生活援助員の選出は町内会から推薦としていること、③訪問型の六六ネットワークと集合型のサロンを一体的に推進し、サロンの実施率が八一・八％に上っていること、などが挙げられる。

（10）まとめ

「あったかネットワーク推進事業」の取組は、集落＝町内会単位での生活に密着したネットワークづくりのモデルになり得ると思われるが、その背景には次のような要因が働いている。

①集落＝町内会単位でのネットワークづくりが効果的に推進できた要因としては、地域のリーダーである町内会長

が班長の役割を担ったことにある。班長の役割を通して、町内会長に、要援護者に対する見守り等は「集落の仕事」であると認識してもらえたことが大きい。

②無償で生活援助員の役割を担う住民は、町内会長や町内から「集落のためになること」をしていると認められる心理的満足感も大きく、「あの人のように集落のためになることをしたい」「集落のことはできるだけ集落で」という意識啓発につながっている。

③また、自然災害の経験は、被災の有無にかかわらず「困ったときはお互い様」という連帯意識を高め、ネットワーク活動を促進する要因になっている。

④更には、長年にわたって集落＝町内会単位でのネットワークづくりに取り組んできた社協職員（コミュニティワーカー）の役割は大きいものがある。集落の住民との間で「顔の見える関係づくり」に努め、研修等を通して気づいたことを課題化し、集落内での個人情報の取扱等に関する学習・訓練を積み重ねてきているが、地域見守りネットワークの形成に当たっては、このような地域を基盤にしたコミュニティワーカーの存在は欠くことができないと思われる。

六.「あったかネットワーク推進事業」の事例の適用性に関する検討に用いた国レベルの検討会・調査研究の概要

（1）「これからの地域福祉のあり方に関する研究会報告書」（平成二〇年三月三一日）

本研究会は、地域社会で支援を求めている者に住民が気づき、住民相互で支援活動を行う等地域住民のつながりを再構築し、支え合う体制を実現するための方策について検討することを目的としたもので、その成果として六つの要件を上げている。

要件一（Ａ１）：住民主体を確保する条件があること。

要件二（Ａ２）：地域の生活課題発見のための方策があること。

要件三（Ａ３）：適切な圏域を単位としていること。

要件四（Ａ４）：地域福祉を推進するための環境があること。

要件五（Ａ５）：地域福祉活動の核となる人材がいること。

要件六（Ａ６）：市町村の役割が明確になっていること。

（２）全国社会福祉協議会「小地域福祉活動の活性化に関する調査研究」（平成二一年三月）

本研究は、小地域福祉活動を担う基礎組織の状況等を明らかにし、住民による小地域福祉活動の活性化の方法を明らかにすることを目的としたもので、その成果として小地域福祉活動を活性化する五つの要件を上げている。

要件一（Ｂ１）：専門職（コミュニティワーカー）を配置する。

要件二（Ｂ２）：小地域福祉活動及び地域福祉推進基礎組織を地域福祉計画等の行政計画に位置づける。

要件三（Ｂ３）：住民による個別支援活動を地域ケアシステムに位置づける。

要件四（Ｂ４）：ＮＰＯ等のテーマ型組織の活動と連携・協働する。

要件五（Ｂ５）：個人情報の取扱について整理する。

（3）全国社会福祉協議会「地域における多様な主体の協働による生活支援サービスの普及促進に係る調査研究」（平成二三年三月）

本研究は、ひとり暮らし高齢者や認知症高齢者など様々な生活困難を抱える人々に対する日々の生活支援を市民参加による多様な仕組みで生み出すサービス（生活支援サービス）の普及促進を目的としたもので、その成果として四つの要件を上げている。


要件一（C1）：地域住民の「思い」と「行動力」が結びつく公民協働の環境をつくること。

要件二（C2）：多様なチャンネルを用意して参加や学習の機会を増やすこと。

要件三（C3）：生活支援サービスを地域の社会資源として位置づけ、協働をすすめる場づくりをすすめること。

要件四（C4）：地域に根ざした地域包括ケアづくりの中核として支援をすすめること。

（4）安心生活創造事業推進検討会「安心生活創造事業成果報告書（案）」（平成二四年五月）

本検討会は、一人暮らし世帯等への「見守り」と「買物支援」を行うことにより、一人暮らし世帯等が住み慣れた地域で安心・継続して生活できる地域づくりを行うためにモデル実施した事業を検証・評価し、全国的に普及する方策等を検討することを目的としたもので、その成果として三つの要件を上げている。


要件一（D1）：要援護者をもれなく把握する仕組みをシステム化すること。

要件二（D2）：援護者をもれなく支援する体制をつくること。

要件三（D3）：地域の自主財源をつくること。

七．まとめ～「あったかネットワーク推進事業」の適用性に関する検討～

表2は、「これからの地域福祉のあり方に関する研究会」等の研究成果を指標（A1～A6、B1～B5、C1～C4、D1～D4）として、「あったかネットワーク推進事業」と「ふれあいのまちづくり事業」との関係を整理したものである。

この整理を通していえることは、平成二〇年から二四年までの五年間にあいついで作成発表された四つの研究会等の成果は二〇年前に示された「ふれあいのまちづくり事業」と、それに基づいて一六年間にわたって事業を継続実施している「あったかネットワーク推進事業」の枠組みをごく部分的に修正しただけに過ぎないのではないかということである。

つまり、総合的な地域見守りネットワークの形成に向けた政策的な課題は、平成3年に事業化された「ふれあいのまちづくり事業」を通して全面的に普及・定着している「ふれあいいきいきサロン」（全国社会福祉協議会調べによる平成21年度の設置率は79・1％）と「小地域ネットワーク活動」（同会調べによる平成21年度の実施率は50・7％）の活動事例の適用性を検討し、その実践的枠組み及び運営方法等を指針化することである。

新潟県長岡市社会福祉協議会中之島支所における取組は、総合的な地域見守りネットワークの形成に向けた地域福祉実践の先例として、他の地域等への適用性を有することを指摘して本論文を閉じたい。

表２　事例の適用性に関する検討指標とあったかネットワーク推進事業等との関係

指　標	番号	あったかネットワーク推進事業	ふれあいのまちづくり事業
これからの地域福祉のあり方に関する研究会報告書（平成20年3月）	A1	○（社会福祉協議会としての事業化）	○（ふれあいまちづくり推進会の設置等）
	A2	○（地域内の情報交換会、アウトリーチ等）	○（ふれあい福祉センターの設置等）
	A3	○（町内会単位での活動）	○（小地域の設定等）
	A4	○（あったかネットワークの確立）	○（福祉施設協働事業の実施等）
	A5	○（ネットワーク推進リーダーの配置）	○（地域福祉コーディネーターの配置等）
	A6	○（行政との役割分担の明確化）	○（市区町村との連携等）
小地域福祉活動の活性化に関する調査研究（平成21年3月）	B1	○（ネットワーク推進リーダーの配置）	○（地域福祉コーディネーターの配置等）
	B2	○（市町村地域福祉計画との一体化）	○（市町村地域福祉計画との一体化等）
	B3	○（住民による生活援助の実施）	○（地域生活支援事業の実施等）
	B4	○（町内会、民生委員児童委員との協働）	○（ふれあいまちづくり推進会の設置等）
	B5	○（個人情報保護についての研修と合意形成）	○（秘密の保持等）
地域における多様な主体の協働による生活支援サービスの普及促進に係る研究（平成23年3月）	C1	○（社会福祉協議会としての事業化）	○（ふれあいまちづくり推進会の設置等）
	C2	○（地区合同研修会等の実施）	○（ふれあい福祉センターの設置等）
	C3	○（町内会、民生委員児童委員との協働）	○（地域生活支援事業の実施等）
	C4	○（住民による生活援助の実施）	○（地域生活支援事業の実施等）
安心生活創造事業成果報告書（平成24年8月）	D1	○（社会福祉協議会としての事業化）	○（ふれあいまちづくり推進会の設置等）
	D2	○（あったかネットワークの確立）	○（地域生活支援事業の実施等）
	D3	○（自主財源等の確保）	×（非該当）

故園田恭一先生には、平成一五年から六年間、新潟医療福祉大学大学院・社会福祉学部において多くの教えをいただきました。短い時間ではありましたが、身近でご指導を受けることができたことを誇りに思う一人です。

本論文は、生前に先生から「新潟における地域福祉実践を全国に発信するように」と直接承った遺言に応えるものであり、教えをいただいたことに心から感謝申し上げますとともに、あらためてご冥福をお祈りいたします。

（新潟医療福祉大学社会福祉学部教授・社会福祉学部長）

男性退職者が地域生活者となる意味とは
——尺度開発と「共同福祉」実現に向けて

和　秀俊

一．はじめに

現代社会は、再帰的近代化による個人化が進み、コミュニケーション不足や助け合いの精神の希薄化などによって従来のコミュニティが崩壊し、さらに徹底した近代化、つまりハイモダニティな社会となった（Beck et al. 1994=1997）[1]。人々は、自らの「身体」を含めて伝統社会から解放、つまり「脱埋め込み」され個人化された反面で、産業社会の進展に伴い国家や企業に管理、「再埋め込み」されていた。これによって、地域社会は「住民」不在となり家族や地域での相互扶助機能が低下し、様々な生活問題が生じた[2]。さらに、不況の長期化、新自由主義による規制緩和、小子高齢化などとともに生活不安定化・格差拡大などが深刻な社会問題になっている。このような背景のもと、地域社会においてソーシャル・キャピタル[3]の豊かな成熟した市民活動志向や地方分権が叫ばれる中、信頼に裏打ちされた「つながり」、豊かな人間関係の構築やそれらを基盤とした住民の主体的な参加による新しいコミュニティを形成する動きが広がってきている。そして、自分たちの日常生活が営まれている地域社会において、自分たちの暮らしや地域のあり方について考え、住民自らが実際に福祉政策や地域づくりに関わったり、また新しいサービスの創出や提供などに参加する動きが展開されつつある。これからの地域づくりや福祉コミュニティ形成には、地域社会に自らの身体を新たに「再埋め込み」し、住民自らが主体的に地域の課題に取り組む力を強化していくことが重要な課題となってきている。

そのような中で、近年、団塊世代の一斉退職をはじめとして、会社定年退職者、特に男性の退職者（以下、男性退職者）が急増しているが、これからの福祉のまちづくりや福祉コミュニティ形成には、彼らが現役時代に培ってきた技術や知識、ネットワークなどの活用も期待されている。しかし、企業戦士、会社人間として働いてきた彼らは、現役時代には家と会社の往復で家庭や地域のことは妻に任せたままでいたため、退職後にはまちづくりどころか自分の居場所すらないのである。つまり、会社人間であった彼らは、伝統的・共同体的な社会からは解放されたが、肉体も精神も会社に管理されていたのである。退職とともに、その身体が再び解放されてしまい、新たな「脱埋め込み」の状態といえよう（奥田一九九三、上野谷二〇〇六、齊藤二〇〇六、前田二〇〇六）。したがって、男性退職者は、退職後の生活をどのように構築するかが課題となってくるのである。もちろん、退職前から準備し、退職後は積極的に趣味やボランティア活動などに参加して新たな役割や居場所を見つけている人や、また家庭内や夫婦間での現役時代とは異なる新しい役割・関係を上手に形成している人など、退職後の生活を再構築できている人たちもいるが、問題なのはどちらも上手くできない人たちなのである。

幾つかの先行研究によって明らかにされているように[4]、夫の現役時代から妻は子育てや趣味活動等を通じて地域の仲間、ネットワークづくりができており、子育てや働いている夫を支えるなどという家庭内役割が縮小しても、自分の居場所や生きがいなどにはあまり問題がない。しかし、会社人間であった夫たちの多くは、家計収入の確保のために長時間労働して、子育てや家事にも参加できず、自分自事の趣味活動すら行う余裕がなかった。したがって、退職後は職場や家庭での役割を失って何をすればよいかわからず、これから長い老後を過ごさなければならない家庭生活と地域生活に不安を感じている男性退職者も少なくない。その結果、家に閉じこもり気味になり、「主体的制御（control）能力」（園田一九九三）[5]やwellness[6]が低下し、心身の健康を害してしまう人も増えてきている。そこで、退職後の彼らの主体的制御（control）能力やwellnessをどのように維持、向上させるかが重要な課題である。また、このことは男性退職者だけの問題ではなく、配偶者である妻にとっても大きな問題である。つまり、特に趣味もなく妻の気持ちも考えずに一日中家におり、さらには妻の行動を監視し何ごとにも口出しをする退職後の夫と長時間共家庭生活を送ることによって、主人（夫・亭主）在宅ストレス症候群やノイローゼになってしまう主婦もいるのである。

したがって、上野谷（二〇〇六）も指摘しているように、家庭や家庭の外で退職後の生活を上手く再構築できない男性退職者にとって、地域での生活が重要となってくる。つまり、彼らが、どのように地域社会に新たに「再埋め込み」され再社会化し、「つながり」を形成しながら地域の生活者となるかが重要な課題である。これは、『地域における「新たな支え合い」を求めて―住民と行政の協働による新しい福祉』報告書（厚労省二〇〇八）においても、これからの地域福祉の重要課題の一つとして位置づけられている。

また、古川（二〇〇五）によると、社会福祉は現代社会における生活支援システムの一部分であり、そのシステムは、生活維持システムが十全に機能し得なくなった状況において形成されるという。生活維持システムは、生活者の日常生活にとって不可避的な他者との関係性と協同性のネットワークとしての家族や地域社会を基盤とし、生活維持システムの主体としての生活者は、生活世界を通して「物質的生活環境や社会的生活環境との間に社会的代謝関係を取り結ぶことによって、自己の生命と活力を維持再生産し、自己実現と社会参加を目指す」という。したがって、男性退職者が社会参加などを通して他者との関係性と協同性を形成することによって家族や地域社会において生活者となり、主体的制御（control）能力やwellnessを維持・向上させる取り組みは、社会福祉における重要な課題であるといえよう。そして、彼らが地域生活者となってはじめて、まちづくりやコミュニティ形成の一翼を担うことができると考えられる。つまり、男性退職者が地域生活者となるプロセスを通してエンパワー[7]していき、それが、コミュニティ形成活動の原動力になり、さらには、福祉意識・態度が変容、醸成されることによって、福祉コミュニティ形成、「共同福祉」（園田一九九九）[8]の形成に取り組むようになる可能性があるのではないだろうか。[9]

以上考察したように、退職後の生活を上手く構築できない男性退職者が地域生活者となることが、地域福祉や社会福祉、そして何よりも男性退職者本人とその妻にとって、重要な課題となっている。したがって、彼らが地域生活者となるための「きっかけ」や「仕組み」づくりが必要となってくる。そのためには、男性退職者が地域生活者となる諸要因を折出、概念規定し、分析枠組みを構築し、それをもとに尺度を開発し、それによって「きっかけ」や「仕組み」を明らかにすることが求められるであろう。

地域生活者になるとは、先の古川の定義に従えば、「地域社会において他者との関係性や協同性を築くことによって、自己の生命と活力を維持再生産する存在」、つまり、地域住民と「つながり」を形成し「助け合い」ながら生活している人たちを地域生活者と捉えることができる（古川二〇〇五）[10]。しかし、生活者の定義については先行研究によってある程度は整理されているものの（詳細は後述）、地域生活者、特に高齢者や定年退職者が地域生活者となることについては、先行研究に基づいた明確な概念規定や分析枠組みは構築されていない。先の政府の報告書や各自治体の取り組み、先行研究等をみても、「会社人間から地域人間へ」や「地域人となるために」というキャッチフレーズを目にするが、これら「地域人間」、「地域人」、「地域生活者」というのは、どのような人たちのことをいうのであろうか。天野（一九九六）は、生活者という言葉が選ばれて使われるのは、「『生活者』とは、特定の行動原理にたつ人びと、あるいはたつことをめざす人びとの、一つの『理想型』として使われているのではないだろうか」と指摘している。つまり、国や自治体が求める期待概念、当為概念として生活者という言葉が用いられているのである。このことは、二〇〇七年問題を契機として、国や自治体が、男性の定年退職者が退職後に地域デビューし、主体的にまちづくりに取り組む自立・自律性が高い地域人、地域生活者を求めていることからも窺い知ることができる。ここでいう地域人、地域生活者とは、一九七〇年代のコミュニティ論と同様に、国や自治体の期待概念、当為概念に他ならない。しかし、国や自治体のこうした取り組みは、あまり上手くいっていないようである。その原因として、実際の地域生活者を理解していないことが考えられる。国や自治体が求める自立・自律性が高い男性退職者は、自ら進んで地域活動や趣味、ボランティア活動などに参加すると思われるが、問題はそうではない人たちが退職後どのように地域での生活を構築するかである（上野谷二〇〇六）。そのためには、必ずしも自立・自律性が高いとはいえない男性退職者が地域生活者となるプロセスやメカニズムを解明し、地域生活者の概念規定や分析枠組みを構築することによって、実際の地域生活者を捉える必要があろう。そうすることで、男性退職者が地域生活者となる現実的な「きっかけ」や「仕組み」を明らかにすることができると思われる。

そのような中で、和（二〇一〇）は、先行研究や既存データを検討した結果、アソシエーション型地域スポーツクラブ（以下、クラブ）が、より多くの男性退職者がスポーツ活動に参加し、クラブ活動を通して地域生活者となるきっかけ、仕組みとして可能性があるとした。そして事例研究と全国調査の結果を参考にして一つのクラブを選定し、そのクラブに参加しており、現役時代は社会参加活動に参加していなかった男性退職者を対象にインタビューによる質的調査を行った。その結果を修正版グラウンデッド・アプローチ（M-GTA）によって分析したところ、**表1**に示すとおり、男性退職者がクラブに参加して地域生活者となっていくプロセスとは、【他者と一緒にスポーツによる健康づくりを通した地域への社会化プロセス】であった。これは、自己目的的に健康づくりを始めた男性退職者が、スポーツによって、多様な地域住民との緩やかな「つながり」を形成しながら、他者と「一緒に」という意識が醸成され、彼らと一緒に自己の健康づくりとともに地域住民の健康づくりに向けて「配慮」した組織づくり、共有意識による地域づくりへと身体を介した活動を通して「助け合い」の関係を築き、地域の中で新たな役割を獲得することにより、地域における自己の存在を確認し、地域住民と共に地域の生活者となっていくプロセスである。そして、このプロセスのメカニズムを解明し考察した結果、彼らが地域生活者となることとは、「多様な人々が身近な地域で緩やかな『つながり』や無理のない気軽な『助け合い』を形成し、地域における自己存在を確認できること」という概念枠組みを構築した。このように構築された現実的な地域生活者の概念枠組みを用いて事例を分析することによって、男性退職者が地域生活者となるプロセスを解明することができると思われる。

そこで本稿では、男性退職者における地域生活者尺度の開発に向けて、抽出した地域生活者の概念と分析枠組みをもとに、大都市圏郊外で生活する男性退職者の中でも、地域に溶け込み主体的に地域で生活を送ることができない会社人間であった多くの人たちが、地域生活者となることとは実際にはどういうことか、つまり地域生活者となる過程と意味について検討することを目的とする。併せて、「共同福祉」実現の可能性も探りたい。

表 1　コアカテゴリー【他者と一緒のスポーツによる健康づくりを通した地域への社会化プロセス】

カテゴリー	サブカテゴリー	概念
自己の健康づくり	自己の心身の相対化 （心身の健康の危機感）	自己の身体と向き合うこと（概念 1）
	心身の健康づくり	多様な人たちとの出会い・交流（概念 3） 明確な目的（概念 53） 自己のための健康づくり（概念 4） 自己の身体（心身）の評価・改善（概念 7） 美しさ、かっこよさへの憧れ（概念 36）
	生活リズムの維持	生活のリズムづくり（概念 6） 日常からの開放（概念 35）
親密圏の醸成	「純粋な関係」の形成	緩やかな「つながり」の形成（概念 8） スポーツの開放性（概念 11） スポーツの身体性（概念 58） 非言語的コミュニケーションであるスポーツ（概念 59）
	他者への意識化	スポーツによる協調性（概念 9） スポーツによる競技性（概念 10） スポーツによる遊技性（概念 25）
	他者への配慮	周りの人への気遣い（概念 26） 見えない「他者」への気遣い（概念 33）
	他者への必要性	他者からの誘い（概念 5） 周りの人の必要性（概念 27）
運営意識の萌芽	共有意識の醸成	自分がやっているものに対してのプライド（概念 19） 健康であることの喜び（概念 52） 「一緒に」という意識 in vivo 概念（概念 18）
	自己責任の健康づくり	当たり前のプログラム運営（概念 12） 自分達の手による健康づくり（概念 14） 自立・自律型人間の必要性（概念 32）
	キーパーソンの存在	キーパーソンの存在（概念 28） 人の魅力（概念 51）
	プログラム存続の危機	プログラム存続の危機（概念 21） 参加者とクラブ側の誤解（概念 22） クラブの維持・存続の必要性（概念 38） クラブ運営への参加（概念 39）
	未知の分野への挑戦	未知の分野への挑戦（概念 50）

「配慮」した組織づくり	組織の相対化（評価）	プログラム、クラブの評価（概念 15） プログラム運営の工夫（概念 16）
	無理のない組織づくり	培ったものの不還元（概念 20） バランスのいい組織づくり（概念 23） 現役時代に染み付いた立場での活動（概念 43） 好きなことの環境づくり（概念 55） 気軽な助け合い（概念 56）
共有意識の地域づくり	他者のための取り組み	支えるという意識（概念 17） 自己の健康づくりと他者の健康づくりの同化（概念 48）
	地域の相対化（評価）	地域の意識化（視野の広がり）（概念 37） 地域の福祉問題の意識化（概念 31）
	地域のための取り組み	地域の福祉問題の主体的な取り組み（概念 24） 自己の健康づくりとまちづくりの同化（概念 49）
地域への社会化	役割の獲得（生きがい）	達成感（概念 54） 人の役に立つ喜び（概念 34） 社会への恩返し（概念 40）
	新たな身体の「再埋め込み」	社会貢献のきっかけ（概念 41） 自信の獲得（概念 45） 積極性の向上（概念 46） 社会貢献への目覚め（概念 47）
	社会的存在としての確認	居場所の不安（概念 30） 自己存在の確認（概念 42） 地域で生活している感覚（概念 44） 地域で老いる自覚（概念 57）

二　生活者論の再検討

生活者という言葉は、日常の生活のあらゆる場面において使われている。例えば、「主婦感覚」や「台所感覚」といった主婦側からの視点を持っている人という意味であったり、政治家が我々に近い立場である、つまり「庶民感覚」の持ち主であることをアピールする際に使われる。また、ボランティア活動や福祉活動において、高齢者や障害者の生活の側に立つ、つまり「弱者が生きていること」の意味で使われることもある。さらに、国や自治体の政策の中に出てくる生活者とは、「そこ（国・地方自治体）で生活している人」、「消費者」という意味で捉えられており、企業においては、より一層「消費者」という意味合いが強い。このように、一九八〇年代末から一九九〇年代にかけて頻繁に用いられるようになった生活者という言葉は、広範に便利な言葉として使われすぎており、本来の生活者という言葉の意味がわからなくなってきているという現状がある。このことについて、天野（一九九六）は、生活者という言葉は、鶴見（一九四六）がいう「お守り言葉」ではないかと指摘している。鶴見によると、「お守り言葉」とは、それぞれの時代においてそれを使えば誰もが他からの批判をかわすことができる魔術的な言葉であるという。天野は、「生活者という三文字は、こうした現代的なお守り言葉の一つではないか。多くの人びとが、この使い勝手のよい言葉を安易に使う。生活者というお守り言葉に身をまかせておけば、誰も反対はできまいという安易な、しかし、したたかな計算がそこにありそうだ」と鋭く言及している。

また、従来の生活者論では、生活者とは「自律的な生活をめざす生活創造者」（三木）、「自分で自分の生活を組織し運行して行う人々」（新居）、「活動『総体』としての生活主体者」（今）、「自前のことばと思想を創出する「個人」」（『思想の科学』）、「生活の中で問いを発する「個人」であり、生活責任の主体者」（溝上）、「日常性やその危機的状況から内在的、主体的に福祉努力をする人たち」（一番ヶ瀬）、「日常生活の共同関係の中で主体的・自発的に生活問題を解決する市民」（朝倉）、「全的な生活の主体として、主体的、自立的に自己の生活を組織し、展開しようとする、生活システムの主人公として行動する人間」すなわち「生活主体＝生活者」であるとしている（古川）。このように、生活者とは、自立・自律性の高い「個人」、つまり「強い個人」となることを求めているように思われる。しかし、多くの人々が、このように自立・自律性が強い西欧市民社会的な強い個人としての生活者となれるのだろうか、いや、なる必要があるのであろうか。また、先にみたような政府や自治体が求める強い個人としての期待概念や当為概念の生活者の定義ではなく、実際の、現実的な生活者とは、どのような人たちなのであろうか。

そのような中で、古川（二〇〇五）は、次のように先の生活者の定義とは少々異なった角度からも、生活者を位置付けている。生活者となるためには生活維持システムが必要であり、生活者の存在にとって他者との関係性と協同性のネットワークとしての家族や地域社会が不可避的な基盤である。それらの基盤のために、生活維持システムの主体としての生活者は、生活世界を通して「物質的生活環境や社会的生活環境との間に社会的代謝関係を取り結ぶことによって、自己の生命と活力を維持再生産し、自己実現と社会参加を目指す」と述べている。つまり、家族や地域社会において他者との関係性や協同性を築くことによって、自己の生命と活力を維持再生産する存在が生活者だというのである。このように、生活者とは他者との「つながり」や「助け合い」が必要な「弱い」存在なのであり、これこそが、ごく普通の大多数の人々に当てはまる現実的な生活者の定義として妥当なのではないだろうか。

人間は一人では生きていけない存在である。Cooley（一九〇二）の「鏡に映った自己」やMead（一九三四）の「社会的自我」などの自己の社会的発生論でも論じられているように、人間の自我は他者とのかかわりにおいて形成される、つまり、人は他者がいなければ自分の存在を確認できないのである。Goffman（一九五九）は、「共在」という概念で、人間は他者が必要な存在であることを論じている。つまり「人は日々生きていくうえで、他の人々とともにあり、集まりの中にいる。人は他の人と時間・空間をともに生きている」のである。また、濱口（一九八二）は、日本人特有の対人関係観として「間人主義」を唱えているが、その中で、「間人」とは、相手との「間柄自体のなかに自己の社会・心理的アイデンティティを見出すような人間存在のあり方」を指し、「間柄そのものにおいて自己システムの主体性を確立している」という。つまり、「『個人』におけるような単独的主体ではなく、関与的主体（他者との組織化された行為連関を保ちうるような主体性）の持ち主」をいうのである。木村（一九七二）によれば、「日本人にあっては、自己は自己自身の存立の根拠を自己自身の内部にもっておらず、自分が誰であるのか、相手がだれであるのかは、自分と相手との間の人間関係の側から決定されている」という。このように、日本人は、自立・自律性が高い強い個人である欧米人と異なり、自分と相手との間柄の中に自分自身の存在を確認する特徴があるようである。つまり、彼らは、他者がいないと生きていけない弱い存在であるということになるであろう。このように、日本人は弱い存在であるからこそ、他者との「つながり」や「助け合い」が必要となってくるのである。

以上考察してきたように、日本における生活者とは、欧米型の自律性が高い「強い個人」ではなく、他者との関係性や協同性を築くことによって、自己の生命と活力を維持再生産する弱い存在、つまり、「他者と『つながり』を形成し『助け合い』ながら生活している人」という定義が妥当なのではないだろうか。

三．地域生活者とは――期待概念を越えて

先に再定義した生活者概念から、地域生活者とは、「地域社会において他者との関係性や協同性を築くことによって、自己の生命と活力を維持再生産する存在」といえよう。つまり、地域住民と「つながり」を形成し「助け合い」ながら生活している人たちを地域生活者ということができると思われる。そして、ここでいう地域とは、大都市圏郊外の地域社会を指す。郊外の地域社会とは、異質で多様な住民層が生活しており、多面的で重層的な地域である（若林二〇〇七）。そこで、郊外という地域で生活するということは、多様な地域住民との関わりが重要な要素となるであろう。つまり、異質で多様な属性を持った地域住民との関わりや交流があってはじめて、郊外という地域社会で生活していることとなるのである。したがって、ここでいう地域生活者とは「大都市圏郊外という地域社会において異質で多様な地域住民との関係性や協同性を築くことによって、『つながり』を形成し『助け合い』ながら生活している人たち」ということができる。

しかし、先述したように、生活者の定義については先行研究によってある程度は整理されているものの、地域生活者、特に高齢者や定年退職者が地域生活者となることについては、先行研究に基づいた明確な定義はされていないように思われる。このことが男性退職者が地域生活者となる「きっかけ」や「仕組み」づくりにおいて、最も重要な課題であろう。つまり、男性退職者が地域生活者となることとはどういうことかを明確にすることができない限りは、彼らが地域生活者となる現実的な、具体的な「きっかけ」や「仕組み」づくりもできないと思われる。

精神障害者の援助の取り組みや研究において、「地域生活支援」があるが、そこにおいても、地域生活とは何か、

地域生活者とはどのような人なのかについて、明確に概念規定されていない（住友二〇〇七）。高齢者福祉や児童福祉、地域福祉などの社会福祉学の他の分野においても、地域生活、地域生活者という言葉が使われてはいるが、それらの言葉の概念規定は特にされていない。

このように、地域生活者について明確に定義はされていないが、誰が地域で生活するかによって、地域生活の内容や地域生活者の意味合いが変わってくるのではないだろうか。つまり、病院生活を余儀なくされていた精神障害者と一般的なサラリーマンの地域生活、ホームレスと高齢者などの地域生活の内容や彼らが地域生活者になることは、具体的な条件の内容はかなり異なってくるであろう。したがって、ここで重要なのは、誰が地域生活を送るか、誰の地域生活なのかを区別して、地域生活、地域生活者の内容を理解する必要があると思われる。そこで次は、先述した「多様な人々が身近な地域で緩やかな『つながり』や無理のない気軽な『助け合い』を形成し、地域における自己存在を確認できること」という高齢男性退職者が地域生活者となる概念枠組みをもとに、高齢男性退職者にとっての地域生活、彼らが送る地域生活とはどういうものかについて検討してみたい。それによって、高齢男性退職者が地域生活者となるにはどのような要素が必要なのかについて分析することとする。

四．男性退職者が地域生活者となるとは――構成要素の整理

一　生活構造論からみる高齢者、男性退職者の生活

それでは、定年退職者をはじめとした高齢者が地域で生活するとはどういうことであろうか。副田（一九七一）が論じている生活構造論から考えると、「生活水準」は現役時代の職種や地位等によって個人差があると思われるが、

以下の三つは、どの高齢者、男性退職者にもある程度共通した点がみられると思われる。つまり、「生活関係」は、高齢期は子育ても終わり子どもが独立して「空の巣（empty nest）」となり、核家族が進んでいる現在、配偶者と二人、もしくは独りで生活している高齢者が多くなってきている。特にこの傾向は、都市部や郊外では顕著である。また、多くの高齢者は、仕事からも離れ職縁が減少し、必然的に地域の人たちとの関係、近隣、地縁との関わりが増えてくる。また、趣味や余暇活動などの参加も増え、そこでの知り合い、友人、知縁、機縁も広がるのが、高齢期の生活関係の特徴である。「生活時間」においても、生活関係とも関わってくるが、子育てや仕事に費やしていた時間が減少あるいは消滅し、家族や自分たちが住んでいる地域で過ごしたり、趣味や余暇活動に使う時間が多くなってくる。このことは、幾つかの既存調査にも如実に表れている。そして、「生活空間」においても、「生活関係」、「生活時間」に深く関係し、日常過ごす空間、場が、現役時代は一日の大半、特に日中は職場であったが、退職した後は家族や自分の住んでいる地域であることが多くなる。また、趣味や余暇活動に参加している人は、それらの場、活動空間も老後の重要な生活空間となってくるであろう。

このように、高齢期になると、「生活関係」、「生活時間」、「生活空間」など生活構造要因は、家族や地域、そして趣味、余暇活動などに限られてくる。子育てや定年退職後間もない前期高齢者のうちは、体力や資力があるので活動する地域の範囲が広いと思われるが、後期高齢者ともなると次第に活動範囲やそれに伴う人間関係も狭くなっていく。つまり、活動範囲、日常生活圏域が、彼らにとっての身近な地域に限られてくるのである。『高齢者の住宅と生活環境に関する意識調査』（内閣府二〇〇五）による外出頻度、外出先、外出手段などの調査結果から、後期高齢者は前期高齢者に比べて生活圏が狭くなっていることがわかる。高齢者の活動空間、生活空間についての調査研究は、欧米の地理学において活発に進められてきたが、それらの研究においても、加齢に伴って外出頻度や活動目的が減少することが明らかにされており、それによって、縮小した高齢者の生活空間やそのプロセスが描き出されている（Golant 1972, Hanson 1977, Meyer 1981, Peace 1982）。

また、彼らが時折、自宅から遠く離れた所に住んでいる友人や知り合い、子ども夫婦などの家に遊びに行くことはあっても、日常的とはいえない。また、現在は通信機器も発達しており、遠く離れた友人、知人、親族とも頻繁にコミュニケートすることはできる。しかし、face to face の付き合いとはならず、自宅にいながらにしてコミュニケートするため日常的な行動範囲、活動範囲が変わるとはあまり考えられない。趣味や余暇活動も、前期高齢者のうちは、自宅から遠く離れた所にも頻繁に行くことができると思われるが、年齢とともに足が遠のく人も多くなってくると思われる。そうなると、身近な地域での活動が求められてくるであろう。先の『高齢者の住宅と生活環境に関する意識調査』（内閣府二〇〇五）やその他の既存調査によると、前期高齢者に比べて、後期高齢者は高齢になるにつれて、趣味や余暇活動自体にも参加しなくなってきていることが示されている。

以上のように、高齢者の生活構造は、身近な地域における生活が中心となっていくのである。つまり、高齢者は地域生活者となり、年齢が高くなるにつれて、より身近な地域で生活するようになるといえよう。ここでいう身近な地域とは、先の調査結果によると七五～八四歳の高齢者にとって徒歩が最も多い外出手段であることからも、介護保険制度において主に高齢者の徒歩圏内で設定されている日常生活圏域くらいが想定できると思われる。

二　都市高齢者の生活構造～役割という視点～

金子（一九九三）は、高齢者、特に都市高齢者の生活構造を役割の視点を中心に図式化している。金子によると、「一般に高齢者は『役割縮小過程』の存在であり、特に家族中心の『固定役割』と職場中心の『循環役割』の喪失を含む」という。これを、Rosow（一九八五）は高齢者は現実には役割期待がない地位であるという「役割のない役割」と述べているが、金子は「地域における『流動役割』の喪失は必然ではなく、むしろ高齢者にとっての役割創造・回復・維持の生活基地として地域社会は新たに想定」されているという。

つまり、「定年直前の『窓際族』が味わう職域割合の縮小からはじまり、制度的な強制退職にいたるまで、事実上多くの人は六五歳までかなりな役割縮小を経験」し、「職業役割の喪失は自動的に社会的地位の喪失をもたらし、そのうえ『家系維持』が困難となるから、併せて家族役割もまた縮小することになる」のである。もちろん、退職後に家事や洗濯、買い物など家庭内で新たな役割を得ることができる人もいるが、会社人間であった彼らにとって容易なことではない。時々は行うことができるかもしれないが、毎日の家族役割としてはなかなか続かないと思われる。そうなると、彼らにとっては、地域社会が新たに役割を獲得する主な生活の場なのではないだろうか。したがって、高齢者、特に定年退職者が地域の生活者となるには、地域社会において役割を獲得することが必要となってくるといえよう。

三　役割取得と社会的存在

社会学において、役割を獲得することを「役割取得」というが、G. Mead などの「役割理論」によると、次のような二つの側面があるという。一つが、人間が集団内の他者や集団全体の一般化された他者の態度や観点を取得することによって、自分自身を認識し自我を形成する過程である。もう一つが、自我の形成とともに規範を内面化する過程であるが、同時に他者の期待や規範の内容を解釈し、判断する認識過程でもある。高齢者が地域社会において役割を獲得するとは、どちらの意味を指すのであろうか。高齢者は、職業役割や家族役割が縮小、喪失したため、その代替として地域社会で何か人の役に立って新たな役割を獲得したいのである。つまり、地域で求められている「役割期待」に応えることによって、「役割取得」するのである。こうした役割を取得し演じることを通じて、自らが地域における「社会的存在」、すなわち「地域生活者」として位置付けていくのである。

したがって、地域で生活するとは、地域社会で役割を獲得し、自らが地域における「社会的存在」として感じる、つまり地域生活者であることを実感することも必要となってくると思われる。このことは、古川（二〇〇五）が、生活者となるためには「生活者の存在にとって他者との関係性と協同性のネットワークとしての家族や地域社会が不可避的な基盤である」と述べていることからも窺い知ることができよう。

四　老いと死の受容

Erikson（一九八九）は、ライフサイクル論、アイデンティティ論において、成人後期、つまり高齢期は、次のような発達課題があるという。まず、老化にともなう身体変化に対する対応、次に、新しい役割へのエネルギーの再方向づけ、そして、自分の人生の受容、最後に、死に対する見方の発達である。つまり、高齢期は、新しい役割へエネルギーを再方向づけるのは先ほどの通りであるが、自分自身の老化、人生、死を受容し、内省する時期なのである。したがって、彼らが生活する地域で、自らの老いや死を意識する、すなわち、自分はこの地域で老い衰え死んでいくのだという意識を持つことも、彼らが地域で生活することを表す一つの要素なのかもしれない。

五　健康と生きがい

先の金子の高齢者生活の分析図によると、「健康」と「生きがい」も高齢者の生活構造には欠かせないものといえよう。人間は年齢を重ね老いていくにつれて、体力は低下し、健康を害することも増えてくる。様々な既存調査においても、老後の不安、退職後の不安として、最も多いのが健康への不安である。このような老年期の「健康の危機」(Peck 1975) をどのように乗り越え克服していくかが、幸福な老い、サクセスフル・エイジングのために、求められてくるであろう。また園田（一九九三）が言うように、健康には生命や生存を維持し存続させ生活や人生を高めていく主体的制御（control）能力を向上させることが必要である。

先に論じたように、高齢期は、家族役割や職業役割などが縮小、喪失するため、他の「生きがい」を探さざるを得ない。生きがいとは、日本人固有の幸福感といわれているが（神谷一九八〇）、小林（一九八九）によると「自分が生きていることに意味があるという感じや、自分が必要とされているという感じがあるときに、人は生きがいを感じるらしい。必要とされるということは、自分が生きていることに対する責任の存在であり、人生において他ならぬ自分が果たすべき役割があるということを自覚することである」という。つまり、果たすべき役割を見出さない限りは、生きがいを持つことができないということになろう。このことに関して、柴田（一九八九）は、生きがいとは、欧米を中心に発展してきたＱＯＬ概念では整理できず、「従来のＱＯＬに、なにか他人のためにあるいは社会のために役立っているという意識や達成感が加わったものである」としている。

そして、「生きがい感は生存充実感であって、感情の起伏や体験の変化を含み、生命を前進させるもの、つまり喜び、勇気、希望などによって、自分の生活が豊かに充実しているという感じなのである」というように、人は生きがいを持つことによって、自分が生きていることを感じ、さらには、生活を豊かにすることができるのである。このように、人は、特に高齢者や退職者が豊かな人生を送る上で、「生きがい」を見出すことはとても重要なことである。そして、健康で生きがいを持った生活を送ることによって心身が健康になり、主体的制御（control）能力やウェルネス（wellness）が向上すると思われる。

六　住縁と関心縁

先述したように、退職によって家族や職場での役割が縮小・喪失、変化するとともに、親族・家族の血縁や職場での職縁も縮小・喪失・変化するが、身近な地域における「住縁」や機能集団（趣味グループ、サークルなど）や友人など「関心縁」の人との「つながり」が、高齢者の生活にとって重要な要素であろう。金子（一九九三）によると、互助、つまり「助け合い」は、向老期までは、家族・職域の生活空間で顕著に見られ、地域や関心縁にもとづく人間関係では強くないが、高齢期では、長期的には職縁による互助が消失し、家族など血縁による互助も弱まるという。反対に、「互助基盤としての地域の意義が拡大し、同時に関心縁による集団関係と友人もかなりな互助基盤となりやすい」、つまり高齢者は、身近な地域での住縁と関心縁の中で、「助け合い」の関係を形成していくのである。

七　男性退職者が地域の生活者となるために

以上のように、高齢者が地域で生活するとは、身近な地域で異質で多様な属性を持った地域住民と「つながり」を形成しながら、彼らと一緒に身近な地域の「役割期待」に応えることによって役割を獲得し、相互に「助け合う」ことによって自らを地域における「社会的存在」として感じる、つまり、地域で生活していることを実感すること、さらには、その地域で老い衰えていく意識を持つことであるいえよう。それとともに、健康や生きがいを感じることができ、主体的制御能力やウェルネスが向上する結果、充実した豊かな地域生活を過ごすことも、彼らが地域生活者となるには必要な要素であろう。

五．まとめ

考察の結果、男性退職者が地域生活者となる意味とは、男性退職者が、身近な地域で多様な地域住民と緩やかな「つながり」と無理がない気軽な「助け合い」の関係を構築し、身近な地域で新たな役割を獲得することによって、地域における「社会的存在」であることを実感し、ウェルネスや〈生きがい〉、そして老い衰えていくことを自覚しながら、地域社会で生活することである。これは、期待概念、当為概念としての「強い個人」ではなく、ごく普通の大多数の「弱い個人」である男性退職者が、地域生活者となることを示しているといえよう。また、このように男性退職者が地域生活者となることは、園田が言う「共同福祉」の実現にも繋がると思われる。つまり、男性退職者が、身近な地域で多様な地域住民と緩やかな「つながり」と無理がない気軽な「助け合い」の関係を構築し、身近な地域における福祉的課題に取り組むことによって新たな役割を獲得することは、「共同的関係を創り、強化していく福祉」

である共同福祉（community care）に他ならないのではないだろうか。

以上のように、質的研究によって抽出した概念枠組みをもとに分析することによって、男性退職者が地域生活者となる実際的な意味が明らかになった。今後は、導き出した地域生活者の意味をもとに質問項目を作成し量的調査によって実証的に研究することによって、地域生活者の概念の確立や地域生活者尺度を作成したいと考えている。それによって、男性退職者が地域生活者となる「きっかけ」や「仕組み」を明らかにし、共同福祉の実現に向けて取り組んでいきたい。

（立教大学コミュニティ福祉学部助教）

付記

本稿は、博士論文の一部をまとめたものである。園田恭一先生は、私が東洋大学大学院博士前期課程に入学してから先生が病床に伏せるまで、いつも気にかけて下さり、研究とは何か、研究者とは何かを常に考えさせて頂きました。博士論文がほぼ完成に至るまで粘り強く厳しく温かくご指導頂き、いくら感謝しても感謝しきれません。この機会に改めて心より感謝申し上げます。いつもニコニコしている先生が、本気モードになった時の鋭い目と表情は今でも忘れることができない思い出です。また「園田ですけれども…」という電話の声もしっかりと耳に残っております。あのお顔とお声をもう見ることも聞くこともできないと思うと寂しい限りです。電話で博士論文の執筆が終わったことを報告し、「原稿を自宅に送るように」という言葉が園田先生との最後の会話となりました。博士論文を完成させるための最後の階段でご指導を頂けなかったことは、悔しくてたまりません。何でもっと早く書けなかったのか…。自分を責め続けながらも、多くの方々にご指導頂き、博士論文を完成させることができましたが、最後の最後で園田先生がおっしゃっていたことがようやくわかりました。改めて研究者・園田恭一先生の凄さを実感した瞬間でした。園田先生が東洋大学最後の日である二〇〇三年三月三一日に、まだ片づけが終わっていない研究室で、著書『地域福祉とコミュニティ』に「和秀俊君　一日も早く、大輪の花を咲かせてください　園田恭一」と書いて頂きました。この本に出会い、初めて園田先生の研究室を伺ったことを昨日のことのように思い出されます。この本は、私にとってバイブルであり宝物です。研究者としてまだまだ未熟ですが、園田先生のような研究者になれるように、園田先生の教えを胸に諸先輩方のご指導を賜りながら日々精進して参りたいと思います。

注

1　現代社会は、Beckらによると、近代の地域、伝統、風習などに囚われるcollectiveな社会から、それらに囚われないリスク社会へと移行した社会であると位置づけている。逆にいうと、今までcollectiveな社会では、地域、伝統、風習などによってある意味身分が保証されていたのだが、現在のリスク社会においては、それらから離れた「脱埋め込み」という状態なので、自らの力でアイデンティティを確立していかなければならない。このような社会をGiddensは「再帰的近代化」と呼んでいる。つまり、リスク社会である現代において、社会の現象や新しい情報や知識の中で、常に相対化・評価・改善を繰り返して、その行為作用がその行為作用の社会的条件に反映され影響を及ぼす「制度的再帰性」と行為作用が自らに影響を及ぼしていく「自己再帰性」から成るハイモダニティな社会である。

2　古川（二〇〇五）は、今日の社会福祉の基盤にあるのは、人間の生活に不可欠な要素としての相互扶助活動であり、それは、伝統的な農村型社会の相互扶助活動ではなく、都市型社会における「相互支援活動」と述べている。したがって、都市化の進んだ地域社会において、どのように「相互支援活動」を充実させるかが、今日の社会福祉において重要な課題の一つといえよう。

3　ソーシャル・キャピタル（Social Capital）とは、信頼に裏打ちされた社会的な絆、あるいは豊かな人間関係を捉えた新しい概念であり、住民参加型地域づくりの基盤となるものと考えられている。訳語には「社会的資本」「社会関係資本」「人間関係資本」「市民社会資本」などが活用されている。パットナム（一九九三）は、「人々の協調行動を活発にすることによって社会の効率性を改善できる、『信頼』『規範』『ネットワーク』といった社会組織の特徴」と定義している。信頼とは「社会的信頼や相互信頼・相互扶助の関係」を意味し、自発的な協力の仕組みを創る上で重要である。規範とは、「互酬性の規範」を意味し、地域通貨やエコマネーに代表されるような相互依存的な利益交換であり、利己心と連帯の調和に役立つとされている。また、ネットワークとは「社会的な人間関係の絆や社会的な交流」を意味しており、何よりも「直接顔を合わせる、ないしは顔の見えるネットワーク」が重要である。

4　前田信彦（二〇〇六）、齊藤ゆか（二〇〇六）等が既存調査、先行研究を整理している。

5　園田（一九九三）は、健康を「病気や症状や異常の有無とかその程度とかからではなしに、生命や生存を維持し、存続させ、生活や人生を高めていくという、個人や集団などの主体的制御（control）能力の程度という観点」から捉えている。したがって、心身の症状や異常は、これらの制御能力や解決能力が弱まったり、低下しているものだと理解できるとしている。

6　古川（一九九二）によると、L・ダン（一九六一）が「Wellnessとは個人が身を置いている特定の環境の中にあって、その個人が持っている潜在能力を最大限に引き出す機能を統合したものである」と定義している。また、全米ウェルネス協会は、Wellnessを、情緒的、知的、身体的、社会的、職業的、精神的の六つの側面に分け、「最適のよい状態をめざし、潜在的な力を完全に出す」ことを目標に活動を行っている。

7　Solmon（1976）によると、エンパワメントとは、「偏見対象となる集団のメンバーが否定的な評価を受けパワーを喪った状態から回復することを目指し、当事者やその環境に対する活動にソーシャルワーカーがかかわっていく過程である」とした。初めは、権限や権利の獲得を意味した。現在は、すべての人、集団、社会の潜在能力と可能性を引き出し、ウェルビーング実現に向け力づける環境づくりをさす（安梅二〇〇四）。安梅（二〇〇四）は、「エンパワメントとは、元気にすること、力を引き出すこと、そして共感に基づいたネットワーク化」に展開するものと述べている。

8　園田によると（一九九九）、共同福祉とは、「日常の生活が営まれている地域社会において、施設を拠点としたり、中核としての、在宅の人びとや要援護者に対してのサービスの提供という意味で用いられる地域福祉」、つまり地域社会を基盤としたケア（community based care）、地域社会でのケア（care in the community）とは異なり、「スポーツや集会施設などをもとに利用することをとおしてとか、…共に生きる（共生）とか連帯的な関係や共同社会を形成していく取組みや動きなど」を意味し、「共同的関係を創り、強化していく福祉を目指す」共同のケア（community care）を意味する。

9 永田（一九九三）は、福祉コミュニティづくりには、地域住民の福祉への参加・協力、意識・態度の変容を図ることの重要性も示している。三浦（一九九五）、牧里（二〇〇〇）も、要援護者を取り囲む地域住民に望ましい福祉意識が形成されることを福祉コミュニティ形成において重要であることを論じている。また、高齢者や障害者などの従来要援護者と捉えられていた人々が、地域社会の一員として参加し共に生活できるようになることも、福祉コミュニティを形成する上で必要であると述べている。

10 古川（二〇〇五）は、生活者とは、生活維持システムの主体として自らの生命と活力を維持・再生産するために、自然や社会と関わり、その影響を受けながら、逆に自然と社会に働きかける存在であるという。そして、全的な生活の主体として、主体的、自立的に自己の生活を組織し、展開しようとする、生活システムの主人公として行動する人間と捉えている。天野（一九九六）は、歴史において属性と行動原理から生活者を整理し、現在の生活者を「私」の利害を変容させて下から創る「共同性」をもう一つの「公」へと押し上げていく人々と捉え、「私民」から「市民」的生活者への変容を指摘している。

参考文献

天野正子、一九九六『「生活者」とはだれか―自律的市民像の系譜』中公新書
安梅勅江、二〇〇四『エンパワメントのケア科学―当事者主体チームワーク・ケアの技法』医歯薬出版
Bataille,G., 1988, Le non-savoir.Gallimard.（＝一九九九．西谷修訳『「非―知」閉じざる思考〔新訂増補〕』平凡社ライブラリー）
Beck,Ulrich, 1986, Risikogesellschaft Suhrkamp.（＝一九九九、東廉・伊藤美登里訳『危険社会―新しい近代への道』法政大学出版局）
Beck,Ulrich and Giddens,Anthony and Lash,Scott, 1994, *Reflexive Modernization.Politics, Tradition and Aesthetics in the Modern*

Social Order Polity Press.（＝一九九七、松尾精文・小幡正敏・叶堂隆三訳『再帰的近代化—近現代における政治、伝統、美的原理』而立書房）

Cooley, C.H., 1902, Human Nature and the Social Order. Charles Scribner's Sons

古川孝順、二〇〇五『社会福祉学』誠信書房

古川文隆、一九九二「ウェルネスの概念とこれまでの経過」ウェルネス・ムーブメント三一三

Goffman, Erving., 1959, The Presentation of Self in Everyday Life. Doubleday Anchor（＝一九七四、石黒毅訳『行為と演技—日常生活における自己呈示』誠信書房）

濱口恵俊、一九八二『間人主義の社会』東洋経済新報社

稲垣正浩、二〇〇四『身体論—スポーツ学的アプローチ』叢文社

片桐恵子、二〇〇六「定年退職者の社会参加のマイクロ・マクロモデルの構築」東京大学文学部大学院人文社会系研究科博士論文

和秀俊二〇〇九、「男性退職者が地域の生活者となる意味とプロセスモデルの構築—地域スポーツクラブを通した一考察—」東洋大学社会学研究科社会福祉学専攻博士論文

和秀俊、二〇一〇 a「男性退職者が地域の生活者となるプロセスの概念枠組みの構築—地域スポーツクラブを通した一考察—」立教大学コミュニティ福祉学部紀要一二、一一‐二九

和秀俊、二〇一〇 b「生活者論の再検討—男性退職者が地域生活者となる概念枠組みの分析から—」まなびあい　三、八七‐九六.

神谷美恵子、一九八〇『生きがいについて』みすず書房

木村敏、一九七二『人と人との間—精神病理学的日本論』弘文堂

小林司、一九八九『「生きがい」とは何か—自己実現へのみち—』日本放送出版会：二七

前田信彦、二〇〇六『アクティブ・エイジングの社会学—高齢者・仕事・ネットワーク』ミネルヴァ書房

牧里毎治編、二〇〇〇『地域福祉論—住民自治型地域福祉の確立をめざして—』川島書店

Mead,George.Herbert, 1934, Mind,self and society.The University of Chicago Press（＝一九七三、稲葉三千男他訳『精神・自我・社会』青木書店）
三浦文夫、一九九五『増補改訂 社会福祉政策研究―福祉政策と福祉改革―』全国社会福祉協議会
永田幹夫、一九九三『改訂地域福祉論』全国社会福祉協議会
Nancy,Jean-Luc, 1991, The Inoperative Community.Univ of Minnesota Pr（Theory and History of Literature）（＝二〇〇一、西谷修・安原伸一朗訳『無為の共同体―哲学を問い直す分有の思考』以文社）
濁川孝志、二〇〇五「コミュニティと福祉ウェルネス」岡田徹、高橋紘士編『コミュニティ福祉学入門―地球的見地に立った人間福祉』有斐閣：二三四―二四五
Putnam,R., 1993, *Making Democracy work* Princeton University Press
Rosow,I., 1974, Socialization to Old Age. University of California Press（＝嵯峨座晴夫監訳（一九八三）『高齢者の社会学』早稲田大学出版部）
柴田博、一九八九「求められる高齢者像」東京都老人総合研究所編『サクセスフル・エイジング―老化を理解するために』ワールドプランニング：四二―五二
Solomon,B., 1976, Black Empowerment:Social Work in Oppressed Communities.Columbia University Press
園田恭一、一九九三『健康の理論と保健社会学』東京大学出版会
園田恭一、一九九九『地域福祉とコミュニティ』有信堂高文社
上野谷加代子、二〇〇六「福祉コミュニティの創造にむけて」上野谷加代子、杉崎千洋、松端克文編『松江市の地域福祉計画』ミネルヴァ書房：四一―五九
若林幹夫、二〇〇七『郊外の社会学』ちくま新書

気さくで面倒見が良かった園田先生

松井和子

新進気鋭の社会学者

園田先生が保健社会学教室に着任されたのは、私が博士課程に進学して間もない頃だった。「園田先生は新進気鋭の社会学者だ」と医療社会学が専門の先輩から聞かされていたので、神経質そうなエリート学者を想像していたら、予想に反し、ふくよかで話しやすい感じの方だった。先生から最初に頂いたコミュニティ論に関する論文は今でも鮮明に覚えている。論文は当時の私の関心とは直接結びつくテーマではなかったが、社会学的分析手法に新鮮味を感じ、園田先生の研究指導に対する期待は高まった。当時、医学系研究科は、小講座制、教授をトップにしたピラミッド体制で教授の権限は絶大であった。その中で、保健社会学教室は比較的自由な雰囲気、私の指導教官は宮坂教授だったが、園田研究室にも気楽に出入り可能であった。

しかしまもなく東大闘争が激化、研究室のある医学部三号館も封鎖、研究どころでなくなった。私たちノンポリ院生は、連日のように赤門周辺の喫茶店にたむろしつつ、闘争の行方を見守っていた。当時、院生の多くは教授とは半ば敵対関係、うっかり指導教授と話でもしようものなら、ラジカルな院生たちからスパイ扱いされるような状態だった。当時、助教授だった園田先生がどう行動されていたか、私たち院生の関心外だったが、風の便りによると、医学部教授会のハト派に属していたようだった。その人脈が、のちに国の委託であるＳＭＯＮ保健社会学研究や東京都神経科学総合研究所社会学研究部門の創設に結びつき、私の研究生活にも大きな影響を及ぼすこととなった。

研究が再開したのは研究室の封鎖解除後であり、私は指導教官の研究とはかけ離れた職業病のじん肺を博士論文のテーマに選択したが、教授は他教室の教官に実質的な研究指導を委ね、論文作成を見守ってくれた。論文作成の段階では、園田先生にも何度か原稿を読んで頂いた。園田先生の指導は、客観性・実証性を重視する医学部出身の教官とは違い、研究の意義や研究枠組みの設定などで評価して下さり、その指導はおおらかであった。他方、医学部出身の教官は、実証にはデータ不足と、何度もデータの追加を要求され、実証の目処がつくと、論文の記述方法について細かく指導された。指導される方は、その厳しさに途方に暮れることがたびたびあった。指導する方も個別指導の負担は大きかったであろうが、私は保健学専門課程の第一期生であり、当時、院生が少なかったので、可能となった指導かもしれない。ともあれ、このとき受けた厳しい論文指導が、後に看護系大学院での研究指導に非常に役立った。

ＳＭＯＮ保健社会学研究班

闘争収束後、教室活動も再開され、保健社会学教室の研究は教授のグループと助教授のグループと、二グループに分かれるようになり、私は園田先生率いる研究グループに加わった。当時、病因追究の段階であったＳＭＯＮ研究班に園田先生が加わり、園田研究グループの初調査研究となった。患者多発地域での調査は、旅館での合宿形式で実施、厚生省委託研究班の正式メンバーである研究員は園田先生のみ、助手、院生、研究生は下請けの研究員だが、研究面では平等かつ自由な雰囲気に満ち溢れていた。調査開始当初、地域集積性を示すSMONの病因はウィルスではないかと疑う説が最有力であった。それをめぐるマスコミの取材攻勢に立場上たじろぐ園田先生を助手と一丸になって私たち院生はつるしあげたこともあった。二回目の徳島での調査では、園田先生も調査員の一人として訪問面接調査を割り当てられ、夕食の時間には、ユニークな対象者に出会った話などジェスチャー付きで報告され、私たちを笑い転げさせたこともあった。この調査には社会学出身の飯島伸子助手や経済学出身の牧野忠康さんなども参加、出身学部による思考方法の違いに戸惑いつつ、この共同研究を通じて私は社会調査の基本や社会科学的分析法を学ぶことができた。

東京都神経科学総合研究所の新設と社会学研究部門

SMON研究の最中、私は新設の東京都神経科学総合研究所に就職した。学位取得後、教授の紹介であったが、実質的には研究所開設準備委員をされていた園田先生が推薦してくださったようだ。オイルショック前の都財政にゆとりのあった時代、革新都政のもと、米国のNIHをモデルにしたような医学研究を目標として設立された研究所、着任前の説明で話半分と聞いていていた研究条件がそのまま実現された、基礎医学の研究者にとって夢のような職場であった。しかし神経科学研究所の中に社会学研究部門が設置されたのはなぜか、そこで何を研究したら良いのか、私は考え込まざるを得なかった。研究所幹部の説明によると、研究部門にリハビリテーションと社会学の二部門が設置されたのは、研究所が都の心身障害児者政策の一環を担うからであり、リハビリテーションや社会学を含めた神経科学を総合的に研究するユニークな研究所を目指すので、研究テーマは自由に選択してよい、博士論文の発展的研究としてじん肺を研究対象としてもよいと言われた。

今にして思うと、神経研に社会学研究部門が導入されたのは、心身障害児者の生活実態や福祉政策の研究には社会学・社会科学的研究が不可欠であるため、園田先生が開設準備委員に加わったからではなかったか。私は初年度オープンしたリハビリテーション研究部門の研究員として採用され、次年度開設の社会学研究部門の準備も担当した。とは言え、私は大学院修了直後の未経験者、社会学研究部門の研究員や研究助手をどう集めたらよいのか見当もつかず、当然のことのように園田先生に相談しながら、準備作業を進めた。研究所では研究員は職位に関係なく平等な研究条件が保証され、広く国際的に貢献できる基礎研究を推進するのが使命であると、研究者にとって夢のような職場であっても、その人集めは容易ではなかった。園田先生の尽力で社会学研究室の代表となる研究員は山手茂先生が着任して下さり、私は平の研究員として自身の研究に専念できるようになった。

就職後、私は園田グループのＳＭＯＮ調査に継続参加していた。研究所の研究としてはじん肺研究を継続し、研究所の潤沢な研究費で東京以外の地域へ頻繁に調査に出かけていた。数年後、神経研の研究としてじん肺はふさわしくない、テーマを変更するようにと圧力がかかってきた。就職の段階で、いずれは神経疾患に関する保健社会学研究に切り替えねばと考え、その時はじん肺と同じく社会的要因の大きい外傷性脊髄損傷に研究対象を変更する予定であった。研究テーマは大きく捉えてよい、一見無関係のようにみえてもどこかで関連する、じん肺研究も同じだから、継続して良いと、非常勤の所長は言ってくれたが、表向きのテーマは脊髄損傷に切り替え、じん肺研究は私的な仕事にした。当時、私は全国じん肺患者同盟から労災認定患者の継続的な生活実態調査を委託されており、その研究を中断するわけにはいかなかった。私は新たに開拓した脊髄損傷の研究に専念したいと、ＳＭＯＮ共同研究の辞退を園田先生に申し出、承諾して頂いた。園田先生としては神経研の社会学研究室と東大保健社会学研究室との持続的な連携を期待されていたであろうに、研究者として駆けだしの私には先生の心情を考慮するゆとりがなかったし、園田先生も決して強圧的な対応をされる方ではなかった。

園田先生の面倒見の良さ

園田先生は、その後もたびたび院生を神経研社会学研究室の非常勤研究員に推薦してこられた。時には切羽詰ったような調子での推薦もあった。当時は院生の面倒見の良い先生だと単純に捉えていたが、新領域であった保健社会学専攻修了者の進路開拓に園田先生は四苦八苦されていたに違いない。同時に、先生にとって園田研究グループの助手や院生は、異分野の研究者が大多数の研究科の中で、半ば同志のような存在でもあり、守りたい一心が面倒見の良さに顕れていたのかもしれない。

その面倒見の良さで思いだすのは、飯島先生の最期の時、ちょうど私が浜松医大から東京清瀬の国立看護大に異動直後だった。飯島先生が、体調不良で私と連絡したがっていると共通の友人が伝えてきた。当時、飯島先生は主治医の治療方針と合わずに退院、別な医療機関を探し、最終的に友人が勧めた病院へ入院、私はその病院へ数回見舞った。飯島先生はかなり衰弱され、すでにターミナル状態と判断せざるを得なかったが、「治るために入院しているので、他言しないで」とのこと、私は療養中で見舞いにいけない友人にのみ報告した。しばらくして、突然、Kさんから飯島先生訃報の知らせを受けた。あとで分かったことだが、入院中の病院長から園田先生に連絡、園田先生の依頼でKさんが私に知らせて下さったようだった。園田先生はその病院長と旧知の仲、その病院への入院も園田先生が紹介されたのかもしれない。

「あなたは医学の分野でよく耐えているけど、私は耐えられなかった」と、保健社会学教室を去って行った社会学者がいた。基礎教育が医学の私には、耐えるというより適応するのに夢中だったが、園田先生も含めて社会学出身者にとって、自然科学的方法で得たデータの客観性や実証性を最も重視し、人間と社会との関係をトータルにとらえる社会学的研究を容易に受け入れようとしない医学系研究科はストレスの強い職場であったに違いない。

（元浜松医科大学教授）

保健医療福祉学の今後の発展のために
――薬害（スモン）・公害（水俣病）研究とのかかわりを中心に
園田恭一先生の追悼を通しての一考察

片平洌彦

一．本郷・医学部三号館での出会いと「東大闘争」（一九六七～六九年度）

園田先生との「出会い」は、確か、東大本郷キャンパスに建設された「医学部三号館」（三階までが医学部保健学科）において、だったと思う。保健学科は、「看護婦（当時の呼称）のリーダー養成」を主目的に東大医学部に作られた「衛生看護学科」を前身として、“comprehensive health care”を目的とする「保健学」の教育・研究を行うという「新しい理念」を掲げた学科として「新設」された学科であった。しかし、七講座の教授は、当初は全員が医師であり、医学部公衆衛生学講座の「植民地」などと陰口をたたく者もいた。そのような中で、「保健社会学教室」は、初代教授は「保健（衛生）教育」専攻の宮坂忠夫先生だったが、その助教授として、社会学界の泰斗であった福武直先生門下の園田先生が、同じく社会学の飯島伸子助手（故人）と共に赴任してこられた。研究・教育を通じての「社会の医師」を志向していた私は、迷うことなく、この教室に、学部から一九六九年七月に大学院生として進学した。

四月という通常の時期ではなく、七月になったのは、一九六八～六九年に、「医学部医学科」での学生処分問題を発端に、機動隊学内導入によって東大全学を巻き込んだ「東大闘争」が、保健学科にも波及したためである。教育・研究の場である三号館は、「ヘルメット、ゲバルト」路線の医学部共闘会議（医共闘）によって封鎖され、いわば「軍事制圧下」に置かれたため、その後の「安田講堂からの全共闘排除」と反・非全共闘グループによる「七学部大衆団交」によって紛争が解決するまでに数カ月を要した。授業再開後の日程はまさにギリギリで、「あと一日遅れたら、学部卒業は丸一年遅れた」と後で聞かされた。園田先生も、医学部教官の一人として、問題解決に日夜並々ならぬご努力をされたことと拝察している。

二．薬害スモンの保健社会学的研究（一九七〇〜九一年度）

保健学科の上級生からは自殺者まで出し（原因不明）、医学科とは比べ物にならずとも、「昨日の友、今日の敵」のような毎日を経験して、多大な傷跡を抱えた私たちの心は、教育・研究に打ち込むことによって、徐々に癒されていった。大学院に進学して保健社会学教室（以下「教室」）の一員となった私は、学部時代に「佐久フィールドワークの会」に参加していた関係で、長野県佐久地方をフィールドとして「寝たきり老人実態調査」を行い、修士論文を書いた。そして、その提出の翌日から、一九七〇年度に厚生省から教室に研究委託がされて調査準備が重ねられていた「難病」スモンの保健社会学的調査研究に参加した。この研究グループの公式の代表は宮坂教授だったが、患者・地域調査の責任者は園田先生であった。調査対象地域は、患者多発地域である埼玉県の戸田・蕨市（七〇年度）、岡山県の井原市（七一年度）、そして徳島市（七二年度）であった。園田先生は一九七二〜八一年度（七四年度を除く）に班員を務められ、飯島先生は七四・七七・七八年度に、片平は七九〜八七年度に協力班員を務めた。

実施した調査研究は、①面接ないし郵送によるスモン患者の実態把握とそれに基づく対策のあり方の考察、②未提訴患者調査、③行政のスモン・難病対策調査とその批判・提言、④被害者救済における患者会、医療・福祉従事者の役割、⑤スモン患者の地域ケアのあり方、である。その詳細は、一九七〇～八七年度のスモン研究班業績集、また、概要は片平洌彦「スモン被害者の救済と薬害予防の課題」園田恭一ほか編『保健社会学Ⅰ　生活・労働・環境問題』有信堂、三七－五二、一九九三等を参照していただきたい。この間の調査研究で、特に岡山井原地区の患者・病院・地域社会研究では、調査メンバーの間にも、その実施のあり方を巡って激しい対立が生じたこともあり、「社会の階級性」を実感する体験をして、園田先生の単著『地域社会論』（日本評論社、一九六九年）の理論の科学性を検証する日々であった。

結局、当初「奇病」とされた「難病」スモンは、厚生省スモン研究班の学際的な研究により、胃腸薬キノホルムによる「薬害」であることが明らかにされた。こうしたことから、園田先生は一九七八年発行のSocial Science and Medicine（12/6A）に〝SMON and other socially induced diseases in Japan〟を投稿・掲載され、また、一九七九年四月に京都で開催された「薬害防止のための京都国際会議」（KICADIS）においては、飯島先生と連名で〝Nature of the damage affecting SMON patients: required relief and systems〟（スモン患者・家族の被害の構造と〝救済〟のあり方）の演題で報告された（Soda T. ed:Drug ~ Induced Sifferings. Excerpta Medica,1980. 邦訳：曽田長宗編：薬害　その医学的・薬学的・法学的側面　講談社、一九八一　参照）。

スモンの保健社会学的研究は、スモン問題の解明・解決のためにも、一定の貢献をなしえたということができ、その中で中心的役割を果たされたのは、まさに園田先生であった。

三．水俣病に関する調査研究（一九八〇〜八八年度）

スモン問題の研究が山場を越えた一九七九年頃、園田・飯島両先生が中心となり、水俣病に関する調査研究を文部省科学研究費補助金の社会学部門で申請されたが、それが受理されたので、一九八〇年度に、水俣病の患者実態調査が行われた。院生たちを含め、総勢一五人を超す「一大調査団」（代表＝園田先生）が結成され、有機水銀濃厚汚染地区（地名は、現地との約束で、固有名詞を発表しないことになった）の調査を実施した。その地区の全世帯家庭訪問調査を実施し、その結果から、各自のテーマに従って報告書を執筆した（園田恭一ほか：健康破壊の実態と救済制度をめぐる調査研究：昭和五四年度科学研究費補助金研究成果報告書、一九八一年。）片平も分担し家庭訪問をしたが、聞き取りの過程で、スモンでもそうだったが、被害の凄まじさに、しばし絶句するという経験をした。この水俣病問題の調査研究は、その後、関西・関東に移住した人たちを対象に実施し、その結果は、城戸（杉澤）あつ子さん（故人）が中心となって論文にまとめられた。（城戸あつ子ら：公害研究、一七巻一号五四頁、一九八七年、一七巻三号四八頁、一九八八年。同、社会医学研究特別号、四五頁、一九八八年。杉澤あつ子：有機水銀汚染地域に居住する漁民の健康と生活に関する実証的研究：東京大学大学院医学系研究科博士論文、一九九二年、等参照）。

水俣病については、本稿執筆の二〇一二年七月時点では、月末に「患者認定申請を締切る」という理不尽な政府方針が出され、被害者・支援団体、弁護団等から、強い異議・要請が出されている。加害者側の国は、自ら積極的な調査研究は行わずに、「期限迄に申請しない者は切り捨てる」というのだ。園田先生が生きておられたら、きっと、そうした理不尽なポリシーへの抗議・要請行動に参加されておられることと思う。

四．園田先生の研究姿勢から学んだこと

以上、薬害・公害問題に対する園田先生を中心とした調査研究の概略を記した。これらの調査研究における園田先生の研究姿勢からは、以下のようなことを学ばせていただいた。

一　被害者の立場に立ち、被害者の役に立つような調査研究を行うこと。

スモンも水俣病も、人間の生命・健康への社会的加害による重大な被害である。保健社会学の立場は、そのような被害者の立場に立ち、調査研究の対象者の今後の医療や生活のために役立つように、科学的な調査研究を行うことである。園田先生はそうした思いを内に秘めながら、まさに社会調査の手順をしっかりと踏んで調査研究を進められたことが、研究を振り返ってみると強く感じられる。

二　共同調査メンバーの調査研究を民主的に行うこと。

調査研究を進めるにあたり、全メンバーの会議を開き、全員の合意のもとに進めるなど、園田先生は民主的な運営に徹せられた。この方式は、特に意見が対立した時などは大変時間を要したが、我々のように当時「駆け出し」の若手にとっては、主体性・自主性を培う上で大変有難い方式であった。

三　被害者団体が分裂・対立状態にある時、全団体に協力していただく方法をとること。

水俣病では、当時被害者団体が多く出来て、いわば「七分八裂」の状態にあった。そうした時は、ともすれば、「A団体に協力してもらうと、対立状態にあるB団体には協力を拒絶される」状態を招くものである。しかし、私たちの課題は、「濃厚汚染地区とされるA地区の全住民を対象に訪問調査する」というものであった。この難しい調

査は結局、全団体の協力をいただいて実施できたが、その「コツ」は、調査協力依頼の際、全団体に影響力のある地元の研究者（本件では、過日亡くなられた原田正純先生）のご紹介をいただく、という方法であった。これは、まさに、それまで多くの社会調査を手がけてこられた園田先生の「手腕」が発揮された場面であったと言えよう。

五．保健医療福祉学の今後の発展のために

薬害・公害問題は、現在でも多くの課題を抱えており、そうした課題の解明のため、保健医療福祉学が果たすべき役割は大きい。この分野での研究課題は、大別すると以下のようになる。

一）被害実態調査研究（「被害者福祉学」の領域）
二）被害者救済のための調査研究（同）
一）被害発生の社会的要因調査研究（「予防福祉学」の領域）
二）被害防止・根絶のための調査研究（同）

このような調査研究課題解明には、近年、続々と出されている「社会調査」に関する著作を読破し、量的・質的調査の方法論をしっかりと身につけて調査研究を行うことが必要である。

そうしたことを通じて、問題の解明・解決に貢献することが、園田先生のご遺志に応える道であると思う。

（新潟医療福祉大学大学院特任教授）

園田保健社会学の個人的体験を振り返る

朝倉隆司

二〇一一年三月一一日の地震と津波による東日本大震災被害、さらに東京電力福島第一原子力発電所の事故を原因とする放射性物質による広域の深刻な環境汚染、あるいは生態系汚染を被り、日本全体が社会的苦難を経験している。多くの人々の生活、人生とコミュニティが大打撃を受け、先行き見えない生活再建の道を模索している。もし園田先生がご存命であったら、園田保健社会学の立場から、どのように考え、何をされようとしただろうか。

最近、このように考えてみることが多い。なぜなら、園田先生は、水俣病やスモンという公害・薬害を調査研究した業績があり、それらが園田保健社会学の一つの柱だと思うからである。そして、私は幸いにも大学生の時に、水俣病調査に参加した経験がある。特に今回の福島第一の原発事故と水俣病など公害には、発生からその後の政府・各省庁、企業や専門家の対応において共通点が多いと指摘されているだけに、どのようにこの複合災害を認識され、アプローチされるだろうか、と時おり考えている。

また、阪神淡路大震災が起きた時も、園田先生と共に、神戸で被災とその後の復興のあり方をめぐって、地元の識者にヒアリングを行った。それは、神戸の長田区を中心のフィールドとして「在日韓国・朝鮮人の健康・生活・意識」の基礎となる調査を実施していたからである。この時にも、その後の調査研究には繋がらなかったが、園田先生と震災による健康と生活への影響に対する関心を共有していたと感じるからである。

このように振り返ると、園田先生が何を考え、志向されておられたのか、疑問に思うこともいくつかある。一九九五年サン・ディエゴで開かれたアメリカ公衆衛生学会（APHA）に参加し、テーマセッションで園田先生と一緒に発表する機会があった。園田先生は、一〇年くらい続けて参加すればアメリカでも通用する研究者になれると考えておられたようで、「強く」ではないが参加を促された。国際比較研究も園田先生の研究的関心の重要な部分であったが、なぜAPHAであり、国際社会学会（ISA）ではなかったのか。現在、私はRC 49（Sociology of Mental Health）の副部会長を勤めており、先日（二〇一二年八月一－四日）アルゼンチンで開催された中間フォーラムを終えたところである。日本保健医療社会学会の創設メンバーとして保健医療社会学の国際化を目指すならば、ISAであったのではないかと思う。RC 15（Sociology of health）の理論的な指向性より、データ収集の重要性や健康をめぐるデータの性質を強調されていた園田先生にとって、保健医療福祉の領域において社会調査によるempirical dataに基づく研究を重視されていたのかもしれない。四年に一回の開催という点を考慮されたのかもしれない。

国際比較研究といえば、在日韓国・朝鮮人の研究、日系ブラジル人という移民の研究でも、園田プロジェクトに携わった。園田先生の問題意識としては、韓国・朝鮮人も日系人も、移民の第一世代が鬼籍に入ってしまう前に、生活史のモノグラフを残したいという思いであったと記憶している。異国に移り住み、どのような人生、生活を送ってきたのか。そして、国や環境の違いが、健康、生活、意識にどのような違いをもたらすのか。疫学とは違った観点で、移住国と本国との比較に関心を寄せられていたのだと思う。疫学の目的は疾病の原因探求でありハイリスク因子の特定であるが、園田保健社会学の視点は、健康リスクというネガティブな面のみでなく、人々の健康像がどのように社会的に形成されるか、あるいはよりポジティブに健康が構成されていくのか、生活や環境との関わりで形成のプロセスを明らかにしようとする点にあったと考えている。

したがって、当時健康に関しては、症状や医療の利用を調査したが、おそらく園田先生の本来の関心は、症状などよりも、社会生活という文脈における生活としての健康やその生成のプロセスにあったのではないだろうか。園田先生の思考はきわめて社会学的であったのだと思うが、当時の「保健学」という領域では、十分には発揮できなかったのではないかと残念に思う。「健康」概念の社会学的検討は、園田保健社会学から引き継いでいくべき課題であり、健康社会学の柱の一つであると思う。また、日系移民のモノグラフを書き上げられていないことを申し訳なく思っている。

園田先生の社会学的文脈における健康論が遺稿として刊行されたが、園田保健社会学の理論指向性と視点の高さが表れている。この本で論じられていることの一部は、私との関わりで言えば、『保健社会学』Ⅰ・Ⅱ、『健康観の転換』の延長上にある。これらにおいて、園田先生の指導による私の博士論文の主題であるが、人工透析患者の生活の変容と再建をテーマにクオリティ・オブ・ライフ（QOL）を取り上げた。遺稿となった『社会的健康論』の第Ⅳ章では生活の質（QOL）が論じられている。縁あって、数年前に園田先生が執筆されていたある看護系テキストのライフスタイルとクオリティ・オブ・ライフの章を執筆することになった。園田先生は、私が論じてきたQOLやライフスタイル論をどのように考えておられたのだろうか。残念ながら、園田先生の論文において、私の著作を参照されることはなかった。改めて園田先生が発想されたQOLと対峙し、学び継承しつつも、園田保健社会学を越えるのが課題だと思っている。

（東京学芸大学教授）

「恩師」について

須田木綿子

園田先生には、本当にお世話になった。大学院生時代はもちろん、大学院を出て最初に就職した東京都老人総合研究所は、園田先生のご紹介だった。園田先生は当該研究所の理事をされていたので、研究所に勤務しはじめてからも先生のお目の届くところにいて、直接的・間接的にご指導いただいた。私が足かけ八年の米国生活を経て日本に戻るおりも、東大退官後にご自身が勤めておられた東洋大学への就職を応援してくださり、同じ職場で同僚として日常的に先生に接するという幸運を得た。文字通り、園田先生なくして今日の自分は無いと思っている。

では、何を教えていただいたのか？　改めて思い返してみると、調査・分析の方法や論文の書き方などで具体的な指示をいただくことは稀だった。それよりもはるかに基本的で大切なこと、つまり、研究者としての姿勢や依拠すべき理念を教えていただいた。懐かしいのは、園田先生の寡黙な伝え方である。説教やくどくどとした話をなさることはなく、ご自身が努力なさる姿勢や何気ない会話を通して、そして私がすぐに察知しないような時には何度でも同じことを言われて、辛抱強くおつきあいくださった。

以下は、私がとりわけ大切に覚えている事柄である。

一．研究テーマ：五〜一〇年のスパンで考える

研究所に勤務して間もなくのころ、次はどんなテーマの研究をしようかなと、幸せな妄想にふけった時期がある。まだ博士論文も書きあげていないのに、あれも素敵、これも面白そうと勝手に嘯いている私に、園田先生は例のにこにこ顔で、かつ、あの独特のわかりにくいペースであいづちなどをうっておられた。そのうちふっと真顔になられたので、「これは本気のご発言があるな」と私も身がまえた。そうして園田先生が言われるには、その時私が書きすすめている（はずの）博士論文のテーマの賞味期限は、少なくとも五年ぐらいはもつようなものであることが望ましいとのこと。なので、そういった視点から再チェックをしてはどうかと、博士論文の進捗具合についてさり気なく喝を入れられたのであった。そして博士号を取った後は、賞味期限が一〇年ぐらいはあるようなテーマを選ぶと良いでしょう、と続けられた。

このような長期的視点の大切さが、今は理解できる。とりわけ私が身を置いている社会福祉関連の領域では、依頼原稿で求められるテーマや折々の社会問題について解説し、若干の自論を述べれば論文らしきものができてしまう。しかしこれを続けていると、少なくとも私の場合は、あっという間に得手勝手かつ独断的な思考のループに陥ってしまう。いっぽう一〇年続くテーマを設定しようとすれば、流行りすたりに左右されない骨太な課題設定が必要となり、それは自ずから、社会のあり様の何がしかの核心にふれたものになる。一〇年たっても発想や議論が枯渇しないようにするためには、理論的な勉強も必要になるし、自身の関心の幅もそれなりに広げておかなければならない。さらに、このような構想力を鍛えておくことは、教員として学生の多様な関心に応えていくうえでも役に立つ。

園田先生はとりわけ、審議会委員等々の公的な仕事が多く、依頼原稿の数も半端ではなかっただろう。学生や院生が求めるところも多い。そのような中で自分を見失わず、かつ学問的な好奇心を維持し続けるために、園田先生がご自身に課しておられたのが、「五年もつ」「一〇年もつ」というゴールだったのかもしれない。このプラグマティックな表現も、いかにも園田先生らしい。

二．日頃の勉強：トレンドを大づかみにする

園田先生は、トレンドをつかむのがお上手だった。両の手の平を並行に向かい合わせてお顔の前でしきりに上下させながら、「〇〇〇という事柄については、こういう考え方と、こういう考え方と、そしていっぽうでこういう考え方があって……」とお話になっていた様子が目に浮かぶ。始めのうちは、要するにどうなっているんだかわからないなあ、などと思いながらうかがっているのだが、気づいてみれば、その事柄の全体像が何となくアタマに入っており、そうして掴んだ大きな流れの中で判断したことは、概ね間違いがなかった。

いったいどういうトレーニングをすると、あんな大きな話ができるようになるのか、未だにわからない。ただ、園田先生の勉強方法の一端を垣間見る機会はあった。

ひとつが、新聞である。アメリカで暮らしていて一時帰国をしたときに園田先生をお訪ねして、〇〇〇についての日本での議論がどうなっているのかを調べたいのだがどうすれば良いか、とうかがったことがある。「〇〇〇」が何についてであったか正確なところは記憶していないが、おそらく数年後に導入が予定されていた介護保険制度について、日本国内の議論は好意的なのか懐疑的なのかといったようなことだったと思う。すると園田先生は、研究室の隅

からファイルを取り上げられて、この中にある記事をコピーすればだいたいわかるとおっしゃった。見ると、朝日新聞と読売新聞と赤旗新聞の三紙からの関連記事の切り抜きだった。「この三紙をみておけば、議論の幅は概ね把握できる」とのお話で、なるほどな、と思った。

園田流トレンド把握術のもうひとつの方法は、本を持つことだった。ご自身の研究テーマに必ずしも直結していなくても、話題の本はよく揃えておられた。私はある時期、話題になっているけれども園田先生がご存知ない本を見つけてみようと思って、「この本のことはご存知ですか」と、ムキになってトライを重ねたことがある。しかし、園田先生はいずれの本も既に持っておられたか、注文済みだった。それどころか、「それだったら、こういう本もありますよ」と反撃されることが常であった。それでいて、それらの本をお読みになっている気配はなく、それこそがコツらしいということにも気付いた。入手した本は読まなければと思うとますます読む気がなくなるし、読まない本がたまっていると思うと新しい本を探索する意欲も薄れる。園田先生は、注文した本が手元に届くとぱらぱらとご覧になって、あとは積んだままだった。何が話題になっていて、どのような議論の展開になっているかを把握するには、それで十分なのだ。

余談だが、このような園田先生を相手に、私は自身の器の小ささにふさわしい自己実現を試みた。東洋大学に着任したころ、大学院生の間にグラウンデッド・セオリーに対する関心が高まっていたのだが、まずは質的研究の全体像を把握したうえで、グラウンデッド・セオリーに対する自分なりのスタンスを見つけたいと思った。そのためには何を読んだら良いのでしょうと園田先生にうかがったところ、いつものように、研究室の本棚から一冊の本を手にとって渡してくださった。A４サイズの電話帳ほどの厚さの、英語で書かれた質的研究のハンドブックだった。拝借して頁をめくってみたが、案の定、園田先生ご自身がお読みになった気配はない。どうせこれからもお読みにならないだろうと、私は本をお返ししなかった。確信犯であった。返却の御催促がないことを、「しめしめ」と喜んだ。その後、園田先生は新潟医療福祉大学に移られ、そうして亡くなられた。本は、未だに私の手元にある。質的研究の方法を扱った英文の著作は数多い。その中で園田先生が購入されたのは、おそらくこの一冊だけ。本のタイトルは、"Handbook of Qualitative Research"（Denzin, N.K., & Lincoln, Y.S.（Eds.）. Thousand Oaks, California: Sage）。一九九四年の出版ながら、未だにいたるところで引用されつづけている名著である。結局かなわなかったな、という思いでいる。

三　学会活動：究極のボランティア活動である

「学会の仕事は断ってはならない。」これも、園田先生にご教示いただいたことである。ある程度の年齢に達すると、学会誌の査読や編集委員などの仕事がまわってくる。場合によっては理事になったり、学会活動の委員になったりする。人によっては、こういった学会の役職を名誉と関連づけて考える。いっぽう園田先生は、学会はボランタリーなアソシエーションであり、学会の役職も、ある程度のキャリアを積んだ会員が学会運営の負担をボランティアで引き受ける機会と見なしておられた。自分自身が学会のお世話になって曲がりなりにも一人前にしていただいたのだから、今度は自分が学会に貢献して後進を応援しなければならない。自分の忙しさを理由にそれを断るのはおかしいでしょう、という構えでおられた。

　ボランティアであるから、お金の受け取りも拒否なさった。先生と一緒に理事をつとめていた学会の会合で、事務局からことづかった交通費をお渡ししようとしたら「えっ」と驚かれて、「だって、学会活動でしょ。手弁当でするものでしょ」と言われた。

いっぽうで、園田先生は精力的に科研費など研究費を申請し、潤沢な資金を確保しておられた。研究者といえども霞を食べて生きているわけではなく、ましてや大規模な調査研究にはお金がかかる。学会等の活動をボランティアとして悠々とこなす裏側では、非常に実利的な努力をされていたと思う。

四．権威：相対化すべきものである

学内外から広く認知され、御自身でもその道の第一人者であることを自負しておられる先生方は、往々にして、親しい同分野の方々と親密なサークルを形成される。そのようなサークルの境界は目に見えるものではないから、学界の様子がわからないとなかなか気づきにくい。私はもともと、その種の事柄を煩わしいと思う方であり、したがって、必然的に疎い。うっかりと、サークルの親分みたいな大先生の用事を引き受けてしまったことがあった。そんなある日、園田先生のお部屋に呼ばれた。どこかでお聞きになったらしい。本当に私が「親分」の用事をしているのかどうかを確認された。「はい」とお返事すると、「そんなことはやめなさい」とおっしゃった。「そんなつもりはありませんでした。気がつきませんでした」と釈明すると、「誰かの子分になるようなことをしてはだめだ」と重ねて言われた。「やめなさい」とか「だめだ」と言われたのは、後にも先にもこのときだけだった。権威を相対化して、その下に取り込まれないことこそ、社会学の真髄である。園田先生は、社会学を生きておられた。

御自身が「相対化」されることも、楽しんでおられた。私が就職をして二〜三年目のころ、駆け出しの自分としては大そうな努力をして仲間に入れてもらったつもりの若手中心の研究会があった。今思っても、錚々たるメンバーがそろっていた。その研究会に、園田先生を講師としてお招きしたことがある。生意気盛りの私たちは、したり顔で先生に質問をし、自分たちの意見なども得々と述べ、研究会後は居酒屋での懇親会となった。園田先生は、優秀な若手たちのお目にとまって嬉しい、といったようなことを言われていた。社交辞令ではなく、本当にそう感じられていたのだと思う。愚かなのは私であった。園田先生をその場にお連れして研究会が成功裏に終わった高揚感から、「私のおかげですよ」というたぐいの発言をした。あげくの果てに、「恩師っていう言葉はありますけど、恩弟子ってあるんでしょうか」と言ったのであった。園田先生は弾けるように笑い出されて、「恩弟子だって。恩弟子だって」と何度も繰り返し、大きな体をよじりながら、ひいひいと、いつまでも苦しそうに喜んでおられた。

必要とあれば、権威に対する反撃も辞さなかった。私がアメリカ滞在中は、ほぼ毎年のようにお訪ねくださり、現地の大学の先生方ともすっかり顔なじみになられた。その中でもとりわけ自己主張が強く、アメリカ人の同僚さえも辟易している先生がおられた。そんな偉い（と自分で思っている）先生であるから、日本からやってきた園田先生の二言三言に対して、文字通り口角泡を飛ばして一〇分、一五分と一方的に話し続けることも一度や二度ではなかった。それでも園田先生は、あのにこにこ顔でずっとつきあっておられるので、相変わらずの我慢強さに頭の下がる思いで拝見していた。そんな中で、例によって園田先生が日本からアメリカにお見えになり、ホテルに到着されるやいなや、いつものように日本から持参されたお土産のチェックを私相手に始められた。このお土産はこの方に差し上げるのでよいか、といったチェックである。その年のお土産のテーマは風呂敷で、一面の桜吹雪や梅雨の紫陽花、雪をかぶった富士山など、日本の美しい風景を描いた風呂敷で先生のホテルの部屋はいっぱいになった。しかしふと見ると、一枚だけ異様に地味な風呂敷がある。こげ茶色に塗りつぶされた背景に、着物で白髪頭の夫婦が蛇の目傘をさして歩いている。風呂敷の左上には筆で書いたような白抜き文字で、「老松」とあった。これを、例のミスター・強烈自己主張の先生のお土産になさるという。ご丁寧に、きれいなピンク色の袋入りであった。アメリカ文化は若々しくあり続けることに価値をおく。老いを連想させるような贈り物は避ける。園田先生がそれを御存知ないわけはない。「老松」で、積年のうっ憤をはらされたのであった。

五．学問：そのように生きること

園田先生のワイシャツの胸ポケットには、いつもペンや鉛筆が入っていた。ポケットの周囲に、インクや鉛筆の跡がついていることもしばしばであった。いつでもどこでも、メモをとったり資料に赤線を入れたりしておられた。

本も、いつでもどこでも読んでおられた。聞き取り調査で千葉県まで遠出をしたとき、在来線の車中で通路をはさんで反対側の席に向かい合って座ったのだが、座るやいなや、何があっても決して手放されることないあの大きなカバン（「命のカバン」と呼んでよくからかわせていただいた）の中からハードカバーの分厚い本を取り出された。読み始めれば即座に、例によってうとうととされるのだが、その重たげな本を取り落とされることは決して無かった。

どこかに出かけることを億劫がると言ったご様子も、拝見したことがない。東京の電車については、この時間帯であればどのルートが最短であるとか、座っていきたければこのルートがいいなどと、とにかく良く御存知だった。それだけ御自分がいろいろなところにお出かけだったからだろう。そうして出張などに御一緒すると、この街の主要産業は何だとか、住民の気質にこんな特徴があるんだといったようなことをさかんに話されていた。

大学では、授業時間や会議時間以外は、いつも研究室におられた。東大時代も、東洋大のときも、私が大学に行けば園田先生はすでに研究室におられ、帰るときもまだ先生の研究室の電気はついていた。

調査旅行や学会参加など仕事のついでに短時間の観光をしたり珍しいものをお食べになるぐらいで、趣味どころか、仕事以外のためにまとまった時間を使っておられる御様子が無い。園田先生はこういう人生が楽しいのかしらと思ったことがある。しかし、自分自身が定年から逆算した方が早い年齢に至ってみると、園田先生の学問漬け人生を素敵だと思う。周囲には決してお見せにならなかった苦労もおありだったろう。それでも私の目には、お幸せな人生であったように映る。好きなことを職業にして、仕事を追い、仕事に追われる。一身をささげるようにして学問をしておられた。その様な園田先生を長きにわたって身近に拝見していたという経験が、私にとっての羅針盤となっている。園田先生は、恩師なのである。

（東洋大学教授）

先生が与えてくれたもの

中山和弘

先生との出会いは、学部の授業のはずだが、ほとんど記憶にはない。授業の中身の可能性もなくはないが、どう考えても学校をサボって授業に出ていなかったためだろうと思う。それでも卒論生にしてもらったのは、指導教員を決められずに山崎先生に拾われたためである。そのころの私は、何をしてよいかまったくわからない状態であった。まずは、その謎を探るべく、青年期や大学生の心理について勉強し、エリクソンのモラトリアム論に触れたことで、閉塞状況から一気に解放された（ただしモラトリアムはそれ以来ずっと続いている）。そして、そこではまり込んだのは青年期のこころとからだという文脈を通しての「気づき」やホリスティックのブームであった。そして実は、先生もそうであった。

そのテーマで卒論をまとめるのは難しいということで、大学生つながりでテーマを与えてもらった。先生のところに、大学生協連から、はじめたばかりの学生共済を評価して欲しいという仕事の依頼が来ていたのだった。中身は、病気やケガへの給付データと、給付学生に対して行われた自身の行動を振り返り他の学生のためにアドバイスを求めるという実施済みの調査のデータであった。関心としてはズレていたが、全国データであったし、やりがいはあった。SPSSも全くの独学で覚えられたし、分析結果は学生向けの生協のパンフレットにも掲載され、分析のアルバイト代までもらえたのだから、研究のスタートしては貴重な経験をさせてもらった。何より、幸か不幸か修士課程に進む気になった。

院試での保健社会学の問題は「自分で自分の健康を守る」ということについて論ぜよというものであった。山崎先生によれば、先生が自分で知りたいことを出題しているという話だった。それはその後、ずっと真似させてもらっている。私は、自分で守るのは難しいと論じたが、採点した先生が「意外とセンスがある」と山崎先生にもらしたという。うれしかったのをよく覚えている。

修論の時期も、ホリスティックブームを続けていたが、そこで先生の登場である。すでにブームに入り込んでおられて、東洋的・伝統的健康法・治療法の利用と背景に関する調査を企画されていた。そして、私がそれを担当したというわけである。何でも好きな項目を足していいと言われたので、心身への気づきに関する項目を追加して、配票留置調査を行った。そこで学んだことは、ひとつの調査の内部でテーマが喧嘩することがあるということであった。しかし、そのおかげで、そこでのホリスティックな全体の調和を求めて、多変量解析を駆使することを覚えることができた。

先生は中国からの留学生を多数受け入れて、教室に伝統研なる研究会を立ち上げて、私が世話役となった。みんなで中国医学の専門書を通して、陰陽実虚を学んだりした。気功の科学性について議論になったときには「気功は科学ではありません」という発言があったりして、科学とは何かについて考えた楽しい時期であった。そのころ、教室には気功師がたくさんいたのだが、なぜか先生は気功を受けることだけは頑なに断っていた。

院生時代は、事務室でたむろっていると、ワープロ打ちを頼まれたりして、園田文字の習得が進んだ。くさび型で、罫線の線上に楽譜のように記されていくもので、初心者では解読に時間がかかる。今も文書があるか探してみたら、気になる文章を発見した。博士課程に入学した際の日本育英会への申請書で、指導教員の所見であった。ふつうに研究テーマなどを書いたあと、最後に「同君の能力や性格からして、将来おおきな成果をまとめることを確信（しております）」（括弧内は欄外へのはみ出し）とあった。「性格からして」が気になる。どう把握されていたのだろうか。博士課程に入った頃には、山崎先生から先生が「中山くんも自信がついてきたかな」と言っていたと聞き、自信が大切なことに気づかされたことを思い出した。

確かに、どこか見透かされているところがあったようにも思う。博士論文のための調査の時に、調査票の郵送が終わり、翌日何時になっても私が大学に現れないというので、教室が大騒ぎになったことがあった。対象者から問い合わせの可能性があるのに、あの中山君が来ないなんて、もしかして自宅で死んでいるのではないかという説まで出たという。「あの」というのは、調査経験が豊富だったということである。先生の川崎市の計画検診の調査での膨大な調査票回収をはじめ、教室の内外の調査を請け負って腕を磨き、財布も潤わせていたのだった。それで結局、先輩の杉田さんが、大学から私の自宅に見に行った。電話しても出ないのだから、そこにはいなかったわけだが、夕方になって大学に行ってようやく大騒ぎだったことを知った。そのとき、死亡説が渦巻く中、先生は「駆け落ちしたかと思いました」とただ一人の駆け落ち説だったことがわかった。それが、当たらずといえども遠からずだったのは、偶然だったのか、私の「性格」から予測していたのか、単におもしろいことが好きなのかはわからない。

博士論文の調査は、先生がメンバーとなっていた文部省（当時）の大規模な研究プロジェクトの一部であった。ひとつの班会議だけでも巨大で、先生が行きの新幹線から混浴だと言い張っていた仙台の温泉旅館で、それが行われた時のことを思い出す。懇親会では、知り合いの社会学の先生も参加しているので、挨拶に行きなさいと言われた。それで少し歩き出して、ある二人の先生の横を通りかかると「園田が来ているらしいぞ」と話し始めたからびっくりした。先生がやはり社会学の先生であるということを再確認したのであった。ただし、そのあとにすぐ出てきた話題は、先生のまったくプライベートなことであった。そして、その夜の私は、その伝説とも言われたことを確認したのであった。

そして、その調査を博士論文とした第一稿ができたときには、さすがに先生に見せに行った。ずっと内容について説明していると、よほどお疲れの時に退屈な話をしてしまったのか、ウトウト…。話を終えてしばらく待っていると、まず、助詞の修正が一箇所だけ指摘された。次は、論文の内容をはるかに超えた政策的な話について簡潔に質問され、答えられないまま、「人生経験が足りないかな」と言われて、面接は終了した。自分でやるしかないんだと先に進んだ。このような経験は院生の多くがしていたが、問題はその先である。その後よく考えると、助詞については、一言で推敲不足を指摘されたのだ。政策的な質問は、考察がまったくそこに踏み込んでおらず、結局私がどうしたいのかがまったく考えられていないことの指摘であった。とてもスリムな方法で、十分に、自分で考えるためのヒントをもらっていたのだ。

また、先生とは、在日韓国・朝鮮人（以下、在日と略す）の生活と健康についての研究でも、ずっと一緒させてもらった。当時、朝鮮半島情勢が緊迫したこともあり、慎重に進める必要があったが、実際、文部省から内密に電話があったといって、驚いておられた。一緒に、川崎、生野、ソウル、その郊外の農村部など何度も聞き取り調査に回った。そして、在日の団体や組織を訪ねていくときでも、在日にかかわりの深い小学校、病院など、どんなところでもいつも静かで控えめな話しぶりであり、そして朗らかで暖かかった。

韓国の農村部も見ておこうと、農道を歩いている時だった。高齢者の方々が田んぼで宴会をしていて、いらっしゃいと声がかかった。みなさんニコニコとされているなか、ひとりの年配の男性が、かつて日本人がここで創氏改名や日本語教育を強制して、それが本当に悔しいことであったことを語られた。是非、若い人にも知っておいて欲しい、というその語りは忘れない。フィールドに出ること、そこでの出会いの大切さを学んだ。先生は、そこで多くは語らなかったが、とにかく出かけていくのだ、現場へと。

そして、そのあと、阪神淡路大震災が発生した。神戸の長田はヘップサンダルで有名な在日の街であり、大きな被害が出た。先生は、なるべく早く様子を聞きに行きたがっていた。しばらくして、現地を見に行ったが、まだ焼け跡は生々しく、付近を歩いたのちに、在日の団体を訪ねた。先生は、ずっと話を聞くだけで、こちらから何かを提案することはなかった。よく話を聞いて、そして、帰ったのである。いくら思い返しても、私の記憶はそれしかない。

私が学術振興会の特別研究員に社会学で申請したとき、先生は大丈夫と言った。なぜなら、ちゃんと調査計画があるからだと。わけのわからん理論ばかり言っていてもダメだ。それは日本社会学会大会に一緒に行った時でも、演題を見てそうおっしゃっていた。

そして、先生の専門はコミュニティ論であるが、なんだかよくわからない曖昧模糊としたものを扱っているから食えるのだと、あの笑顔で話されたことがあった。先生が集めた、ラロンドレポートやヘルシーピープル、オタワ憲章などは、青焼き印刷でまだ手元にある。『健康観の転換』をまとめた時も、キーワードはカタカナばかりである。今、私もヘルスリテラシー、ヘルスコミュニケーションなどカタカナばかりがテーマであるが、色々な人にそれはなんですかと聞かれ、説明する中で、その言葉を思い出す。

先生は、医学モデルからライフモデルへの転換をとなえた。年賀状には、何度も「保健学の再興を」と書かれていた。現場の生活での出会いや気づきをもとにした、古くて新しいホリスティック（語源は全体や調和でありhealthと同じ）なものをいつも追い求めることで一貫していた。よくコントロラビリティだとおっしゃっていたのもそれだ。自分が自分として生きていくという基本ではないか。揚げ物が大好きなら、それでいいではないか。すべてがふっくら暖かい先生との思い出を、これからも大切にしていきたい。

（聖路加看護大学教授）

園田恭一先生と保健社会学教室

中川　薫

私が在籍した当時の保健社会学教室には、保健学、看護学、社会福祉学、栄養学、心理学、社会学、などなど、様々なバックグラウンドをもつ大学院生が在籍し、健康や保健医療、福祉、に関する領域の問題に対し、各々のバックグラウンドを生かした、多様なアプローチをしていた。保健社会学は、社会学の一部門いうよりは、健康問題に対して、様々な分野からアプローチをする、学際的で実践的な部門を形成していて、園田先生は、それを緩やかにまとめられていた。そして、園田先生のそのスタイルが、当時の保健社会学のあり方そのものを表現していたように思う。W教W社会学であったように思う。現実問題にいかに肉迫できるか、それが課題であった。教室には、自由な空気が流れ、健康というキーワードで結ばれつつも、皆、自分のアプローチで自分の研究テーマにとりくんでいた。園田先生は『健康の理論と保健社会学』の中で、こう述べられている。「社会学は、どのような方法や概念や理論枠組みを用いて保健・医療の現実に迫ろうとしているのであろうか。ところで、社会学的研究という場合にも、そこにはいくつかの相異なるものが含まれているというのが現状である。具体的には、そこで用いられる社会学的ということも、経済学や法学や政治学や教育学等と並ぶ社会諸科学の一つという意味で、狭く社会学プロパーとして考えるという立場と、その他の社会諸科学を含めたもの、言い換えれば社会科学的分析やアプローチ一般という意味で広く理解する立場とに分かれている。……（中略、筆者）……いずれにせよ、保健医療領域の社会学的研究というのは、高度に応用的な領域であり、また実際的な場面と関わりのある分野でもあるので、あまり社会学的分析とは、ということにこだわらずに、むしろ包括的に現実に接近すべきであるというのが基本であろう」（園田、一九九三：一二八）当時の保健社会学教室の自由で、学際的、なおかつ実際的な雰囲気には、園田先生のこうした考え方がよく映し出されていた。

当時、教室メンバーが一丸となって取り組んでいる課題があった。研究会名は、通称、転換研。「生活者を主体としたライフ（生命、生活、人生）を基本にすえた新しい健康の理論や把握をめざした」（園田・川田、一九九五：三一五）研究である。このエッセイを書くに当たり、『健康観の転換』（園田・川田編，一九九五）を久しぶりに見てみると、当時のなつかしい情景が浮かんでくる。転換研では、園田先生は、従来の日本の健康や病気に対する考え方、あるいはそれへの取り組みに関し、新しい動き、あるいは必要性を指摘された。

園田先生は、そうした従来の日本の保健医療のあり方とは異なるもの、あるいは新しい視点の可能性へのヒントとして、中国医学・健康法にとても関心を抱かれていた。そのこともあり、教室には中国からの留学生が何人も来ていて、私たちは、よく休み時間などに、気功、呼吸法、などを教えてもらっていた。園田先生がその時、留学生から気功を習って、教室で実践していたかどうかは記憶にないのだが、中国医学の文献を、熱心に、講読されていた。

実は、先生は、授業中や教室研究会でも、眠っていらっしゃることがよくあった。また、なんと、学会でシンポジウムの司会をされている時も、フロアに何百人もの人がいる目の前の壇上で眠っていらっしゃることがあって、私はハラハラドキドキした。壇上で司会をやっていてよく眠れるな、と思ったものだ。私の知人が壇上の園田先生の眠っているお姿を写真にとってしまい、その写真を先生に渡してくれと言うので、後日お渡しすると、怒ることもなく、

「寝ているところを撮られちゃった。」と言って笑っていらした。研究会などでも時々眠られていたが、突然目を開けて、何もなかったかのように話し出されるので、きっと眠っていても先生の頭の中にはその場の声がちゃんと入っていたのだと思う。

園田先生の指導スタイルは、手取り足取り式というものではなかった。学位論文の原稿を持って行っても、「てにをは」を修正してくださるくらいであったし（直しがいらないほど論文がよくできていたということでは決してない）、ああしろこうしろ、というタイプの指導は全くなかった。もちろん、関係のありそうな情報や本があると教えてくださった。しかし、研究の方向を規制したり、指示したり、ご自分の考えを強く出されたり、といったことは全くなかった。代わりに、先生は私たちに、大きく温かく「守られているかんじ」を与えてくださった。大きな懐の中で守られながら、好きなテーマで好きなようにやらせていただけた。

私は博士論文では、郵送調査をやることになったが、専門家を対象にした調査だったので、回収率が低くなることが危惧された。先生も、回収率が低くなって学位論文として成り立たなくなるのではないかと心配してくださった。そして「もしも回収率が○○％いったら（○○：何パーセントだったかが思い出せない）、お祝いしよう。」と言ってくださり、私もハッスルして取り組んだ。幸いにも回収率は十分あがり、先生は、約束通り、その時学校に残っていた大学院生何人かと一緒に、本郷三丁目の居酒屋に連れて行ってお祝いしてくださった。とてもうれしかった。

私が学位論文を提出し、大学院を修了した直後に生まれた子供が重い障碍をもつことになり、研究活動を続けることがむずかしくなって、就職もできないような年月が続いた。先生は時々電話を下さり、私にできるような仕事はないか、非常勤ならできるか、など、相談にのってくださった。家に閉じこもって、世の中から見捨てられたかのような思いになって、研究も何もできなくなっていた私にとって、先生が時々かけてくださるお電話で、とても心が救われた。外に出かける手段を徐々に見つけ、仕事を少しずつはじめ、そしてついに常勤職としての就職がかなったときもたいそう喜んでくださった。就職した後も、障碍のある子供を抱えながら仕事を続けるのはとても大変であったが、そんなときも「いやぁ、今の時代、女性のほうが強いねえ。」などと言って、笑ってくださった。

このように、園田先生には、見守っていただいた思い出がたくさんある。最後に先生にお会いしたのは、ある学会の会場であった。その時は、あまりお話はできなかったのが残念であるが、その学会に入会する上での推薦者になっていただき、サインをいただいたのが最後となってしまった。いつものとんがった字でお名前を書いてくださった。先生は、最後まで、やはり、私にとって研究生活を支えてくださる存在であった。

（首都大学東京教授）

引用文献

園田恭一、一九九三『健康の理論と保健社会学』東京大学出版会
園田恭一・川田智恵子、一九九五『健康観の転換』東京大学出版会

東洋大学における指導教授としての園田恭一先生

深谷太郎

いつの事でしたか、またどなたと話したのかは定かではありませんが、園田先生が東京大学におられたときの教え子（といっても、現在は大学の教員をされている方だと思います）と、園田先生のことについて話題になったことがあります。そのとき、私が「（院生の数も増えてきたので）最近は博士論文を書け、と言われます」と言ったところ、「えーっ！園田先生が、そんなことを言われるの？」と驚かれました。

私は東大の状況は存じませんので推測になりますが、特に先生から指示されずとも自発的に博士論文をどんどん書くような院生が多かったのだと思います。東洋大学では、「東京大学とはＫ一文字しか違わない」というジョークがあるそうですが、そのＫのある大学からない大学へと移られ、おそらくは指導方針や学生との接し方など、相当変わられたのでは無いかと思います。

後述するように、私は社会福祉学専攻という大学院の指導教授―院生という関係を離れて研究したことがなく、また、先生は保健社会学について教えようとはされませんでしたので、本書の主目的である「園田保健社会学」については、私は直接語る資格がないと思います。そこで、私は、東洋大学在職中の園田先生の思い出について記したいと思います。

園田先生が東洋大学におられたのは、一九九三年四月～二〇〇三年三月のちょうど一〇年間でした。私が初めて園田先生にお目にかかったのは、おそらく一九九四年の夏だと思います。当時の私は、別の大学院の修士課程を修了したところでしたが、指導教官が他大学へ移られ、後任の先生からは、分析手法の違いから指導はできない、と指導を断られ、行き先が見えない時期でした。そのようなとき、当時東京都老人総合研究所の社会福祉部門の室長であった冷水豊先生から紹介されたのがきっかけだったと思います。しかし、このころのことは記憶もあまりなく、記録も取っておらず、相当あやふやです。

一つだけ明確に覚えているのは、園田先生の所にお伺いしたときの光景です。当時、東洋大学は新校舎を建築中でした。ですので先生方の個別研究室はまだなくて、社会学部の先生方は小中学校の職員室よろしく、大部屋に机を並べていらっしゃいました。今となっては狭さとかいろいろ感じたかもしれませんが、当時はそんなことを感じる余裕も無く、書き上げた修士論文をお目にかけ、ご相談させていただいたのち、合格したら指導して貰えるという承諾を得られてほっとした、という印象しか残っていません。

この、職員室状態はほんの過渡期であったとみえ、私が入学した翌年の四月には、きれいな校舎と、個別の研究室が完成していました。東洋の先生方の研究室は、東京大学の研究室に比べたら狭い部屋です。私が入学した当初は、数人のゼミなら開けるかもしれないぐらいの感じでしたが、後に園田先生が東大においていた資料などを東洋に引き取った後は、一対一の指導がやっとというぐらい物がたくさん詰まった研究室になっていました。

院生の数も徐々に増え、はじめは三人でのゼミでしたが、最後の頃は一〇人以上の博士課程の院生が指導を受けていました。

はじめて指導を受けた際の印象は、おそらく他の方も書かれていると思いますが「眠る」ということです。院生が発表を始めて、レジュメをめくり説明をしているうち、気がつくと眠ている。狸寝入りでも無く眠る。一対一の指導でも眠る。

驚きました。

しかし、もっと驚いたのは、発表が終わると同時にさっと目を覚まして、適切なコメントをくださったことです。同期の院生とは話していたのですが、おそらく、レジュメを見るだけで、発表の問題点などがピンと来てしまうくらい頭の回転が速いのだろう、だから、我々のまどろっこしい発表は、聞くまでも無いんだろうね、と。また、そのコメントも、東洋大学の初期のころは非常にわかりにくかったです。厳密に言うと、言われたことは非常にわかりやすいのですが、その言葉の奥に含まれている隠れた意図をキャッチできるか否かでコメントの価値が違ってくるのです。「〇〇した方が良いよ」と言われ、「はい、〇〇しました」…だけでは落第点。なぜ、そういうコメントを頂いたのか、その意図までくんで対応して、初めて合格点、みたいな感じでした。

他人を教えるような立場になってみると、博士課程の院生の指導はそうあるべきだろうと思いますが、そういう園田先生の想いが我々にどの程度通じていたか…ということになりますと、正直自信はありません。

指導ということであれば、もう一つ記載しておかなければならないのが院生および卒業生の研究会です。

指導教授の定年にあわせて博士論文を提出する、ということは多くの大学院で行われていますが、のんびりした院生が多かったせいもあり、結局出せずにいた院生・卒業生が多数いました。当然、出さないのは個人個人の責任であり、指導教授の責任ではありませんが、それでも園田先生は気にかけてくださったのでしょう。園田先生が東洋を去られてからも、数ヶ月に一回、研究会という形で自主ゼミを続けてご指導いただいておりました。年にだいたい二回～三回くらい。場所は主に東洋大学の教室を借りて行っていました。二〇〇八年には、三月末と六月に行い、八月下旬にも研究会を予定しておりました。

また、その研究会で合宿を行うこともありました。第一回は二〇〇三年の八月でした。

合宿については、大学やゼミによって様々なカラーがあると思います。親睦を深めるとか、観光とか、あるいはお酒とか、そちらがメインの合宿というのもあると思います。当時の東洋大学大学院は、全研究室が合同で二泊三日の合宿を行っていました。修士一年は合同で研究発表、二年は修士論文の中間発表という感じで、きっちりと研究発表を行います。それと同様、園田先生の退職後のゼミ（といって良いのかどうかはわかりませんが）の合宿も二泊三日で、宿に到着した当日から、出立の日まで参加者全員が何らかの発表をさせていただきました。

一二名の参加者の名前はわかりますが、発表順は当日になって適当に決めたので、誰がいつ発表したか、とか、どういう発表をしたか、という記録は残っていません。ただ、なんとなく有意義であったという記憶だけが残っています。その後、二〇〇四年、二〇〇六年にも、先生にお時間を取っていただき、合宿をしようという計画があったのですが、諸般の事情で流れてしまい、第二回の合宿ができなかったことは心残りです。

さて、前にも述べましたが私は、東洋大学を修了後、研究者として園田先生とともに研究をした、という機会はほとんどありません。形として残っているのは、園田先生が編者をされた『社会福祉とコミュニティ―共生・共同・ネットワーク』（二〇〇三年）および『ソーシャル・インクルージョンの社会福祉―新しい〈つながり〉を求めて』（二〇〇八年）の二冊のみです。二冊の本はどちらも園田先生が編者であり、メンバーも一部重複していますが、そもそもの生い立ちが異なります。

前者は、「あとがき」にもありますように、園田先生の東洋大学定年に併せて出版した本です。もちろん、園田先生がお一人で書かれることも可能でしたでしょうが、おそらく我々教え子の業績を考えて我々の論文を含めて、先生の編著という形式になったのだと思います。ですから、基本的には園田先生からお声を掛けていただき書かせていただきました。

一方、後者は、園田先生が新潟医療福祉大学を退職される際に、我々東洋大学園田ゼミの卒業生が、感謝の意を表したいということで、自主的に企画したものです。当初は（園田先生の御定年と勘違いしていた）二〇〇七年の三月完成を目指し、『園田先生に捧ぐ』という感じにしたい」（当時のメールより）ということで、園田先生にはあまりご迷惑をおかけせず、編集のみのご参加を頂こう、ということでプロジェクトを開始しました。しかし、園田先生にご相談申し上げると、ご自身でも一章執筆されるとおっしゃられ、また、なかなか進捗しないうちにメンバーが脱落したりと、当初の予定とは異なる部分も多々ありましたが、どうにか二〇〇八年三月に刊行することができました。メンバーが社会福祉学の出身ということ、また、園田先生ご自身も東洋大学では「保健社会学」という専門分野の色をあまり表面に出されなかったこともあり、園田保健社会学の「展開」の一面といえるとは思いますが、我々なりにはできる限りのことをしたつもりです。

「できの悪い教え子なりにはがんばった」と評価してくださったか、「また余計な手間を掛けて…」と思われたのかと迷いますが、願わくば前者であって欲しいと思います。

これ以外にも、研究面での関係としては、平成七年から九年にかけて、先生が研究代表者として取得された厚生労働省の科学研究費「高齢者の健康度および保健行動に関する研究」に参加させていただきました。しかし、当時は博士課程に入ったばかりでしたので、プロジェクトの末席の隅っこにちょこっと加えさせていただいたような程度で、手元にはそのときの資料は残っていません。報告書も、私は執筆に携わっておらず、研究目的や研究結果について何が明らかになったとかいうこともわかりません。しかし、その研究は、一九八七年からの縦断調査の第三回調査研究でした。その対象者については、その後も様々な研究者の方々が代わる代わる研究代表となり調査を続け、二〇一二年の一〇月から同調査の第八回調査が行なわれました。

最後になりますが、園田先生が残してくださった研究や指導に関する態度について若干記させていただきます。それを一言で書くならば、「懐の深さ」でしょうか。私も、学生や院生に授業や助言などをする機会が増えてきましたが、どうしても自分の考えを押しつけたり、同じような考えかたや行動パターンに染めたくなります。また、自分の専門外の指導はできれば避けたいと思います。しかし、園田先生はそういう態度は取られませんでした（それは私が園田保健社会学を語れない一因でもありますが）。また、既述の『ソーシャル・インクルージョンの社会福祉』などには、それが如実に表れていると思います。それぞれの（元）院生が、各人の専門分野のテーマについて研究成果を書き、それによって多くの側面から「ソーシャル・インクルージョンの社会福祉」に関する研究成果を明らかにすることが可能であったのはそのたまものであると思います。また、その執筆者の半分弱が博士号を取得しているというのは、（統計を取ったわけではありませんが）福祉分野の大学院に在籍したグループとしては取得率が高いのではないかと思い、園田先生の指導方針が間違っていなかったしるしではないかと思います。

もちろん、園田先生の教えは、先生の力量と経験と自信に裏付けられたものであり、誰もが同じように形だけまねをすればうまくいく、というのではありません。しかしそういう「形」ではなく、その根底にある園田先生の物の見方・考え方は、今後、後進を指導しながら伝えていく必要がある、と強く思う次第です。

（東京都健康長寿医療センター助手）

食生活格差とソーシャルインクルージョン

村山伸子

はじめに

園田先生が新潟医療福祉大学に赴任されると私が聞いたのは、自分が教えているCommunity Nutritionとはどのような学問かについての論文を書いているときだった。園田先生が最初に大学の事務局に来られる日を確認し、待ち構えていて、初対面でありながら一緒に学生食堂で食事をしながらCommunityの概念についての話をうかがった。園田先生は、突然話しかけられて本当に驚いたと思うが、にこにこして「面白い人ですね」と言ってくださった。その後、園田先生の研究室に遊びに行くと、いつも、しばしの歓談の後に、先生のご著書をくださった。まるで、「もっともっと勉強しなさい」と言われているように。最後にいただいたのが『ソーシャルインクルージョンの社会福祉』だった。私は、この本のタイトルに惹かれた。それは、まさに私が、今後一〇年間、社会経済的格差と健康、食生活の研究に取り組もうと考え始めたときだったからである。

健康格差、食生活格差の現状

日本社会において、さまざまな格差が表出している。特に近年の経済の低迷に伴う非正規雇用の増加や失業率の増加など雇用の悪化を背景として、生活保護受給者が増加し、平成二三年度は二〇五万人となり（厚生労働省：福祉行政報告例（平成二三年七月分概数））、平成二一年の相対的貧困率は一六・〇％、子どもの貧困率は一五・七％となっている（厚生労働省：平成二二年国民生活基礎調査の概要）。一方、少子高齢化にともなう国の医療費増加、年金給付の増加などで、公的サービスもこれ以上の対応は見込めない。

社会経済的要因と健康状態や生活習慣との関連について、長年、開発途上国における研究が多く行われ、低所得層で健康状態や生活習慣に問題が多いこと等が報告されてきた。欧米でも、イギリスでは社会階層と健康の関連、アメリカでは人種や所得と健康状態や生活習慣の関連の研究が進んでいる。ＷＨＯ（世界保健機関）のレビューでも、教育、職業、所得、人種などの社会経済的要因と飲酒、栄養、食品の安全性、喫煙、外傷、口腔疾患、精神疾患、糖尿病、循環器疾患等と関連していることが報告されている。これらの対策として、米国の Healthy People 2020 では、"Healthy people in Healthy communities" という考え方で、健康格差の改善を目標にあげている。ＷＨＯでも二〇一〇年に健康の社会経済的要因に関する対策の概念枠組みが出された。

このような中、近年日本においても「健康格差」の研究がすすみ、その存在が示されている。健康格差は社会経済等の条件が不利な集団に健康問題が多く、また、健康格差が大きい地域に住む人に、健康問題が多いことも報告されている。個別の報告では、喫煙・運動・食事などの健康行動、冠動脈疾患の危険因子・脳卒中・高血圧・がんなどの生活習慣病、死亡率で、健康格差が報告されている。職業からみた社会階層は、うつ、睡眠障害、職業性ストレス、外傷死、自殺における要因となっている。食生活に影響する社会経済的要因としては、経済的な要因の他、食物の入手可能性の要因があげられる。開発途上国の研究では食物の生産の要因があげられるが、欧米の研究では安価な食物を販売する量販店へのアクセスのしやすさ・スーパーマーケットへのアクセスのしにくさと脂肪の多い食事・肥満との関連が指摘されている。これらに対する対策がない場合、健康格差は今後も増大することが予想される。

健康格差への対策と社会参加

先にあげたＷＨＯの健康格差への対策の概念枠組みでは、国や自治体の政策では、社会構造の要因自体の改善の他、マクロレベルの改善として社会経済的に不利な集団が健康を損なう要因に暴露することを防ぐ政策（環境面の整備）、地域社会レベルの改善として社会経済的に不利な集団が健康を損なう要因に対して影響されにくくする政策が必要としている。さらに、社会参加により、地域社会レベルの改善がなされるとしている。例えば、環境面の整備とは経済的に不利な層にとって健康的な食物が安く入手できるように提供する政策であり、健康を損なう要因に対して影響されにくくするとは同じ金額で提供されている食物の中で健康的な食物を選択するように情報提供する政策などが考えられる。さらに、経済面以外でも、近隣同士の食物のやりとりなどがあれば、健康を損なう要因に対して影響されにくくなるかもしれない。地域や社会経済的条件による健康格差を生まないためには、不利な地域に住む人や社会経済的条件が不利な人が健康状態が悪いのはなぜかを把握し、どの因子を変えればよいかを明らかにして対策をたてることとされている。なぜ「健康のための資源（保健・医療・福祉サービス、健康に良い食物等）へのアクセス」がある集団にとって悪いのかを把握し、これを改善することが鍵となるとされる。

一方で、個人にとって生活の質の向上とは、生きがいをもち、主体的に「社会参加」をしながら、また、支えあい、「人とのつながり」をもちながら生きていけることとすると、そのためには、地域社会自体がそれを可能にするような社会でなくてはならない。また、社会の紐帯が強い社会に住む人は身体的にも健康度が高いという報告もある。したがって、個人の「社会参加」は、その個人の主観的健康感や生活満足度の向上のためだけでなく、社会の紐帯を通じて、社会全体の健康度向上、ひいては社会の健康格差の改善のためにも必要と考えられる。

園田先生の「ソーシャルインクルージョン」は、まさにこの個人と社会が共に健康的になるために必要な概念として提唱されているともいえる。

ソーシャルインクルージョンと栄養・食生活

今、日本で地域の食料品店が減少し、食品の入手が困難ないわゆる「買い物弱者」問題がある。徒歩で行ける範囲が限られ、車の運転が困難な中山間地に住む高齢者で問題が大きい。これを解決するために、各自治体では様々な対策をおこなっているが、そのほとんどは、保健領域ではなく福祉領域や経済産業領域である。事例として、給食や配食サービスはもとより、デイサービスの車両でスーパーに送迎、公民館などの施設が買い物の代行をおこなう、高齢者がイベント参加時に公民館に受け取りにいく等がある。したがって、健康格差の背景として考えられる食生活格差の改善のために、社会福祉領域が果たす役割が大きい。

一方、食の場が、社会関係をつくる場となっていることが多くある。休日のお昼によく行くまちの寿司屋がある。

そこは、近所の人のたまり場となっている。八〇〇円ほどの定食を食べながら、税金問題、年金問題、スポーツの話題に花が咲く。そこに、一人者、中年夫婦、高齢者の姉妹など、多様な人々が集まる不思議な空間である。ある男性は、食べ終わって、他のお客さんが話をしているのを背景に、昼寝をしている。誰も排除されない空気を感じる。食事は人間だれもが生物として基本的に必要なことであり、食物を通して生産や流通に関わる自然や社会とつながり、食べる行為を通して社会とつながる。ソーシャルインクルージョン⇓食⇓健康、食⇓ソーシャルインクルージョン⇓健康、どちらの方向性もあることが食の特徴だと考える。

おわりに―社会福祉学と栄養学の新しい〈つながり〉を求めて―

一人ひとりの人間の側からみれば、食生活・栄養の課題も社会福祉の課題も区別はなく、密接につながっている。人々の食生活や栄養的な課題に対して、社会福祉の考え方や制度が役立つことも間違いないだろう。一方で、人間の福祉の向上あるいは、社会福祉の課題解決に食生活が役に立てることもあると考える。私がこのエッセイを書かせていただくことにしたのは、園田先生にご教示いただいた健康領域（ここでは食生活・栄養）と社会福祉領域との研究と実践でつなげるためで、さらに前進するよう問題提起する役割があると思ったからである。社会福祉学と栄養学の新しい〈つながり〉を求めて。

（新潟県立大学教授）

文献

園田恭一・西村昌記、二〇〇八『ソーシャル・インクルージョンの社会福祉―新しい〈つながり〉を求めて』ミネルヴァ書房

園田先生と歯科医療

米林喜男

園田先生が研究対象とされた多くの分野の中で、比較的新しい分野のひとつに歯科医療（口腔衛生）がある。医学と歯学を同一の専門分野とみなすか、それとも別々の専門分野とみなすかという、医歯学一元論と医歯学二元論の立場の違いが、長い間問題とされてきたが、日本は米国とともに医歯学二元論の国とみなされている。ちなみに英国を始めとする欧州では医歯学一元論の国が多い。我が国では、医学と歯学を分離してきたため、人々の健康意識の中に、口腔の健康状態が含まれないことが多い。保健や医療を研究対象とする保健医療社会学者の間でも、医療の概念の中に歯科を包摂している人は稀である。しかし、身体的な健康状態に限っても、口腔の健康状態が身体全体の健康状態を左右していることは次第に明らかにされつつある。したがって、我が国でも今後は欧州のように医歯学一元論に向かうことが望まれる。なかでも、高齢者や障害者の口腔衛生を考えるときには、こうした一元論的思考が増々必要になってくる。

しかし、我が国では医歯学二元論が支配的であったために、社会学者と医学者との協力研究や社会学者自身による歯科医療の研究は非常に少ない。なお、日本と同じ二元論の国である米国では、歯科医療に関する社会学的研究が質量ともに多く、歯科社会学（sociology of dentistry）が社会学の一領域として確立されている。

日本では、社会学者と歯学者が始めてチームを組んで実施した調査研究は、一九七二年（昭和四十七年）から一九七三年（昭和四十八年）にかけて実施された、ＷＨＯ主催の大規模な国際比較研究である。ＷＨＯはこの研究を略称して、ＩＣＳＩと呼んでいる。

この比較研究には、日本、オーストラリア、ニュージーランド、ノルウェー、西ドイツの五ヶ国が参加した。この調査研究結果は『日本の歯科医療―ＷＨＯ国際協力研究を追って―』、歯界展望／別冊、医歯薬出版、一九八一年およびORAL HEALTH SYSTEMS AN INTERNATIONAL COLLABORATIVE STUDY Coordinated by the WHO QUINTESSNCE PUBLISHING COMPANY LIMITED, 1985としてまとめられている。

この画期的な国際比較研究に、日本から故篠原武夫先生、杉政孝先生、私（米林）の三人が社会学者として参加した。

第一回の国際比較研究から一八年を経て、再びＷＨＯ主催による第二回目の国際比較研究が、一九九一年（平成三年）から一九九五年（平成七年）にかけて実施された。ＷＨＯはこの二回目の大規模な国際比較研究を、略称ＩＣＳⅡと呼んでいる。

この二回目の比較研究には、日本、ドイツ、ニュージーランド、ポーランド、ラトヴィア、アメリカ（四地域）の六ヶ国が参加した。この調査研究結果は、『歯・口腔の保健と医療―国際協力研究をめざして』、財団法人口腔保健協会、一九九五年およびCOMPARING ORAL HEALTH CARE SYSTEMS A SECOND INTERNATIONAL COLLABORATIVE STUDY/WHO, 1997としてまとめられている。

この二回目の画期的な大規模国際比較研究に、責任者の一人であった私が、故篠原武夫先生にかかわる社会学者として園田先生をお誘いしたところ、心よく参加して下さった経緯がある。その結果、第一回調査チームの社会学者メンバーであった杉政孝先生、私（米林）とともに、園田先生も日本の社会学者の一人として、企画立案から調査の実施、調査結果の分析にまで参加された。

調査は第一回目と同様、歯科健康診査（疫学調査）と社会調査を組合せた総合的な調査である。そして、客観的に把握された口腔の状態と対象者自身の口腔内の主観的認識や対応を対比させ、そのずれを明らかにすることが大きな調査目的であった。

疫学調査も社会調査も、参加六ヶ国全て同じ診査用紙ならびに質問紙を用いて実施した。日本での調査地は第一回目の時と同じ山梨県全域を対象とした。なお、社会調査の質問項目は、一般的な健康に関する事項、歯の健康状態・歯の健康づくりに関する事項、歯科保健行動（態度）に関する事項、歯科医療の受療に関する事項について、副次的な質問（SQ）を加えると八〇問を超える規模となっている。調査対象者は各国とも、生徒（十二才から十三才）、成人（三十四才から四四才）、高齢者（六五才から七四才）それぞれ一〇〇〇人、合計三〇〇〇人とした。WHOでは少なくともそれぞれ六〇〇人以上の完成票を期待していた。園田先生が主として分析を担当されたのは、山梨県の成人対象者で、その数は六六〇人であった。詳細な分析結果は、前掲書『歯・口腔の保健と医療―国際協力研究をめざして』を参照していただきたい。

園田先生は、この国際比較研究の外に、歯科医療関係では、一九九〇年に財団法人日本口腔保健協会が実施した『高齢者に対する歯の咀嚼機能回復モデル事業に関する研究』や財団法人ユニベール財団の助成を受けて一九九六年に実施された『高齢者歯科保健医療実態調査研究』にも、社会学者の一人として参加されている。

また、一九九七年には『月刊歯界展望』第一八巻第一号に「生活の変化と新しい歯科医療のあり方」と題する論文を書かれている。この論文で、先生は、歯科医療領域での主たる課題の変化を重視しながら、歯科医療と地域、歯科医療における医師・患者関係の変化、歯科医療のクオリティ・オブ・ライフを論じている。クロッグとレヴィンは、健康とクオリティ・オブ・ライフとのかかわりを、身体的な徴候、良好な状態の意識、社会的ならびに身体的な機能という三つの側面から把握することを提唱している（『高齢者歯科保健医療実態調査研究』ユニベール財団一九九六年）

この考えを歯科の領域にあてはめてみるならば、まず身体的な徴候としては、折れたり欠けたりした歯や義歯（入れ歯）があるとか、歯ぐきが痛んだり血が出たりするとか、熱いものや冷たいものを飲んだり食べたりすると歯痛がするとか、また、口臭がひどいといったことが指摘できる。次に、良好な状態の意識としては、自分の歯に対する満足度はどうか、自分の歯や入れ歯の〝見た目〟についてはどの位気に入っているか、他の人と比べて自分の歯の善し悪しはどうか、といったことがあげられる。社会的ならびに身体的な機能については、はっきりと話せるか、歯や歯ぐきを気にして人に会うことをさけることがあるか、歯や歯ぐきの病気のために仕事や学校を休んだことがあるか、良く噛むことができるか、入れ歯はよく合っているか、といったことがあげられる。

歯を中心とする口腔は、はじめにも指摘したが全身に大きな影響を与える重要な臓器のひとつであることが、最近の研究でも次第に明らかになりつつある。

口腔は咀嚼により食物を細かく砕いて消化・吸収を促進するとともに、人間を人間たらしめている言葉を発する際の最も重要な器官のひとつである。加えて、歯並びや歯の色などは、容貌の審美性に欠くことのできない要素である。したがって、クロッグやレヴィンが指摘した、健康でクオリティ・オブ・ライフとのかかわりの三側面のうち、身体的な徴候は、他の疾患と同じレベルで取り扱うことができるとしても、社会的ならびに身体的な機能と良好な状態の意識は、歯科保健とクオリティ・オブ・ライフといった課題のなかでは、一層強調されなければならない側面であるといえよう。

園田先生が今なおご存命であったら、ご一緒に歯科医療とりわけ歯科保健とクオリティ・オブ・ライフは重点をおいた第三回目の国際比較調査研究に挑戦したのに、と残念に思う昨今である。

なお、日本国内において社会学者と歯学者の協力研究の橋渡しをして下さったのは、日本大学松戸歯学部の名誉教授森本基先生であったことを、感謝をこめて最後に付託させていただく。

（新潟医療福祉大学名誉教授・亀田医療大学看護学部教授）

苦悩を分かち合えた大先達
――社会的健康論に到達

姉崎　正平

第二次大戦が終わり、戦前ドイツ・フランスなどヨーロッパの哲学的社会学を学んだ戦前派、兵役などで学究生活が中断した戦中派が、ほとんど一斉にアメリカ社会学やマルクス主義社会科学を学び始めた。そこに戦後の混乱期に社会学を学び始めた戦後派が加わった。園田恭一先生は旧制中学に入学したが、新制高校を卒業し、これら三つのグループの一番若い世代に属したことになる。

東京大学教養学部に入学されて二年間病気で休学されたが、その後は順調に社会学科に進まれ、大学院博士課程を修了され、二十代の終わりには同大学社会学科の助手に抜擢され、三十代初めにはお茶の水女子大学の専任講師に就任されている。この間、先生は主として福武直先生の下でコミュニティ研究と日本農村社会研究で着々と業績をあげられ、若くして社会学者として名声を上げられていた。

筆者が東京都立大学の社会学・社会人類学科に学士入学し、大学院に進んだ昭和三十年代後半、園田先生が社会学会の用事で都立大学を訪ねられたことがあった。共同研究室に入られた先生を、我々は「あれが園田先生だ」と畏敬の念で垣間見たのを覚えている。

昭和四十年前後、東京大学医学部保健学科に保健社会学教室が開設され、社会学が求められる新しい分野なので、新進気鋭で将来性のある優秀な社会学者として園田先生に白羽の矢が立てられ、昭和四十三年に就任された。文学部育ちの先生が医学部の研究・教育に参加された。筆者もこの前後、偶然に医療の社会学をはじめることになり、厚生省（当時の名称）の研究員、やがて、日本大学医学部の社会学の教員になり、社会学から医学部へということでは園田先生の後塵を拝することとなった。そのためこの偉大な社会学者の謦咳にしばしば接する機会に恵まれることになった。

医学部は医学研究者・医師による主として生物科学を基礎とした研究と診療という社会的実践が行われている。先生はそこで社会学の必要性と有効性を説得的に証明する他流試合の場に立たれた。保健社会学研究室に赴任された直後は、それまでの地域社会学の研究成果を保健社会学の分野に応用するため保健社会学方法論を確立する努力をされていたようである。やがて、スピーチなどの冒頭で、「保健医療の素人だとか、この分野に入って日が浅いなどという言い訳は通用しなくなった」と述べられることがあった。当時、スモン、やがて、エイズなど、多くの医原病・薬原病が起こり、水俣病など公害病や職業病など多くの社会的原因による健康被害が社会問題化した。東大保健社会学教室もこれらの被害者と家族の調査を始めた。そこに使われた社会調査の手法、さらに、患者・被害者の家族や生活に焦点を当てた研究は園田先生に導かれた大きな成果である。常に保健医療領域で有効な社会学理論を捜し求められていた先生は、その頃、「生活構造論こそ日本独自で保健社会学にも通用する理論ではないか」と安堵の気持ちを交えて言われていたことがあるのを思い出す。

保健医療社会学に関わる人々は、大きく三つのグループに分けられるかと思われる。すなわち、社会学をはじめ社会科学から保健医療分野の研究をする人々のグループ、その対極に、保健医療の専門的実践に従事し、保健医療社会学的理論や方法を必要としている人々のグループ、そして、これら両方の理論や技術を兼ね備えようとする人々のグループである。この最後のグループの人々を養成し、理論的に指導するのが園田先生が赴任された保健社会学教室であり、それが改組されたのが健康社会学教室である。すなわち、園田先生は社会学を専攻され、社会学と保健医療を総合的に学んだ人材を養成し、調査研究を指導されたのである。

医学部で、先生は文学部にいては体験しないご苦労をされたかと思われる。自然科学的方法が支配的である医学部で、医師・医学研究者を説得出来る保健社会学の修士・博士学位論文指導、研究費の獲得、さらに、日本で初めての保健学教室の卒業生・修了生の就職の斡旋、それに教室の運営、広い学外での活動が加わって、先生は眠る間も少なかったほど多忙ではなかったかと思われる。電車に乗って座られると直ぐにイビキをかかれるのが常であった。東大保健社会学教室の先生の研究室は汗牛充棟で、お仕事の大変さを物語っていた。東大を定年で辞められた時、どのようにして片づけられたのか不思議なくらいである。

筆者が日大医学部に赴任したのは、「医学は生物科学を基礎とした自然科学であるが、医療という実践では社会（科）学的、そして、倫理的素養が不可欠である」という開明的な医学部長の時で、哲学の教授とともに一般教育の専任の社会学の教授として採用された。医学の教員たちからは多少珍しい人種として見られ、若干の違和感はあったかもしれないが、概して、親切にされた。筆者の学生たちは将来の医師であるので、保健医療社会学をはじめ社会学理論の授業は棚上げにして、診療という問題解決のための能力を養うため川喜田二郎先生直伝のＫＪ法、自分の意見を明確に表現するためのディベート、患者や家族、看護師やコメディカル職種の気持ちや役割を理解し、医師としての自分の役割を自覚するためのロールプレーなど、実践的授業で責めを果たそうとした。一般教育なので学位審査権もなく、まして、医学生の就職の世話も必要なかった。これらの点では医学部の中の社会学の教員といっても園田先生ほどの負担はなかったと言えよう。

しかし、保健医療社会学研究者としては、若干書生っぽいが、次の三つの疑問が常に頭から離れないでいる。すなわち、(1)保健医療社会学独自の方法論とは何か、(2)保健医療の技術的実践なくして、どこまで保健医療の核心に迫る保健医療社会学的研究が可能か、そして(3)保健医療社会学の保健医療への貢献とは何か、ということである。

園田先生は傷病の研究や治療に指向しがちな医学部での困難の中で、専門分野の名、すなわち教室名に忠実であったともいえるが、先生が到達したのは、絶筆ともなった本の題でもある「社会的健康論」であろう。医学部の目指すベクトルと逆のようだが、医学部が目指すべきは人々の健康であることを勇気をもって指示したと言えよう。この考えは山崎喜比古先生の健康社会学教室に引き継がれた。

園田先生が倒れられて、聖マリアンナ医科大学病院の集中治療室に入院されていた時、一人でお見舞いに行った。夕方のやや薄暗い病室で先生のベッドの横の椅子に腰かけ、小一時間過ごした。意識がなく、植物状態の先生は酸素吸入器につながれてはいるが、手に触れると温かく、電車などの隣の座席で聞いたと同じイビキをかかれていて、今にも目を覚まして話しかけてくださりそうであった。思い出すこと、聞いておきたいこと、話しておきたいことが頭をよぎる。園田先生は大柄であった。まさに、巨木倒るの感をもって病室を後にした。それが、先生との物言わぬ今生の別れとなった。

（元近畿医療福祉大学教授）

園田先生の研究・教育業績年表

山手茂作製

Ⅰ　学歴

年月	事項
昭和32年3月	東京大学文学部社会学科卒業
昭和34年3月	東京大学大学院社会科学研究科社会学専攻修士課程修了（社会学修士）
昭和37年3月	東京大学大学院社会科学研究科社会学専攻博士課程単位取得満期退学
昭和58年5月	保健学博士（東京大学）の学位授与

Ⅱ　職歴

年月	事項
昭和37年4月	東京大学文学部助手（社会学研究室）（～S39・3）
昭和39年4月	お茶の水女子大学文教育学部専任講師（社会学、社会調査担当）（～S41・3）
昭和41年4月	お茶の水女子大学文教育学部助教授（社会学、社会調査担当）（～S43・3）
昭和43年4月	東京大学医学部助教授（保健社会学、社会調査、保健行動論担当）（～S53・3）
昭和49年4月	文部省在外研究員（Research Fellow, Harvard School of Public Health）（～S53・3）
昭和58年4月	東京大学医学部教授（保健社会学、社会調査、保健行動論担当）（～H5・3）
昭和63年8月	Fulbright Senior researcher（Brandais University）（～H1・1）
平成5年4月	東洋大学社会学部教授（地域福祉論、保健福祉計画論担当）（～H15・3）

平成7年1月	大学設置・学校法人審議会教員組織審査にて教員資格を認められる（聖心女子大学大学院文学研究科人間科学専攻修士課程非常勤講師　臨床発達特論Ⅱ　M合）
平成8年4月	聖心女子大学大学院文学研究科非常勤講師（臨床発達特論Ⅱ担当）（～H15・3）
平成8年10月	東京都立大学大学院都市科学研究科非常勤講師（都市科学特別講義担当）（～H15・3）
平成9年4月	静岡県立大学看護学部非常勤講師（保健医療福祉論Ⅰ担当）（～H17・3）
平成11年4月	山口県立大学大学院健康福祉学研究科非常勤講師（健康福祉学特論担当）
平成11年4月	大妻女子大学人間関係学部非常勤講師（看護・医療論担当）（～H16・3）
平成15年4月	新潟医療福祉大学社会福祉学部教授（老人福祉論等担当）
平成17年4月	新潟医療福祉大学大学院医療福祉学研究科修士課程社会福祉学専攻教授（保健医療福祉計画特論、特別研究担当）
平成19年4月	新潟医療福祉大学大学院医療福祉学研究科博士後期課程医療福祉学専攻教授

Ⅲ　学会及び社会における活動等

平成19年現在所属していた学会　日本社会学会、日本社会福祉学会、日本保健医療社会学会、日本保健医療行動学会、日本保健福祉学会、日本地域福祉学会

年月	事項（平成18年現在）
昭和43年4月	日本保健医療社会学会理事、会長、監事
昭和61年4月	日本ホリスティック医学協会顧問
昭和62年2月	日本保健福祉学会理事
昭和63年10月	American Public Health Association 会員（～H5・3）

昭和63年11月　International Sociological Association 会員（H２・３）
平成元年５月　日本地域福祉学会理事（～H４・４）
平成６年11月　日本社会学会理事（～H９・10）

研究業績

Ⅰ　著書・編著

発表年	題名	出版社・誌名等
昭44（'69）	『地域社会論』	日本評論社
53（'78）	『現代コミュニティ論』	東京大学出版会
63（'88）	『Health and Illness in Changing Japanese Society』	Univ. of Tokyo Press
平３（'91）	『保健・医療・福祉と地域社会』	有信堂高文社
４（'92）	『社会学と医療』	弘文堂
５（'93）	『健康の理論と保健社会学』	東京大学出版会
11（'99）	『地域福祉とコミュニティ』	有信堂高文社
15（'03）	『社会福祉とコミュニティ』（編著）	東信堂
22（'10）	『社会的健康論』	東信堂

Ⅱ　共著・共編書

発表年	題名	出版社・誌名等
昭42('67)	『現代日本の社会学』(松原治郎・蓮見音彦・山本英治と共著)	時潮社
46('71)	『生活原論』(田辺信一と共著)	ドメス出版
49('74)	『最新保健学講座第3巻、保健医療の社会科学、社会福祉・社会保障論』(山手茂・児島美都子と共著)	メヂカルフレンド社
54('79)	『コミュニティ論』(三浦文夫と共著)	社会福祉研修センター
57('82)	『プライマリ・ヘルス・ケアの社会的戦略』(山本幹夫・大谷藤郎他と共編)	垣内出版
58('83)	『保健医療の社会学』(米林喜男と共編)	有斐閣
59('84)	『現代社会学辞典』(北川隆吉他と共編)	有信堂高文社
61('86)	『Proceedings for the Workshop on Modernization of East Asian Medicine』(David Y. H. W 他と共編)	Dept. of Health Sociology, Faculty of Medicine, Univ. of Tokyo
62('87)	『Proceedings of Second Asian Conference on Health and Medical Sociology』(磯村英一・籏野脩一・米林喜男他と共編)	The Japanese Society of Health and Medical Sociology
平5('93)	『保健社会学Ⅰ　生活・労働・環境問題』(山崎喜比古・杉田聡と共編)	有信堂高文社
5('93)	『保健社会学Ⅱ　保健教育・保健行動』(川田智恵子・吉田亨と共編)	有信堂高文社
7('95)	『在日韓国・朝鮮人の健康・生活・意識』(金正根・辛基秀と共編)	明石書店

7（'95）	『健康観の転換―新しい健康理論の展開―』（川田智恵子と共編）	東京大学出版会
7（'95）	『歯・口腔の保健と医療―国際協力研究をめざして―（米林喜男他と共編）	口腔保健協会
平17（'05）	『地域再生をめざして』（山本英治・井上繁・国原美佐子・高橋哲夫と共著）	学陽書房
19（'07）	『保健・医療・福祉の研究・教育・実践』（山手茂・米林喜男と共編）	東信堂
20（'08）	『ソーシャルインクルージョンの社会福祉』（西村昌記と共編）	ミネルヴァ書房

III　共同調査研究報告書

発表年	題名	出版社・誌名等
昭33（'58）	『合併町村の実態』（福武直編）	東京大学出版会
37（'62）	『農村意識の動向』（松原治郎・蓮見音彦・高橋明善他と共同）	東大社会学研究室
37（'62）	『農村社会の変貌と農民意識』（松原治郎・蓮見音彦・高橋明善他と共同）	東大社会学研究室
38（'63）	『地域開発と住民意識』（松原治郎・蓮見音彦・高橋明善他と共同）	東大社会学研究室
40（'65）	『近畿圏工業集積に関する調査』（日本工業立地センター）	日本工業立地センター
40（'65）	『地域開発の構想と現実』Ⅰ・Ⅱ（福武直編）	東京大学出版会
40（'65）	『地域開発と住民運動』（新生活運動協会）	新生活運動協会

41（'66）	『近畿圏における産業の配置計画に関する調査』（日本工業立地センター）	日本工業立地センター
42（'67）	『最近における農村社会の構造変化と農民各層の動向』（総理府）	総理府
42（'67）	『大井町―地域社会の構造と展開』（福武直編）	地域社会研究所
43（'68）	『地方都市と住民生活』（新生活運動協会）	新生活運動協会
43（'68）	『地方自治の展開と住民生活』（新生活運動協会）	新生活運動協会
43（'68）	『これからの地域生活と新生活運動』	新生活運動協会
45（'70）	『市川市長期基本構想案』（山本幹夫と）	総合計画センター
46（'71）	『保健福祉の領域におけるコミュニティ・オーガニゼーションに関する研究・第2次報告書』（宮坂忠夫と）	Community Organization 研究室
46（'71）	『昭和45年度疫学班保健社会学部会研究報告―スモンに関する保健社会学的研究―』（飯島伸子と、『スモン調査研究協議会研究報告書No.5』）	スモン調査研究協議会
46（'71）	『スモンに関する保健社会学的研究第二年度報告（その1）―岡山県井原地区スモンとその社会的側面―』	スモン調査研究協議会保健社会学部会
47（'72）	『地域住民の疾病への対応』（スモン調査研究協議会研究報告書No.7）	スモン調査研究協議会
47（'72）	『離島における集落再編の問題とその対策に関する調査報告書』	日本離島センター
47（'72）	『農村における村落構造とその機能に関する研究』第2年度中間報告	農業集落研究会
47（'72）	『農村社会と農民意識』（福武直編）	有斐閣

昭47（'72）『東京都老人福祉基礎調査報告書』　東京都民生局

48（'73）『特定疾患スモン班保健社会学部研究報告書』『スモンに関する保健社会学的研究―岡山県井原地区患者の追跡調査―』　スモン班保健社会学部会

昭49（'74）『農山村開発論』（喜多野清一他と）　お茶の水書房

49（'74）『離島における緊急医療体制への対応について』（田中恒男他と）　日本離島センター

49（'74）『スモンに関する経権社会学的研究―岡山県井原地区患者の追跡調査―』　特定疾患調査研究スモン班保健社会学分科会

51（'76）『沖縄―自然・文化・社会』（九学会沖縄調査委員会）　弘文堂

51（'76）『コミュニティ形成の道・昭和50年度版』（新生活運動協会）　新生活運動協会

51（'76）『厚生省特定疾患スモン調査研究班　昭50年度研究業績』　厚生省特定疾患スモン調査研究班

51（'76）『保健福祉の領域におけるコミュニティ・オーガニゼーションに関する研究第3次報告書』（Comminity Organization研究会）　地域社会研究所

52（'77）『厚生省特定疾患スモン調査研究班・昭和51年度研究業績』　特定疾患調査研究スモン班

52（'77）『昭和52年・東京都老人福祉基礎調査報告書』　東京都民生局

53（'78）『厚生省特定疾患スモン調査研究班・昭和52年度研究業績』　特定疾患調査研究スモン班

54（'79）『厚生省特定疾患スモン調査研究班・昭和53年度研究業績』　特定疾患調査研究スモン班

54（'79）『企業進出と地域社会』（福武直・蓮見音彦編）　地域社会研究所

55（'80）『厚生省特定疾患スモン調査研究班・昭和54年度研究業績』　特定疾患調査研究スモン班

55（'80）	『最近の農家・農村地域の変貌に対応するための新しい農家・農村生活像の策定に関する調査報告書』	農山漁家生活改善研究会
55（'80）	『武蔵野老人福祉行政調査研究委員会報告書』	武蔵野市
55（'80）	『生涯対策にかかわる法体系調査報告書』（佐藤進他と）	社会福祉研究所
55（'80）	『健康に関する調査―秋田県合川町昭和54年度調査報告書』	東大保健社会学教室
56（'80）	『健康破壊の実態と救済制度をめぐる調査研究（昭和54年度科研費）』	東大保健社会学教室
56（'81）	『地域社会に根ざした保健福祉を考える』（秋田県合川町計画策定参画）	トヨタ財団
56（'81）	『厚生省特定疾患スモン調査研究班・昭和55年度研究業績』	特定疾患調査研究スモン班
56（'81）	『農村における家庭基盤の充実のための条件整備に関する報告書』	農林水産省生活改善課
57（'82）	『生活の質的変化に対応した公共施設の効率的管理・運営方法に関する調査報告書』（自治省大臣官房地域政策課）	日本システム開発研究所
57（'82）	『健康農村活動と地域社会』（青井和夫・宮坂忠夫編）	東京大学出版会
57（'82）	『健康福祉の町づくりに関する調査研究―秋田県合川町での4年間の取り組み』（トヨタ財団助成研究報告書）	トヨタ財団
58（'83）	『障害者の福祉に関し、中野区が今後概ね10年間におこなうべき具体的な施策について（答申）』（一番ヶ瀬康子他と）	中野区障害者福祉協議会
59（'84）	『諸外国における健康づくりに関する調査研究（Ⅰ）』（米林喜男他と）	国際厚生事業団
60（'85）	『諸外国における健康づくりに関する調査研究（Ⅱ）』（米林喜男他と）	国際厚生事業団

61（'86）	『大都市地域における中高年齢層の生活と健康に関する調査研究報告（昭和60年度科研費）』	東大保健社会学教室
61（'86）	『諸外国における健康づくりに関する調査研究（Ⅲ）』（米林喜男他と）	国際厚生事業団
昭62（'87）	『諸外国における健康づくりに関する調査研究（Ⅳ）』（米林喜男他と）	国際厚生事業団
62（'87）	『健康診査の受診動向調査報告書』（川崎市委託）	川崎市
63（'88）	『諸外国における健康づくりに関する調査研究（Ⅴ）』（米林喜男他と）	国際厚生事業団
63（'88）	『〝セルフ・ケア〟〝セルフ・ヘルプ〟の日米比較』（昭和62年度科研費）	東大保健社会学教室
63（'88）	『健康と福祉のコミュニティづくりに関する研究』（昭和62年度科研費）	東大保健社会学教室
63（'88）	『在宅公害患者のメディアに関する研究（第2年度）』（昭和62年度科研費）	在宅公害患者のメディアに関する研究会
平元（'89）	『昭和62年度医学教育研究助成成果報告書』（米林喜男他と）	医学教育振興財団
元（'89）	『諸外国における健康づくりに関する調査研究』（那司篤晃他と）	国際厚生事業団
元（'89）	『韓国及び在日韓国人の疾病類型と死因の変遷様相に関する研究』（トヨタ財団助成報告書、金正根・朝倉隆司他と）	東大保健社会学教室
2（'90）	『高密度生活空間における環境費計測法の開発』（文部省「人間―環境系」重点領域研究N3「都市圏環境計画」N34－01班」佐久間充・山崎喜比古他と）	N34－01研究班

2（'90）	『公害保健福祉事業の効果的運営に関する研究（第2年度）』（平成元年度環境庁委託業務報告書、青山三男・山崎喜比古と）	公害保健福祉事業の効果的運営研究会
2（'90）	『分野別（貧困問題）援助研究会報告書』（緒方貞子他と）	国際協力事業団
5（'93）	『健康づくりと健康なまちづくりに関する調査研究報告書』（佐藤林正と）	地域社会研究所
5（'93）	『地域住民の廃棄物のリサイクルに関する知識と行動の日米比較研究』（飯島伸子他と）	日産科学振興財団
5（'93）	『高齢者に対する歯の咀嚼機能回復モデル事業報告書』（森本基・米林喜男他と）	財団法人日本口腔保健協会
7（'95）	『高齢者の健康度および保健行動に関する研究』（厚生科学研究費）	
7（'95）～9（'97）	『保健医療と福祉との連携推進方策調査研究』（佐藤林正他と）	東京都社会福祉協議会
7（'95）	『東アジア・メガロポリス化の理論と実態』（国際東アジア研究センター）	国際東アジア研究センター
7（'93）	『在日韓国・朝鮮人の生活・文化と適応に関する保健社会学的研究』（平成4年度科研費）	東大保健社会学教室
10（'96）	『新しい健康・福祉指標および尺度の検討と開発』（平成7年度科研費）	東洋大学園田研究室
13（'99）	『健康・福祉の課題解決にかかわるコミュニティの役割に関する日米比較研究』（平成11～12年度科研費）	東洋大学園田研究室

Ⅳ　論文

発表年	題名	出版社・誌名等
昭34（'59）	「共同体と日本農村社会」（修士論文）	東京大学大学院
昭35（'60）	「農地改革と村落構造—地主の類型別による変貌の差異を中心に—」	『社会学評論』No.41
35（'60）	「〝危機〟の中での農民たち」（河村望と共著）	『エコノミスト』'60・7・5
35（'60）	「農村における〝声なき声〟の実態」（福武直他と共著）	『思想』'60・10
35（'60）	「動向・社会学」	『村落社会研究会年報』Ⅶ
36（'61）	「村落社会の構造」（福武直編『日本の社会』）	有斐閣
36（'61）	「農民の社会意識—最近の営農意識と政治意識をめぐって—」	『社会学評論』No.43・44
36（'61）	「農業共同化と社会構造」（福武直編『農業共同化と村落構造』）	有斐閣
36（'61）	「家の壁、部落の枠」	『都市と農村をむすぶ』No.12
37（'62）	「地域社会の社会学」（市村友雄編『都市と農村の社会学』）	時潮社
38（'63）	「地域発展計画の理念と現実」（福武直編『インドの農村社会構造』）	アジア経済研究所
39（'64）	「農村の変化と農民の対応」	『農業と経済』30－2
39（'64）	「地域社会と共同社会—コミュニティ概念の再検討を中心に—」	『社会学評論』14－5

39('64)	「農業協同組合と農民」(綿貫譲治編『農業協同組合と村落構造』)	時潮社
39('64)	「政治構造とリーダー類型」(青井和夫他『地域開発と住民組織』)	新生活運動協会
40('65)	「地域社会の理論と構造」(芥川集一編『集団論』)	青木書店
40('65)	「地域住民と公民館活動」(福武直編『地域社会と公民館活動』)	新生活運動協会
40('65)	「地域社会と地域計画」(尾高邦雄・福武直編『20世紀の社会学』)	ダイヤモンド社
40('65)	「工業整備特別地域における住民運動—静岡県沼津・三島地区—」(新生活運動協会『地域開発と住民運動』)	新生活運動協会
40('65)	「住民要求と住民運動」	『住民と自治』No.29
41('66)	「地域社会」(佐藤智雄編『現代社会と人間関係』)	日本評論社
42('67)	「農村青年の生活と意識—農業後継者青年を中心に—」	『社会教育』'67・4
42('67)	「地域的課題解決の基本方向」	『社会科教育』'67・6
42('67)	「社会学における都市化研究」(日本社会教育学会『都市化と社会教育』)	日本社会教育学会
42('67)	「公民館活動と農村青年の動向」(総理府『最近における農村社会の構造変化と農民各層の動向』)	総理府
42('67)	「既存統計資料の利用法」(福武直・松原治郎編『社会調査法』)	有斐閣
43('68)	「村落社会の構造と変化」(社会保障研究所編『戦後の社会へ章・本論』)	至誠堂

43（'68）	「地域構造論」（岩井弘融編『都市社会学』）	有斐閣
43（'68）	「組織化運動論」（岩井弘融編『都市社会学』）	有斐閣
43（'68）	「コミュニティの現状とその方向」	『住民建設』No.16
43（'68）	「都市の社会病理と体育・レクリエーション」	『体育の科学』'68・6
昭43（'68）	「農民意識と農民組織」（余田博通・松原治郎編『農村社会学』）	川島書店
43（'68）	「農村社会の変貌」	『保健の科学』'68・8
43（'68）	「都市生活とコミュニティ」	『公衆衛生』32－8
44（'69）	「〈生〉とのとりくみ―岩手県沢内村における保健活動」（飯島伸子と共著、『日本の新生活運動』）	新生活運動協会
45（'70）	「医学のあゆみ〝医学教育キャンペーン〟第1回アンケート分析結果」（鈴木淳一・鈴木継美と）	『医学のあゆみ』72－1
45（'70）	「Environments Pollution Control and Public Opinion」（飯島伸子と『Report for the First International Symposium for Environmental Disruption』）	
45（'70）	「経営者の公害感覚を衝く」	『別刷中央公論・経営問題』9－3
45（'70）	「社会学における調査研究」	『看護研究』3－4
45（'70）	「自主的活動に支えられた地域保健活動―岡山県山陽町―」	『公衆衛生』34－10
45（'70）	「情報化社会―その社会的特質―」	『保健の科学』12－11
46（'71）	「農協中心の生活改善運動」（福武直編『農漁村社会の展開構造』）	地域社会研究所
46（'71）	「レクリエーションと現代生活」	『公衆衛生』35－8

46('71)	「体面意識の社会的基盤」	『生活教育』'71・8
46('71)	「公害対策を進める力」（松原治郎編『公害と地域社会―生活と住民運動の社会学』）	日本経済新聞社
46('71)	「社会集団の特性と保健医療」（田中恒男他編『公衆衛生看護ノートⅡ』）	日本看護協会出版部
46('71)	「保健社会学とはなにか」	『からだの科学』No.42
46('71)	「コミュニティ施設とコミュニティ活動」	『地域活動研究』5－1
47('72)	「コミュニティ・オーガニゼーション論の再検討」（福武直・青井和夫編『集団と社会心理』）	中央公論社
47('72)	「コミュニケーションとコミュニティ」（北川隆吉他編『講座現代日本のマス・コミュニケーション・Ⅰ』）	青木書店
48('73)	「コミュニティ・オーガニゼーション活動の日本への導入について」（橋本正己・三浦文夫編『地域活動論』）	全国社会福祉協議会
48('73)	「地域社会計画の基本問題」（橋本正己・三浦文夫編『地域活動の方法』）	全国社会福祉協議会
48('73)	「休日の社会学的考察」	『健康管理』'73・10
49('74)	「社会における母と子」（平山宗宏編『母子の健康管理』）	医歯薬出版
49('74)	「住民によるコミュニティ形成は可能か」（松原治郎・竹内郁郎編『新しい社会学』）	有斐閣
49('74)	「保健社会学の構想」（三浦文夫編『社会福祉論』社会学講座15）	東京大学出版会
49('74)	「ニュータウンとCATV―コミュニティ・コミュニケーションの問題を中心に―」	『放送学研究』No.26

49（'74）	「疾病異常」（那須宗一他編『都市病理学講座第1巻都市行動の病理』）	誠信書房
50（'75）	「サムナーの生涯と学説」（サムナー著・園田恭一他訳『フォークウエイズ』）	青木書店
昭50（'75）	「社会計画・地域計画と社会学―コミュニティ論・生活構造論の検討を中心に―」（北川隆吉監修『社会・生活構造と地域社会』）	時潮社
50（'75）	「Sociological Aspects of SMON」（宮坂忠夫と）	『Japanese Journal of Medical Science & Biology』
51（'76）	「社会医学、公衆衛生学と保健・医療社会学」	『社会学評論』26－3
51（'76）	「福武教授の共同社会論に寄せて」（『福武直著作集・第7巻』）	東京大学出版会
51（'76）	「農山漁村と高齢者」（内閣総理大臣官房老人対策室『高齢化社会を考える』）	内閣総理大臣官房老人対策室
51（'76）	「保健活動におけるニードとディマンド」	『公衆衛生』40－5
51（'76）	「公衆衛生の転換と今後の方向」	『公衆衛生』40－8
51（'76）	「医師の保健婦への『期待』」（『昭和50年度日本看護教科調査研究報告』）	日本看護協会
51（'76）	「老人の地域保健・地域福祉」	『日本老人医学会雑誌』
51（'76）	「老人の保健・医療福祉―社会学の立場から―」	『Geriatric Medicine』
51（'76）	「救急医療に関する医師の意識調査」上・中・下（佐藤林正と）	『社会保険旬報』
52（'77）	「保健・医療社会学の対象と方法」（保健・医療社会学研究会編『保健・医療社会学の成果と課題・1977』）	垣内出版

52（'77）	「地域保健と老人看護の問題」（大田邦夫他監修『老人病・老年学講座3　老人の看護』）	情報開発研究所
52（'77）	「コミュニティ・ディベロプメントの理論と問題点」（磯村英一編『現代都市の社会学』）	鹿島出版会
53（'78）	「保健・医療におけるコミュニティの問題」（保健・医療社会学研究会編『保健・医療社会学の展開・1978—地域社会と保健医療問題—』）	垣内出版
53（'78）	「農山漁村地域社会計画」（渡辺兵力編『農業集落論』）	龍渓書舎
53（'78）	「地域の福祉と保健」（宮坂忠夫編『福祉と保健』）	大修看護協会
53（'78）	「医師と保健婦の役割期待関係」（『日本看護協会調査研究報告』No.7）	日本看護協会
53（'78）	「SMON and other Socially induced disease in Japan」	『Social Science and Medicine』
54（'79）	「保健・医療領域における行動論」（保健・医療社会学研究会編『保健・医療の組織と行動・1979』）	垣内出版
55（'80）	「Nature of the damage affecting SMON patients: required relief measure and systems」（『Drug Induced Safferings』）	Excerpt Media
55（'80）	「地域保健医療」（青井和夫・直井優編『福祉と計画の社会学』）	東京大学出版会
55（'80）	「保健・医療と福祉の社会学」（保健・医療社会学研究会編『保健・医療と福祉の統合をめざして』）	垣内出版
56（'81）	「アジア諸国の社会構造とプライマリ・ヘルス・ケア」（保健・医療社会学研究会編『プライマリ・ヘルス・ケアの戦略』）	垣内出版
57（'82）	「コミュニティ形成の基盤と条件」（山本英治編『現代社会と共同社会形成』）	垣内出版

58（'83）「保健・医療における community の問題―アメリカおよびイギリスを中心として―」（博士論文）（東京大学大学院）

58（'83）「地域保健への住民参加の背景」（宮坂忠夫編『地域保健と住民参加』）第一出版

昭59（'84）「公衆衛生における社会学的研究と実践」『公衆衛生』48－1

59（'84）「保健・医療におけるコミュニティの問題―アメリカおよびイギリスを中心として―」『季刊社会保障』20－2

59（'84）「高齢化社会と保健・医療体系」（『ジュリスト増刊総合特集『年金改革と老後生活』』）有斐閣

60（'85）「松原治郎先生の業績・コミュニティ」（故松原治郎追悼集刊行委員会編『松原治郎・人と業績』）東京大学教育学部

60（'85）「家族構成と小児」（『社会小児医学・小児保健学』）中山書店

60（'85）「保健医療の課題と行動科学」『東京医学』

60（'85）「家族・地域社会の変化と福祉・医療―生活の視点を中心として―」（『福祉国家・6・日本の社会と福祉』）東京大学出版会

60（'85）「保健活動からみた地域社会の概要」（飯塚喜一・中尾俊一・森本基編『地域歯科保健活動』）学建書院

61（'86）「高齢者の健康への取り組みの動向―アメリカとの比較を通して―」『社会保険旬報』No.1527

61（'86）「現在の福祉・医療・保健の動向と連携への模索」『月刊福祉』69－2

61（'86）「家族・地域生活の変貌と福祉的課題」『地域福祉研究』No.14

61（'86）「諸外国におけるコミュニティ・ワーク」『公衆衛生』50－7

62（'87）「医療問題と高齢者福祉」（蓮見音彦他編『日本の社会・2 社会問題と公共政策』）東京大学出版会

62('87)	「生活・環境と保健・医療研究の回顧と展望」(飯島伸子と)	『社会学評論』37－2
63('88)	「保健・医療社会学の成果と課題―1970年代から80年代にかけて―」(保健・医療社会学研究会編『保健・医療社会学の潮流』)	垣内出版
63('88)	「米国の行動科学教育から」(日本保健医療行動科学会『年報』'88)	メヂカルフレンド社
63('88)	「東京都民の健康診査の受診行動」	『厚生の指標』35－13
63('88)	「川崎市における健康診査受診動向調査」	『厚生の指標』35－15
平元('89)	「現代社会における地域社会」(社会福祉士養成講座編集委員会編『社会学』)	中央法規出版
元('89)	「セルフケア概念」(日本保健医療行動科学会『年報』'89)	メヂカルフレンド社
元('89)	「健康増進と健康都市づくり」	『都市問題研究』41－10
元('89)	「日本の家族制度の変化と在宅ケア」	『公衆衛生』53－11
元('89)	「ヘルスプロモーションとセルフケア」(中川米造他編『医療・健康心理学』)	福村出版
元('89)	「医療等以外の老人保健事業について」	『保健の科学』31－12
2('90)	「医療社会学」(河野友信編『医療学―人間中心の医療をめざして』)	朝倉書店
2('90)	「健康概念とヘルス・プロモーション」(日本保健医療行動科学会『年報』'90)	メヂカルフレンド社
2('90)	「The Features of Community in Japan and Their Functions in Social Welfare」	(Japanese National Committee, International Council on Social Welfare)

2（'90）「Health Promotion and Consumers Cooperative Movements in Japan」（A. Evers, et al. eds: Healthy Public Policy at the Local Level） Campus/Westview

2（'90）「セルフ・ケア・グループの意義と課題」 『保健婦雑誌』46－11

3（'91）「福祉改革と福祉の原点」 『月刊福祉』74－1

平3（'91）「生活のあり方と健康」 『Health Sciences』71－2

5（'93）「健康づくりと健康都市づくり」 『都市問題研究』45－5

5（'93）「健康観の転換と健康都市づくり」（高野健人他編『健康都市政策の展開』） ぎょうせい

6（'94）「地域保健医療計画と地方老人保健福祉計画」（山下袈裟男編『転換期の福祉政策』） ミネルヴァ書房

6（'94）「Recent Trends in Community Formation in Japan」（『Future of World Community』） 地域社会研究所

7（'95）「ボランティア活動と評価」 『生活協同組合研究』'95

7（'95）「Life and Health」 『東洋大学社会学部紀要』33－1

9（'97）「生活の変化と新しい歯科医療のあり方」 『月刊歯界展望』18－1

9（'97）「ブラジルにおける日系人の生活と健康」 『東洋大学社会学部紀要』34－3

9（'97）「香港の経済・社会的変化と社会福祉の展開」 『東アジアへの視点・北九州発アジア情報』8－2

9（'97）「地域医療の確保と地方公共団体の役割」 『月刊自治フォーラム』No.457

9（'97）「保健医療と地域福祉」（日本地域福祉学会編『地域福祉事典』） 中央法規

10（'98）「健康都市づくりの意義と課題」 『都市問題』89－2

10（'98）	「健康社会学」（石川敏弘編『健康教育大要』）	ライフサイエンスセンター
15（'03）	「WHOの健康都市とアメリカの健康コミュニティそして日本の健康21」	『社会関係研究』9－2
15（'03）	「Concerning Social Work Education and Research in the US and Japan」	『Niigata journal of health and ....』
15（'03）	「地域福祉計画の意味と意義」	『新潟医療福祉学会誌』3－2
16（'04）	「〝疾病モデル〟〝医学モデル〟と〝生活モデル〟〝社会モデル〟」	『季刊ナースアイ』17－2
16（'04）	「現代の生活と個人」（平野かよ子編『社会と生活者の健康』）	メディア出版
16（'04）	「メディカル・ケアとセルフ・ケア」	『季刊ナースアイ』17－3
16（'04）	「福祉ケアと地域ケア」	『季刊ナースアイ』17－4
17（'05）	「保健（衛生）と医療、Health & Medicine」	『社会政策研究』5
17（'05）	「健康と病気、保健と医療」	『季刊ナースアイ』18－1
17（'05）	「健康福祉学試論」	『日本保健福祉学会誌』11－2
17（'05）	「保健・医療・福祉の供給者と需要者関係の変化」	『季刊ナースアイ』18－2
18（'06）	「地域における医療・保健・福祉の課題と連携」	『季刊ナースアイ』19－1

あとがき

園田恭一先生が逝去されて、早くも三度目の夏がめぐってきました。歳月とともに、人の輪もめぐります。東大や東洋大、新潟医療福祉大学各大学院・学部や、日本社会学会・日本保健医療社会学会・日本地域福祉学会など各学会において園田先生にご指導をいただき公私ともにお世話になった方々の多くが、それぞれの分野のリーダーとして活躍されています。大学・大学院の教員になり、自身が担当する学生・院生を指導する際に、大学院時代の同窓生に協力を求めるといったケースも少なからずあります。園田先生の「弟子」が、「孫弟子」を育てる、という研究・教育の輪が時とともにひろがっています。本書は、このような園田先生を中心とする研究・研究者のつながりを示している、といえるでしょう。

園田先生の保健社会学の到達点は、遺著『社会的健康論』にまとめられています。本書『園田保健社会学の形成と展開』は、園田先生が「地域社会学から保健社会学へ」どのように研究を進められたか、さらに「保健社会学から社会福祉学へ」どのように研究を発展されたかを、各時期に深くかかわった方々によって追想していただいた第一部と、園田先生の指導を受けた方々の追想や自らの調査研究の成果を寄稿していただいた第二部からなっています。『社会的健康論』と本書『園田保健社会学の形成と展開』とあわせ読んで頂けば、研究・教育者としての園田先生の業績の全体像と足跡を知っていただけると思われます。

園田先生の研究・教育業績をさらに詳しく研究したい方々は、巻末の「研究・教育年表」を参考にしてください。この年表は、編集委員が協力して資料を収集・整理し、作成したものなので、不備な点があるのではないかと恐れていることをおことわりしておきます。

東信堂には、『社会的健康論』にひき続き、本書も園田先生追悼記念出版として、特別にお世話になりました。園田先生は、単著・共著を多数東信堂から出版して頂き、度々訪問されて、下田勝司社長とおしゃべりを楽しまれたとうかがいました。本書を出版して頂いたことを喜んでいらっしゃることと拝察いたします。下田社長、編集担当の向井智央さんはじめ、東信堂社員の皆様に、お礼を申し上げます。

最後に、御多忙のなかを、ご寄稿くださった皆様に、改めて感謝申し上げます。

本書を、謹んで園田恭一先生のご霊前に捧げます。

二〇一三年八月

第四回目のお盆の日を前に

園田恭一先生追悼文集編集委員

山手　茂

米林喜男

須田木綿子

執筆者一覧（五十音順、○印編者）

朝倉隆司（あさくら　たかし）　東京学芸大学教授
朝倉美江（あさくら　みえ）　金城学院大学教授
姉崎正平（あねさき　まさひら）元近畿医療福祉大学教授
小澤　温（おざわ　あつし）　筑波大学教授
片平冽彦（かたひら　きよひこ）新潟医療福祉大学大学院特任教授
和　秀俊（かのう　ひでとし）　立教大学助教
川田智恵子（かわた　ちえこ）　和歌山県立医科大学大学院特任教授
北川隆吉（きたがわ　たかよし）名古屋大学名誉教授
下田勝司（しもだ　かつし）　東信堂社長
○須田木綿子（すだ　ゆうこ）　東洋大学教授
高橋明善（たかはし　あきよし）東京農工大学名誉教授
寺田貴美代（てらだ　きみよ）　新潟医療福祉大学准教授
中川　薫（なかがわ　かおる）　首都大学東京教授
中山和弘（なかやま　かずひろ）聖路加看護大学教授

西村昌記（にしむら　まさのり）東海大学教授
平川幸雄（ひらかわ　ゆきお）元有斐閣編集部長、元立教大学社会学部・佛教大学人文学部講師
深谷太郎（ふかや　たろう）東京都健康長寿医療センター助手
松井和子（まつい　かずこ）元浜松医科大学教授
丸田秋男（まるた　あきお）新潟医療福祉大学教授
三浦文夫（みうら　ふみお）日本社会事業大学名誉教授
村山伸子（むらやま　のぶこ）新潟県立大学教授
○山手　茂（やまて　しげる）新潟医療福祉大学名誉教授・元東洋大学教授
山本英治（やまもと　えいじ）東京女子大学名誉教授
○米林喜男（よねばやし　よしお）新潟医療福祉大学名誉教授・亀田医療大学看護学部教授
渡邉敏文（わたなべ　としふみ）新潟医療福祉大学准教授

編　者
山手　茂
米林　喜男
須田木綿子

園田保健社会学の形成と展開
2013年8月20日　初版第1刷発行　〔検印省略〕

＊定価はカバーに表示してあります

編者 © 山手茂・米林喜男・須田木綿子　発行者　下田勝司　印刷・製本　中央精版印刷
東京都文京区向丘 1－20－6　郵便振替 00110－6－37828
〒 113－0023　TEL 03－3818－5521(代)　FAX 03－3818－5514
発　行　所
株式会社 東　信　堂
E-Mail tk203444@fsinet.or.jp　http://www.toshindo-pub.com
Published by TOSHINDO PUBLISHING CO.,LTD
1-20-6, Mukougaoka, Bunkyo-ku, Tokyo, 113-0023, Japan
ISBN978-4-7989-1187-8　C3036

東信堂

現代日本の地域分化—センサス等の市町村別集計に見る地域変動のダイナミクス	蓮見音彦	三八〇〇円
地域社会研究と社会学者群像—社会学としての闘争論の伝統	橋本和孝	五九〇〇円
「むつ小川原開発・核燃料サイクル施設問題」研究資料集	船橋晴俊・金山行孝・茅野恒秀 編著	一八〇〇〇円
組織の存立構造論と両義性論—社会学理論の重層的探究	船橋晴俊	二五〇〇円
新版 新潟水俣病問題—加害と被害の社会学	飯島伸子・船橋晴俊 編	三八〇〇円
新潟水俣病をめぐる制度・表象・地域	関礼子	五六〇〇円
新潟水俣病問題の受容と克服	堀田恭子	四八〇〇円
公害被害放置の社会学—イタイイタイ病・カドミウム問題の歴史と現在	飯島伸子・渡辺伸一・藤川賢 編	三六〇〇円
自立支援の実践知—阪神・淡路大震災と共同・市民社会	似田貝香門 編	三八〇〇円
〔改訂版〕ボランティア活動の論理—ボランタリズムとサブシステンス	西山志保	三六〇〇円
自立と支援の社会学—阪神大震災とボランティア	佐藤恵	三二〇〇円
個人化する社会と行政の変容—情報、コミュニケーションによるガバナンスの展開	藤谷忠昭	三八〇〇円
〈大転換期と教育社会構造：地域社会変革の社会論的考察〉		
第1巻 教育社会史—日本とイタリアと	小林甫	七八〇〇円
第2巻 現代的教養Ⅰ—生活者生涯学習の地域的展開	小林甫	六八〇〇円
現代的教養Ⅱ—技術者生涯学習の生成と展望	小林甫	六八〇〇円
第3巻 学習力変革—地域自治と社会構築	小林甫	近刊
第4巻 社会共生力—東アジアと成人学習	小林甫	近刊
ソーシャルキャピタルと生涯学習	J・フィールド 矢野裕俊監訳	三二〇〇円
コミュニティワークの教育的実践	高橋満	二〇〇〇円
NPOの公共性と生涯学習のガバナンス	高橋満	二八〇〇円
〈アーバン・ソーシャル・プランニングを考える〉（全2巻）		
都市社会計画の思想と展開	橋本和孝・藤田弘夫・吉原直樹 編著	二三〇〇円
世界の都市社会計画—グローバル時代の都市社会計画	橋本和孝・藤田弘夫・吉原直樹 編著	二三〇〇円

〒113-0023 東京都文京区向丘1-20-6　TEL 03-3818-5521　FAX03-3818-5514　振替 00110-6-37828
Email tk203444@fsinet.or.jp　URL:http://www.toshindo-pub.com/

※定価：表示価格（本体）＋税

〔シリーズ　社会学のアクチュアリティ：批判と創造　全12巻＋2〕

クリティークとしての社会学—現代を批判的に見る眼	西原和久・宇都宮京子編	一八〇〇円
都市社会とリスク—豊かな生活をもとめて	藤田弘夫・浦野正樹編	二〇〇〇円
言説分析の可能性—社会学的方法の迷宮から	佐藤俊樹・友枝敏雄編	二〇〇〇円
グローバル化とアジア社会—ポストコロニアルの地平	新津晃一・吉原直樹編	二三〇〇円
公共政策の社会学—社会的現実との格闘	武川正吾・三重野卓編	二〇〇〇円
社会学のアリーナへ—21世紀社会を読み解く	友枝敏雄・厚東洋輔編	二二〇〇円
モダニティと空間の物語—社会学のフロンティア	吉原直樹・斉藤日出治編	二六〇〇円

〔地域社会学講座　全3巻〕

地域社会学の視座と方法	似田貝香門監修	二五〇〇円
グローバリゼーション/ポスト・モダンと地域社会	古城利明監修	二五〇〇円
地域社会の政策とガバナンス	岩崎信彦・矢澤澄子監修	二七〇〇円

〔シリーズ世界の社会学・日本の社会学〕

タルコット・パーソンズ—最後の近代主義者	中野秀一郎	一八〇〇円
ゲオルグ・ジンメル—現代分化社会における個人と社会	居安　正	一八〇〇円
ジョージ・H・ミード—社会的自我論の展開	船津　衛	一八〇〇円
アラン・トゥーレーヌ—現代社会のゆくえと新しい社会運動	杉山光信	一八〇〇円
アルフレッド・シュッツ—主観的時間と社会的空間	森　元孝	一八〇〇円
エミール・デュルケム—社会の道徳的再建と社会学	中島道男	一八〇〇円
レイモン・アロン—危機の時代の透徹した警世家	岩城完之	一八〇〇円
フェルディナンド・テンニエス—ゲゼルシャフトとゲマインシャフト	吉田　浩	一八〇〇円
カール・マンハイム—時代を診断する亡命者	澤井　敦	一八〇〇円
ロバート・リンド—アメリカ文化の内省的批判者	園部雅久	一八〇〇円
アントニオ・グラムシ—『獄中ノート』と批判社会学の生成	鈴木富久	一八〇〇円
費孝通—民族自省の社会学	佐々木衞	一八〇〇円
奥井復太郎—都市社会学と生活論の創始者	藤田弘夫	一八〇〇円
新明正道—綜合社会学の探究	山本鎮雄	一八〇〇円
米田庄太郎—新総合社会学の先駆者	中　久郎	一八〇〇円
高田保馬—理論と政策の無媒介的統一	北島　滋	一八〇〇円
戸田貞三—家族研究・実証社会学の軌跡	川合隆男	一八〇〇円
福武直—民主化と社会学の現実化を推進	蓮見音彦	一八〇〇円

東信堂

〒113-0023　東京都文京区向丘 1-20-6　TEL 03-3818-5521　FAX03-3818-5514　振替 00110-6-37828
Email tk203444@fsinet.or.jp　URL:http://www.toshindo-pub.com/

※定価：表示価格（本体）＋税